リハ薬剤マネジメント

編集

中道 真理子
原土井病院 薬剤部

中村 直人
公立陶生病院 医療技術局薬剤部

若林 秀隆
東京女子医科大学病院
リハビリテーション科

南 山 堂

執筆者一覧

中道真理子	原土井病院 薬剤部
中村直人	公立陶生病院 医療技術局薬剤部
東 敬一朗	浅ノ川総合病院 薬剤部
樋島 学	総合川崎臨港病院 薬剤部
林 宏行	日本大学薬学部 薬物治療学研究室
宮崎 徹	厚生連高岡病院 薬剤部
川崎美紀	茜会昭和病院 薬剤部
飯田純一	済生会横浜市南部病院 入退院支援センター
末松文博	総合メディカル株式会社 学術情報部／地域医療機能推進機構九州病院
武藤浩司	新潟市民病院 薬剤部
牛島大介	横浜市立大学医学部附属市民総合医療センター 薬剤部
坂本岳志	あけぼの薬局
林田 諭	株式会社コンセルト 薬局はなみずき
牧 宏樹	市立甲府病院 薬剤部
篠永 浩	三豊総合病院 薬剤部
藤原久登	昭和大学藤が丘病院 薬剤部／昭和大学薬学部 病院薬剤学講座
菊池幸助	日出調剤薬局
森 直樹	くまもと温石病院 薬剤部
久保田恵理	梶川病院 薬剤科
鈴木慶介	台東区立台東病院 薬剤室
飯田有輝	豊橋創造大学保健医療学部 理学療法学科
齋藤嘉子	介護老人保健施設茶山のさと リハビリテーション課
鈴木瑞恵	順天堂大学医学部附属順天堂東京江東高齢者医療センター リハビリテーション科
古谷房枝	医療法人社団アルペン会 経営企画部
金久弥生	明海大学保健医療学部 口腔保健学科

（執筆順）

はじめに

　リハ薬剤とは，リハビリテーション（以下リハ）と薬剤の距離を縮めることを目的とした文字通りリハと薬剤を合わせた言葉です．私が経験するリハの現場は病院です．病院の薬剤師配置が一般病棟や療養病棟で進む一方で，回復期リハ病棟や地域包括ケア病棟での薬剤師配置は専従化されませんでした．実際には，回復期リハ病棟や地域包括ケア病棟においても薬剤師による薬物療法の調整が必要です．退院した患者さんは生活の場に帰っていきます．薬物療法の大半は生活の中にあります．これまでの薬剤師は処方から患者さんをみることを重視してきたため，生活から薬を考えることは苦手としてきました．

　リハでは，生活をみることを得意としています．リハとは，失われた身体機能を回復する訓練，とのみ捉えられがちです．リハには，身体的な回復だけではなく，精神的にも，社会的にも，個人の生活の質を高める支援をすることが含まれています．リハの現場では，生活を全人的に評価する国際生活機能分類（ICF）が用いられ，ICF の評価を基にリハの目標が決定します．

　薬剤師が ICF の評価をできるようになると生活の中にある薬物療法の視点が加えられます．ICF は，薬物療法が得意とする部分と非薬物療法が得意とする部分のお互いの強みを生かすことができます．本書『リハ薬剤マネジメント』は，リハ薬剤実践のための手引書です．本書が，リハと薬剤の距離を感じさせないバリアフリーの支援を目指す一助となれば幸いです．

　2021 年 9 月

中道 真理子

Contents

Chapter 4

リハ薬剤マネジメントのケースレポート

リハ薬剤にかかわる専門職種

リハ薬剤マネジメント

1 リハ薬剤マネジメントとは

はじめに

　リハビリテーション薬剤マネジメント（以下，リハ薬剤マネジメント）とは，障害者やフレイル高齢者の日常生活動作（ADL）や生活の質（QOL）の向上を目標とした介入手法である．障害者やフレイル高齢者が真の目標に到達するためのリハ薬剤の手法を提案する．薬は，適正に用いることにより内科的治療に有用な効果をもたらす．一方で，入院患者を対象とした日本の多施設共同研究では，薬物有害事象（adverse drug event：ADE）が 100 入院あたり 29 件発生していたことが報告されている[1]．近年の薬物療法では，ADE を回避するために積極的な薬剤師の活用が推進されてきた．特に高齢者では，加齢に伴う生理的な変化によって薬物動態や薬物反応性が一般成人とは異なり，ADE が問題となりやすい．75 歳以上の高齢者の増加に伴い，現在では高齢者に対する薬物療法の需要は高まっている．わが国では厚生労働省より，高齢者のための処方見直しのプロセス（図 1-1）[2] が推奨され，薬物療法の適正化を目標としている（図 1-2）．しかし，処方見直しのプロセスは，対象者が限定的であり，リハビリテーション（以下，リハ）のアウトカムを向上させるゴール設定がない．そこで，対象者の ADL 向上と，真の目的である QOL を意識したリハ薬剤マネジメントを開発した．

　ここでは，薬の作用，副作用に着目した従来の薬物療法，処方見直しのプロセス，リハ薬剤マネジメントについて解説する．

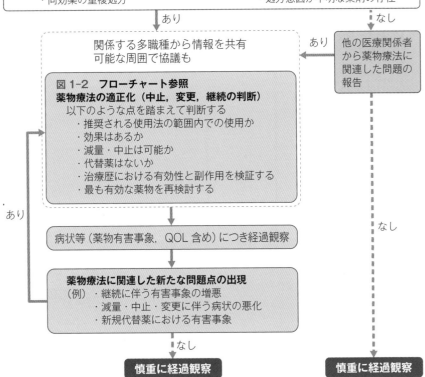

高齢患者

病状，認知機能，ADL，栄養状態，生活環境，内服薬（他院処方，一般用医薬品等，サプリメントを含む），薬剤の嗜好など多面的な要素を高齢者総合機能評価（CGA）なども利用して総合的に評価

ポリファーマシーに関連した問題点を確認する
（例）・薬物有害事象の存在
　　　・服薬アドヒアランス不良，服薬困難
　　　・特に慎重な投与を要する薬物の使用など
　　　・同効薬の重複処方

　　　・腎機能低下
　　　・低栄養
　　　・薬物相互作用の可能性
　　　・処方意図が不明な薬剤の存在

あり　　　　　　　　　　　　　　なし

関係する多職種から情報を共有
可能な周囲で協議も

あり　　　他の医療関係者から薬物療法に関連した問題の報告

図1-2　フローチャート参照
薬物療法の適正化（中止，変更，継続の判断）
以下のような点を踏まえて判断する
　・推奨される使用法の範囲内での使用か
　・効果はあるか
　・減量・中止は可能か
　・代替薬はないか
　・治療歴における有効性と副作用を検証する
　・最も有効な薬物を再検討する

あり

病状等（薬物有害事象，QOL含め）につき経過観察

薬物療法に関連した新たな問題点の出現
（例）・継続に伴う有害事象の増悪
　　　・減量・中止・変更に伴う病状の悪化
　　　・新規代替薬における有害事象

なし　　　　　　　　　　　　なし

慎重に経過観察　　　　**慎重に経過観察**

図1-1　処方見直しのプロセス

（文献2より引用，一部改変）

従来の薬物療法

　近年，多種多様な医療スタッフそれぞれの専門性を前提としたチーム医療の提供が推奨されている．各医療スタッフの高い専門性を十分活用する

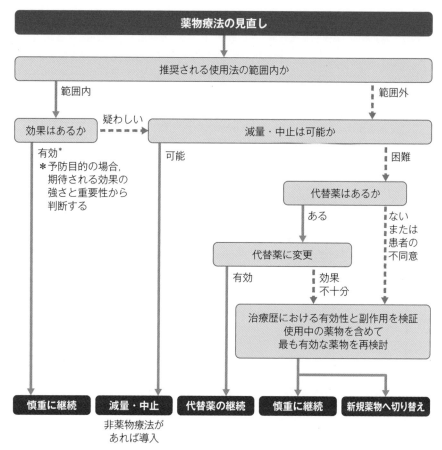

（出典：日本老年医学会：高齢者の安全な薬物療法ガイドライン 2015）

図 1-2　薬物療法の適正化のためのフローチャート

（文献 2 より引用）

ためには，医師等による包括的指示を活用し，各スタッフの専門性を積極的に委ねるとともに，スタッフ間の連携・補完を一層進めることが重要としている[3]．2007 年の厚生労働省医政局長通知『医師及び医療関係職と事務職員との間等での役割分担の推進について』[4]では，第 7 項目（薬剤の管理）として，薬剤師の積極的な活用が示されている．さらに 2010 年の厚生労働省医政局長通知では薬剤師が現行制度の下で実施可能な業務の具体例として 9 項目（表 1-1）が挙げられている．薬物療法における薬剤師

表 1-1　薬剤師を積極的に活用することが可能な業務

①薬剤の種類，投与量，投与方法，投与期間などの変更や検査のオーダーについて，医師・薬剤師等により事前に作成・合意されたプロトコールに基づき，専門的知見の活用を通じて，医師等と協働して実施すること

②薬剤選択，投与量，投与方法，投与期間などについて，医師に対し，積極的に処方を提案すること

③薬物療法を受けている患者（在宅の患者を含む）に対し，薬学的管理（患者の副作用の状況の把握，服薬指導など）を行うこと

④薬物の血中濃度や副作用のモニタリングなどに基づき，副作用の発現状況や有効性の確認を行うとともに，医師に対し，必要に応じて薬剤の変更などを提案すること

⑤薬物療法の経過などを確認した上で，医師に対し，前回の処方内容と同一の内容の処方を提案すること

⑥外来化学療法を受けている患者に対し，医師等と協働してインフォームドコンセントを実施するとともに，薬学的管理を行うこと

⑦入院患者の持参薬の内容を確認した上で，医師に対し，服薬計画を提案するなど，当該患者に対する薬学的管理を行うこと

⑧定期的に患者の副作用の発現状況の確認などを行うため，処方内容を分割して調剤すること

⑨抗がん薬などの適切な無菌調製を行うこと

の役割は，臨床推論（病歴聴取，フィジカルアセスメント，バイタルサイン等の把握など）の実施が期待され，薬学的管理（患者の副作用の状況の把握，服薬指導など）を行うことである．つまり薬学的管理とは，薬の使用におけるエラー（medication error：ME）を防ぐことにある．ME は医療者と患者の双方で生じ，100 の ME は，そのうち 1 つが ADE となり，また 7 つが潜在的な ADE となる[5]．ME の種類は，薬の選択・処方・調剤・投与，間違った薬の服用，間違った用量の服用，間違った時間の服用がある．薬による障害をもたらすエラーとして，服薬わすれ，患者間違い，用量間違い，意図しない加量，投与経路の間違い，服薬時間の間違い，薬自体の間違いなどの 7 項目は，1960 年代より変わっていない．薬の使用に関わる副次的イベントを害（harm）と呼び，ADE，薬物有害反応（adverse drug reaction：ADR），その他の望まざるアウトカムである害を管理することが従来の薬物療法の要である．

臨床現場では，臨床推論に基づいた薬学的管理が必然的に実施されるようになってきた．処方箋上の薬の選択，用法・用量のみならず，持参薬の内容確認や血中薬物濃度のモニタリングに基づき，副作用の発現状況や有効性を確認し，必要に応じて，医師に薬剤の変更や継続の提案を行っている．患者に対しても服薬状況や副作用情報の把握を確認し，医師と協働してのインフォームドコンセントの実施や，多職種との非薬物療法の実施を協働している．しかし，近年われわれ薬剤師が行っている薬物療法は，医師の負担軽減を目的とするもので，代行業務の枠を超えるものではない．

今後求められる薬物療法 ―処方見直しのプロセス―

75歳以上の高齢者の増加に伴い高齢者に対する薬物療法の需要が高まっている．2017年のWHOによるプロジェクトでは，5年で50%の予防可能な障害を減少させることを目標している．WHOのプロジェクトの3つの優先事項では，

①ハイリスク状況，ポリファーマシー，ケアの移行
②4領域への活動に専門家を招聘（医療専門職の行動，処方のシステム，薬自体，患者と社会）
③危害のデータ収集，安全な使用の情報提供，研究

など[6]が焦点となっている．薬剤師は，積極的に活用される立場から，薬剤師が自主性をもってより積極的に薬物療法へ介入することが求められている．

わが国でも2017年に高齢者適正使用についての検討会が開催され，『高齢者の医薬品適正使用の指針（総論編）』が発表された[2]．指針に示される処方見直しのプロセス（**図1-1**）は，高齢者の薬物療法に付随する問題

点を網羅的に解決できる有用なプロセスとなっている．**図 1-1** 上段では，病状，認知機能などやポリファーマシー に関連した問題点をアセスメントし，薬物療法適正化の介入を行う．介入経過のモニタリングの結果，さらに薬物療法に関連した新たな問題点の出現は，再度アセスメントの工程を辿る．処方見直しのプロセスでは，これまでの薬学的管理の内容に加え，多面的な要素を含む高齢者総合評価（comprehensive geriatric assessment：CGA）の利用を推奨している．CGA は，高齢者にまつわる，身体的，精神的，社会的側面を包括する評価である．CGA は，リハ薬剤で用いる国際生活機能分類（international classification of functioning, disability and health：ICF，**図 1-5**；p18）と類似している．薬剤は ICF の健康状態に位置づけられ，生活機能と障害（心身機能・身体構造，活動・参加）や背景因子（環境因子，個人因子）と一部，重複する[7]．処方の適正化は，健康状態の安定を補完することを示している．ICF と類似した CGA は，生活から薬物療法を考慮する視点を提案している[8]．処方見直しのプロセスは，今後の薬剤師業務を一連の流れに図式化された，重要なプロセスである．

処方見直しのプロセスと リハ薬剤マネジメントの相違点

処方見直しのプロセスとリハ薬剤マネジメントには，2 つの異なる点がある．①に対象者であり，②にゴール設定である．

1 対象者

処方見直しのプロセスは高齢者を対象としているが，リハ薬剤マネジメントは，高齢者だけではなく，障害者およびフレイル高齢者とし，リハを実施するすべての年齢層を対象としている．ここで示すリハとは，「自分の環境と相互作用する健康状態を持つ個人の機能を最適化し，障害を軽減

するように設計された一連の介入」である．単に理学療法士（physical therapist：PT），作業療法士（occupational therapist：OT），言語聴覚士（speech-language-hearing therapist：ST）が行う医学的リハによる機能的訓練だけではない．リハチームでは，薬剤師が薬剤調整などで個人の機能を最適化して障害を軽減することが求められている．社会背景より高齢者は増加し，リハ実施者も高齢者が多い現状だが，リハ薬剤は高齢を迎える以前より必要となる．

2 ゴール設定

　ゴール設定は，処方見直しのプロセスには存在しないが，リハ薬剤マネジメントでは，最も重要な指針となる．従来の薬物療法におけるゴール設定を考えてみると，薬物療法の適正化が目標となっている．しかし，本来は顕在化する問題点が害として現れていないだけで，新たな問題点が表出するまで放置されることになる．実際には，対象者となる患者の ADL と QOL の向上のために，薬物療法の適正化は一つの手段として捉えることが重要である．

リハ薬剤マネジメント

　リハ薬剤マネジメント（図1-3）とは，対象者が真の目標に到達するためのリハ薬剤の手法を提案する．もう一つの側面として，医師の負担軽減のための代行業務の枠を超えて，専門家として頼られる存在になることも目的としている．
　リハ薬剤マネジメントは，マネジメントサイクルである"計画（Plan）→実施（Do）→確認（Check）→対策実行（Act）"の PDCA サイクルと処方見直しのプロセスを併せて，4 段階で構成される．

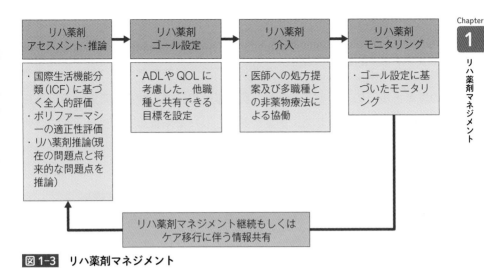

図1-3 リハ薬剤マネジメント

①リハ薬剤アセスメント・推論：ICF による全人的評価，ポリファーマシー適正評価，リハ薬剤推論（現在の問題点と将来的な問題点を推論）

②リハ薬剤ゴール設定：ADL や QOL に考慮した，他職種と共有できる目標を設定

③リハ薬剤介入：薬物療法の適正化のためのフローチャート（図2）を基に問題となる薬剤について介入．さらにゴール設定に基づいて，今後，害となることが予想される薬剤への介入

④リハ薬剤モニタリング：リハ薬剤介入に基づいて，モニタリング項目の選択と期間や時期を決定

　従来の薬物療法を経て，処方見直しのプロセスにさらに，ゴールを多職種と共有できる内容に設定した．薬物療法の一連の流れを図式化し，イメージできることは重要である．リハ薬剤マネジメントを繰り返し実施することで，リハ薬剤推論の仮説の精度が上がる．リハ薬剤推論では，現在と未

来の薬物療法の問題提起をすることで薬物療法の害を予防的にも回避することを可能にする．リハ薬剤推論では，医師が臨床で行う診断推論のプロセスを要する．一般に，患者の症状・訴え・検査などから診断へ至るまでの思考と実行のプロセスであり，診断推論のスキルが高いことは質の高い医療を提供する上で非常に重要である．リハ薬剤推論を早く・正確に行えることが，特に薬剤師が専門家として頼られる存在になることの力となる．

おわりに

　従来からの薬物療法を見つめ直し，さらに求められる薬物療法をリハ薬剤マネジメントとして解説した．見直された内容は，対象者を認識すること，ゴール設定を行うこと，リハ薬剤推論のスキルを身につけ向上することである．薬物療法の新たな手法であるリハ薬剤マネジメントは，多様化する薬の害を回避して，ICF で示される健康状態の貢献に寄与する．

＼Take-Home Message／

- ■リハ薬剤マネジメントとは，生活の質を上げて真の目標に到達するためのリハ薬剤の手法である．
- ■リハ薬剤では全人的評価である ICF を用いて，個人の全体像を考慮した薬物療法が可能となる．
- ■リハ薬剤とこれまでの薬物療法の違いは，対象者とゴール設定である．
- ■リハ薬剤は，リハを必要とするすべての年齢層を対象としている．
- ■リハ薬剤のゴール設定は，薬物療法適正化の末にある ADL や QOL の向上である．

文献 ─────────────────────────────────

1） Morimoto T, et al：Incidence of adverse drug events and medication errors in Japan：the JADE Study. J Gen Intern Med, 26：148-153, 2011.
2） 厚生労働省：高齢者の医薬品適正使用の指針 総論編, 2018. Available at：<https://www.mhlw.go.jp/content/11121000/kourei-tekisei_web.pdf>
3） 葦沢龍人：薬剤師に求められるプライマリ・ケア─薬学部における臨床推論教育─. 薬学雑誌, 136：939-944, 2016.
4） 厚生労働省：医師及び医療関係職と事務職員等との間等での役割分担の推進について, 医政局発第1228001号, 2007.
5） 宮田靖志：薬物有害事象, 薬物有害反応に対処する－リスクのない薬はない！慎重投与のすすめ. Medicina, 57：430-436, 2020.
6） World Health Organization：WHO global patient safety challenge：medication without harm, 2017. Available at：<https://www.who.int/patientsafety/medication-safety/medication-without-harm-brochure/en/>
7） Wakabayashi H：Rehabilitation pharmacotherapy：a combination of rehabilitation and pharmacotherapy. J Gen Fam Med, 19：43-44, 2018.
8） 増田修三：薬剤師の視点から. 静脈経腸栄養, 27：895-901, 2012.

2 リハ薬剤アセスメント・推論

リハ薬剤の臨床推論

1 臨床推論とは (図1-4)

　臨床推論とは，もともとは医師が診断や治療を決定するための思考プロセスのことで「患者の疾病を明らかにし，解決する際の思考過程や内容」といわれている．しかし，この考え方は，診断だけではなく臨床のさまざまな判断にもつながっている．リハ薬剤では，日常生活動作（ADL）や生活の質（QOL）を高めることを目的とした判断が必要とされる．

　臨床推論にはさまざまな進め方があり，非分析的推論と分析的推論に大別される．非分析推論はパターン認識，ヒューリスティクスなどの方法があり，経験や知識を基にした直感的なものである．パターン認識とは一つの所見をみて暫定的に考える推論法である[1]．例えば，下腿浮腫がある場合はカルシウム拮抗薬を服用していることを想像し，ふらつき・転倒がある場合はベンゾジアゼピン系睡眠薬を服用しているなどと想像することである．ヒューリスティクスはいくつかの所見の組み合わせと経験から原因を探る思考である．分析的推論は徹底的検討法があり，仮説を形成する際に考えうるすべての仮説を挙げて網羅的に除外をしていく．食欲不振の訴えがあった場合，該当する薬剤が複数考えらえるとしたら症状の発現時期と服薬開始時期や経過，他覚所見の情報を基に優先順位を決めて検証していく．

Step 1 　情報の収集
目的に応じたツール（網羅的情報収集ツール，分野ごとの効率的・効果的ツール）を用いて情報収集

Step 2 　アセスメント
収集した情報から，その事象に関連する情報を抽出し，状態を踏まえて，可能性と妥当性の側面で解釈する．

Step 3 　方針を立てる
薬物療法の視点から方針をたてる．科学的根拠のみではなく，患者や家族などの思いや生活環境を考えた方針にする．

図 1-4　リハ薬剤の臨床推論

（文献 2 より引用，一部改変）

2 臨床推論の 3 つのステップ

ステップ1 情報収集

　さまざまな判断をするためには，情報を入手する必要がある[2]．まずは，カルテや患者から入手することが必要となる．薬歴に加え，病歴，移乗，歩行などの活動量，排尿，排便などの身体機能，栄養評価さらに家族構成，住居環境などの社会的環境が必要となる．場合によっては患者家族からの情報も有力なことがある（**表 1-2**）．

　薬剤師の業務も病棟業務が定着し，感染制御チーム（ICT）や栄養サポートチーム（NST）などのチーム医療に参画が進み，カンファレンス参加など他職種からの情報も入手しやすくなっているはずである．

ステップ2 アセスメント

　アセスメントの代表的な項目として，国際生活機能分類（ICF）[3,4]による全人的評価，高齢者総合的機能評価（CGA），病歴，サルコペニア・フレ

表 1-2 **情報収集の項目**

- ・薬歴
- ・病歴（現病歴，既往症，急性／慢性疾患の有無など）
- ・身体機能（摂食，排尿，排便，視力，聴力，口腔内など）
- ・活動量（生活動作強度，リハ訓練強度など）
- ・栄養評価（身体計測，臨床所見など）
- ・社会的環境（家族構成，住居環境，経済状況など）

表 1-3 **リハ薬剤推論（分析的）で活用するスクリプト**

大項目	中項目	小項目	薬剤（データ）	経時的状況
運動	移動・移乗 歩行・階段・車椅子 ベッド・椅子	ふらつき，転倒，筋力低下		
	排泄 排便コントロール・排尿コントロール	便秘，下痢，排尿障害		
	睡眠	不眠症，過眠症（過鎮静）		
認知	コミュニケーション 聴覚・視覚	聴覚障害，視力障害		
	社会認識 記憶・社会的交流	記憶障害，せん妄，抑うつ，意欲低下		
栄養	栄養状態	低栄養，過栄養		
	摂食嚥下 嚥下，口腔内，味覚	食欲低下，嚥下障害，味覚異常		

イルの有無，栄養評価などがある（**表 1-2**）．収集した情報から，問題となる事象に関連する情報を抽出して分析を行うこととなる．それを基に推測し可能性と妥当性の側面から解釈する．この際，スクリプト（特徴などをまとめた記述）を活用することは有効である（**表 1-3**）．リハを行っている患者には指標として，バーセルインデックス（Barthel index：BI），機能的

表1-4 代表的な ADL 評価法

バーセルインデックス (Barthel Index)	機能的自立度評価法（Functional Independence Measure）
ADL の能力（＝できる ADL）を評価する 「できる ADL」：評価や訓練時にできる ADL 能力	介助量測定を目的とし，「している ADL」 を評価する ＊「している ADL」：実際の生活の場（病棟 や 在宅，居宅）でしている ADL 能力
評価項目は 10 項目	評価項目は，運動 13 項目と認知 5 項目の 計 18 項目
各項目を自立度に応じて 15・10・5・0 点で採点	全 18 項目を完全自立～全介助の度合いに 応じて 7 段階（1～7点）で採点
100 点満点で，最低点は 0 点	総得点は 126 点（7 点× 18 項目）で，最 低点は 18 点 対象：7 歳以上

自立度評価法（functional independence measure：FIM）（**表 1-4**）をアセスメントの項目に追加をして，今後の状態を予測していくことも有効である．

ステップ3 **方針立案**

　薬学的視点から方針を立てるわけであるが，リハ薬剤としての考え方を意識する必要がある．リハ薬剤は ADL や QOL を高めることを目的としている．そのために，科学的根拠はもちろんであるが，ICF からの情報や患者や家族の思いを踏まえて方針を立てることが大切である．例えば，機能訓練の障害として薬剤による起立性低血圧が認められた場合，起立性低血圧の改善は，よりよい日常生活を行えるという方針に対しての手段の一つと考える．

リハ薬剤の考え方と手順

1 リハ薬剤の考え方

　リハ薬剤とは，ICF による機能，活動，参加の評価およびリハでの訓練内容を考慮した薬物治療を行うことである．リハ栄養におけるリハからみた栄養管理の薬剤版と言える．薬物治療は，排尿機能障害，排便機能障害，呼吸機能障害，心臓機能障害，認知症（高次脳機能障害），睡眠機能障害，疼痛，皮膚機能障害（褥瘡など）などの機能障害に対し，日常的に臨床現場で行われている．リハ薬剤は，日常の薬物療法と併せて「リハからみた薬剤」「薬剤からみたリハ」の考え方が必要である．

　機能障害，活動制限，参加制約に対する薬物治療や，薬剤の副作用で機能障害，活動制限，参加制約を認める場合の薬剤調整は，リハからみた薬剤である．例えば，薬物治療が必要な高血圧症患者に摂食嚥下障害を認める場合に，肺炎予防を考慮してアンジオテンシン変換酵素（ACE）阻害薬を積極的に選択することや，機能改善として，脳卒中片麻痺患者に男性ホルモンを使用すると，筋肉量や筋力がより改善するという報告[5,6]などが挙げられる．

　薬剤の副作用で機能・活動・参加，QOL の低下を認めても，疾患の治療上，やむを得ない場合も少なくない．例えば，難治性てんかんと高次脳機能障害を有する患者で，数種類の抗てんかん薬を使用しないと痙攣発作をコントロールできない場合がある．薬物治療の内容を考慮したリハを行うことは，薬剤からみたリハである[7]．

　あらゆる方面からの情報を基にして，俯瞰的視点で考える共通言語としてICF を用い関係性を把握することがリハ薬剤では重要である．つまり，薬が先に来る思考回路ではなく，暮らしが先に来る思考回路が必要とされる．

2 国際生活機能分類（ICF）

a. ICF の概要

　ICF は，人間のあらゆる健康状態に関係した生活機能状態から，その人を取り巻く社会制度や社会資源までを記述・表現しようとするものであり，人間が生きているあらゆる状態そのものを生活機能と捉え，その人に取り巻く状況も含めて分類する枠組みである[4]．つまり全人的評価として，医療だけではなく福祉・保健など多くの領域で用いられている．ICF における生活機能とは，「心身機能・身体構造」「活動」「参加」の 3 つのレベルを併せた包括概念である．さらにこれらに影響する背景因子として，「健康状態」「環境因子」「個人因子」がある．ここで薬剤は「健康状態」に含まれる．つまり薬剤は「心身機能・身体構造」「活動」「参加」である生活機能と相互に影響しあう関係と言える（**図 1-5**）[4]．

b. 心身機能・身体構造

　心身機能とは身体の生理的機能（心理的機能を含む）であり，例えば，手足の動き，精神の働き，視覚・聴覚，内臓の働きなどとされる．身体構造とは器官・肢体とその構成成分［手足の一部，心臓の一部（弁など）などの，体の部分］などで，身体の解剖学的部分と定義される[4]．握力や嚥下の状態はここに含まれる．

c. 活動

　活動とは課題や行為の個人による遂行と定義される[4]．生活行為，すなわち生活上の目的をもち，一連の動作からなる，具体的な行為のことである．これはあらゆる生活行為を含むものであり，実用歩行やその他の ADLだけでなく，調理・掃除などの家事行為，職業上の行為，余暇活動（趣味やスポーツなど）に必要な行為，趣味・社会生活上必要な行為がすべて入る．また ICF では「活動」を「できる活動」（"能力"）と「している活動」

17

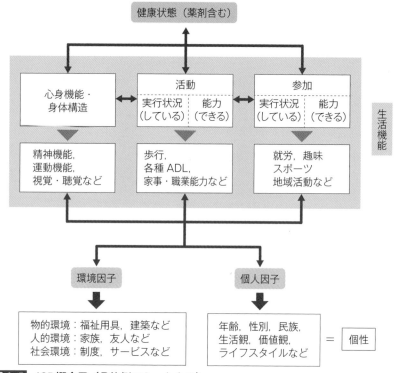

図1-5 ICF概念図（具体例の入ったもの）

（"実行状況"）との2つの面に分けて捉える[8]．国際的に用いられている代表的なADL評価法として，BI，FIMがある．前者はできる活動，後者はしている活動に用いられる（**表1-4**）．

d. 参加

　参加とは，生活・人生場面への関わりと定義される[4]．家庭や社会に関与し，そこで役割を果たすことである．一般的な社会参加だけではなく，主婦として，あるいは親としての家庭内役割であるとか，働くこと，職場での役割，あるいは趣味にしても趣味の会に参加する，スポーツに参加する，地域組織の中で役割を果たす，文化的・政治的・宗教的などの集まりに参加する，などの広い範囲のものが含まれる[8]．

e. 環境因子

　「環境因子」というと，建物・道路・交通機関・自然環境のような物的な環境のみを考えがちであるが，ICF はそれだけでなく，人的な環境（家族，友人，仕事上の仲間など），態度や社会意識としての環境（社会が生活機能の低下のある人をどうみるか，どう扱うか，など），そして制度的な環境（医療，保健，福祉，介護，教育などのサービス・制度・政策）と，広く環境を捉える[8]．具体的には，自宅のバリアフリー，買い物ができる店舗までの距離，支援者などである．また，新型コロナウイルス感染症の影響や緊急事態宣言などの外出自粛，災害時の避難所生活なども含まれる．

f. 個人因子

　その人固有の特徴をいう．これは非常に多様であり，分類は将来の課題とされて，年齢，性別，民族，生活歴（職業歴，学歴，家族歴など），価値観，ライフスタイル，コーピング・ストラテジー（困難に対処し解決する方法）などの例が挙げられている．この「個人因子」は「個性」というものに非常に近いものであり，医療でも福祉でも，職業，教育，そのほかでも，患者，利用者，生徒などの個性を尊重しなければいけないということが強調されている現在，重要なものである[8]．具体的には，治療に対しての取り組み，薬に対する好き嫌いなどが該当してくるであろう．

3 薬剤起因性老年症候群

　ICF から得た情報と薬剤起因性老年症候群の照合は，生活機能低下の原因発見に有効である．通常，加齢に伴い，ふらつき，記憶障害，せん妄，抑うつ，食欲低下，便秘，排尿障害などは薬剤の投与とは関係なくみられる症候である．しかし，その症候は服用している薬剤の影響で現れているかもしれない．このことを薬剤起因性老年症候群と呼んでいる．注意しなければいけないことは，薬剤の副作用として発現しているにもかかわらず，

加齢に伴って発現していると判断して，薬剤の副作用が起きていることを見過ごしてしまう可能性があるということである．薬剤起因性老年症候群と主な原因薬剤は後述を参考されたい（**表1-5**）[9]．

表1-5 薬剤起因性老年症候群と主な原因薬剤

症候	薬剤
ふらつき・転倒	降圧薬（特に中枢性降圧薬，α遮断薬，β遮断薬），睡眠薬，抗不安薬，抗うつ薬，てんかん治療薬，抗精神病薬（フェノチアジン系），パーキンソン病治療薬（抗コリン薬），抗ヒスタミン薬（H_2受容体拮抗薬含む），メマンチン
記憶障害	降圧薬（中枢性降圧薬，α遮断薬，β遮断薬），睡眠薬・抗不安薬（ベンゾジアゼピン），抗うつ薬（三環系），てんかん治療薬，抗精神病薬（フェノチアジン系），パーキンソン病治療薬，抗ヒスタミン薬（H_2受容体拮抗薬含む）
せん妄	パーキンソン病治療薬，睡眠薬，抗不安薬，抗うつ薬（三環系），抗ヒスタミン薬（H_2受容体拮抗薬含む），降圧薬（中枢性降圧薬，β遮断薬），ジギタリス，抗不整脈薬（リドカイン，メキシレチン），気管支拡張薬（テオフィリン，アミノフィリン），副腎皮質ステロイド
抑うつ	中枢性降圧薬，β遮断薬，抗ヒスタミン薬（H_2受容体拮抗薬含む），抗精神病薬，抗甲状腺薬，副腎皮質ステロイド
食欲低下	非ステロイド性抗炎症薬（NSAID），アスピリン，緩下剤，抗不安薬，抗精神病薬，パーキンソン病治療薬（抗コリン薬），選択的セロトニン再取り込み阻害薬（SSRI），コリンエステラーゼ阻害薬，ビスホスホネート，ビグアナイド
便秘	睡眠薬・抗不安薬（ベンゾジアゼピン），抗うつ薬（三環系），過活動膀胱治療薬（ムスカリン受容体拮抗薬），腸管鎮痙薬（アトロピン，ブチルスコポラミン），抗ヒスタミン薬（H_2受容体拮抗薬含む），α-グルコシダーゼ阻害薬，抗精神病薬（フェノチアジン系），パーキンソン病治療薬（抗コリン薬）
排尿障害・尿失禁	抗うつ薬（三環系），過活動膀胱治療薬（ムスカリン受容体拮抗薬），腸管鎮痙薬（アトロピン，ブチルスコポラミン），抗ヒスタミン薬（H_2受容体拮抗薬含む），睡眠薬・抗不安薬（ベンゾジアゼピン），抗精神病薬（フェノチアジン系），トリヘキシフェニジル，α遮断薬，利尿薬

（文献9より引用，一部改変）

アセスメントからの方針立案

1 リハ薬剤アセスメントの実践

　リハ薬剤マネジメントは，ICF を意識して収集した情報を基に，アセスメントを経て実践されることになる．薬剤師は薬物治療の結果（体温・血圧などのバイタルサイン，CRP などの臨床検査値）に注目しがちである（図1-6)[10]．しかし，リハ薬剤の目的はリハに影響する，ふらつき，記憶障害，せん妄，抑うつなどの原因となる薬剤を調節したり，新たな薬剤を追加したりして，ADL を良くすることである．「身体的」な問題はもちろんであるが，生活に伴う精神心理的フレイル，社会的フレイルが原因の場合もあるので注意が必要である．ADL に関する情報は薬剤師が直接収集するより，

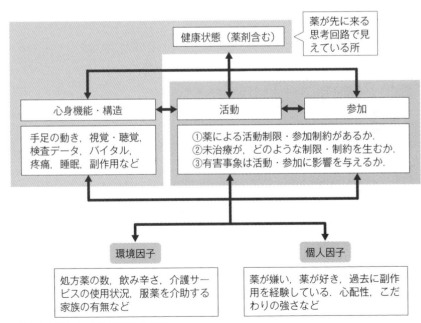

※暮らしが先に来る思考回路が必要

図 1-6 　薬剤と ICF モデルの関係

（文献 10 より引用，一部改変）

カルテ記載事項や看護師，セラピスト［理学療法士（PT），作業療法士（OT），言語聴覚士（ST）］から得ることが有効である．実際，離床が進まない患者を担当しているPTと話をすることで，薬剤性のパーキンソニズムがみつかることも珍しくない．リハを行うために機能訓練室に行くことを拒む患者の原因が薬剤による便秘，下痢，頻尿であるかもしれない．

アセスメントの実施には，情報を照らし合わせるスクリプト（特徴などをまとめた記述）（表1-3）を活用することが有効である．手順としては，大項目，中項目，小項目と進めていく．運動を例にとると，移動，移乗，排泄の中項目を検討することとなる．そして，小項目に移る．歩行に対して，ふらつきが認められれば，原因となる薬剤の可能性と妥当性の側面で解釈する．

活用できる参考資料として，薬剤起因性老年症候群と主な原因薬剤が有効であろう．また，海外においてリハ薬剤の考え方に近いリハで薬剤レビューを行う際に考慮すべき課題（表1-6）も参考にしていただきたい[11]．科学的根拠のみではなく，患者や家族などの思いや生活環境を考えた方針

表1-6　リハ薬剤アセスメントを行う際に考慮すべき事項

- ・活動やリハの実施を制限している症状は何か？
- ・患者はリハのプロセスから何を得たいのか，患者は薬剤から何を得たいのか？
- ・これらの症状に薬剤を使用しない解決策はあるか？
- ・薬剤が必要な場合は，有効な最低用量を使用し，定期的に検討する．有効でない場合は中止する．
- ・患者が投薬を受けることができるか確認する．
- ・すべての症状は薬剤副作用によるものと仮定する．より多くの薬剤で副作用を治療するよりも，副作用の原因となっている薬剤を中止する．
- ・可能であれば，複数の問題を治療できる薬剤を選択する．
  （例：狭心症にも有用な降圧薬）．
- ・リハのプロセスで，特に急性疾患から回復する際に，いくつかの薬剤の中止を検討する．
- ・薬剤を投与した理由はまだ存在するか？存在しない場合には中止する．

（文献11より引用，一部改変）

にする.

　分析的推論のスクリプトを活用することにより，経験を積み重ねることができる．これにより，非分析的推論が鍛えられ，分析的推論の精度を高めることが可能となる.

　最終的には，どこまでを実践するか「ゴール設定」を決定，「介入」「モニタリング」といった流れとなる.

　現状において，「多剤内服群で脳卒中リハ患者の運動機能回復は低い」[12]，「抗精神病薬使用群で回復期リハの ADL 改善が悪く，転倒が多い」[13] などのリハ薬剤領域における英語原著論文が報告されている．しかし，リハ薬剤のエビデンスはかなり少ないため，さらなる研究報告が求められている.

2 症例提示

a. リハ薬剤の非分析的推論

　リハ薬剤推論の項目には直感的に判断できるものがいくつかある．直感的なものは評価者のスキルに依存するので，どの項目が該当するかを断言することはできない.

> **症例**
>
> 80 代，男性．誤嚥性肺炎疑いで入院．病歴：胃炎，高血圧
> 生活状況：家族と生活しており ADL は自立．最近発熱を繰り返していた．家族によると，ご飯を食べにくそうな仕草をしていた．以前より，咳や痰が増えた感じがしていた．元気がなかったが年齢的なものと思っていた．本日の家族と夕食を済ませた後に，ぐったりしていたので救急搬送されて入院となった.
> 物忘れはあるものの，認知機能に問題があるレベルではない．また，家族との会話や定期的な外出もあり精神心理的フレイル，社会的フレイルはないとした.

アンブロキソール塩酸塩徐放錠(45mg)	1回1錠	1日1回朝食後
ファモチジン口腔内崩壊錠(10mg)	1回1錠	1日2回朝夕食後
アムロジピン口腔内崩壊錠(5mg)	1回1錠	1日1回朝食後
テプレノンカプセル(50mg)	1回1C	1日2回朝夕食後
スルピリド錠(50mg)	1回1錠	1日2回朝夕食後
センノシド錠(12mg)	1回1錠	1日1回就寝前
ゾルピデム錠(5mg)	1回1錠	1日1回就寝前

「ご飯を食べにくそうな仕草をしていた」「咳や痰が増えた感じがしていた」などの情報から,嚥下障害の可能性が考えられる.

入院時処方を照らし合わせると,スルピリド錠による嚥下障害が強く疑われた.スルピリドは選択的ドパミンD₂受容体遮断作用を持ち,少量で抗うつ効果・抗潰瘍効果があり,食欲を増す目的で使用されることがある.副作用として,錐体外路症状(嚥下障害,言語障害,流涎など)の報告がある.症状改善のため,スルピリド錠を中止することとした.その後,嚥下障害は改善した.

非分析的推論は,急を要する場合であれば単独で用いられてもよいが,時間があれば他の情報を取り入れ,分析的推論の両方からも考えるプロセスが重要である.

非分析的推論(直感的)の例

・歩行………ふらつき・転倒 ⇒ベンゾジアゼピン系睡眠薬,α遮断薬

・排泄……………頻尿 ⇒利尿薬

・記憶……………せん妄 ⇒抗うつ薬,抗ヒスタミン薬

・意欲低下………抑うつ ⇒抗ヒスタミン薬

・嚥下…………嚥下障害 ⇒抗精神病薬

b. リハ薬剤の分析的推論

　現状において，リハに影響する症状に詳しい薬剤師が決して多いわけではない．例えば，薬剤性パーキンソニズムの知識を持った薬剤師は多くいるはずだが，服薬指導をしている時に薬剤性パーキンソニズムをみつけることがどれだけできるのであろうか．冒頭にも記述したが，情報の収集が非常に重要である．薬剤師は薬物治療の結果（体温・血圧などのバイタルサイン，CRPなどの臨床検査値）に注目しがちである．そこで，リハ薬剤推論で活用するスクリプト（表1-3）を利用して実践することを勧めたい．

　リハ薬剤推論で活用するスクリプトは，ADLの指標に用いられるBI，FIM（表1-4）などの評価法から，リハ薬剤に必要とされる項目を抽出して作成してあり，看護師，セラピストらの評価に準拠したレイアウトとなっている．項目を揃えたことにより，患者の生活機能情報の入手が容易にできるようになっている．

> ### 症例
> 80歳，女性．大腿骨頸部骨折後，歩行訓練のためにリハ室に移動することを拒むようになってきた．カンファレンスでこの情報を得た．血圧，臨床検査値は正常である．
>
> ### 処方薬
> | | | |
> |---|---|---|
> | アムロジピン口腔内崩壊錠(5mg) | 1回1錠 | 1日1回朝食後 |
> | テプレノンカプセル(50mg) | 1回1C | 1日2回朝夕食後 |
> | クエン酸第一鉄Na錠(50mg) | 1回1錠 | 1日2回朝夕食後 |
> | アセトアミノフェン錠(200mg) | 1回2錠 | 1日3回朝昼夕食後 |
> | センノシド錠(12mg) | 1回1錠 | 1日1回就寝前 |
> | ブロチゾラム錠(0.5mg) | 1回1錠 | 1日1回就寝前 |

　リハ薬剤推論で活用するスクリプト（表1-3）に，患者の状態をマッチングしてみる．もちろん，薬剤師のみではなく，看護師やセラピストから

リハ薬剤スクリプトの活用例

大項目	中項目	小項目	薬剤（データ）	経時的状況
運動	移動・移乗 歩行	ふらつき	アムロジピン口腔内崩壊錠(5mg) （添付文章記載あり：頻度不明）	入院前から 内服
			プロチゾラム錠(0.5mg) （添付文章記載あり：頻度不明）	入院後開始

の情報も参考にする．

　今回の症例は，リハ室で歩行訓練を実施する際に，ふらつきがあり転倒することを恐れていたことが判明した．薬剤を調べてみると，ふらつきに関する薬剤として，アムロジピン口腔内崩壊錠とプロチゾラム錠が該当していた（表1-7）．入院してから不眠傾向で，プロチゾラム錠が入院後に処方されていたことが判明した．経時的状況から勘案すると，ふらつきの原因薬剤はプロチゾラム錠と判断し，対策として減量または変更を提案することとした．その後，プロチゾラム錠を減量することにより，ふらつきが消失して，転倒を恐れることなくリハが行えるようになった．

おわりに

　リハ薬剤アセスメント・推論を行うことで，患者のADLを改善するという本来の目的が明確になった．また，従来別々に患者と関わってきた，セラピスト（理学療法士，作業療法士，言語聴覚士）による専門性の高い介入と，薬剤師の薬物療法の知識が共有されることで，質の高い多職種連携が可能となり，リハの効果を最大限発揮できる環境ができあがっていくと考える．

＼Take-Home Message ／

- あらゆる方面から情報収集をして，俯瞰的視点で考えることが重要である．
- ICF から得た情報と薬剤起因性老年症候群の照合は，生活機能低下の原因発見に有効である．
- 患者や家族の思いや生活環境を考慮した薬物療法の提案が大切である．

文献

1) Norman G：Research in clinical reasoning：past history and current trends. Med Educ, 39：418-427, 2005.
2) 岸田直樹：カンファレンスで学ぶ薬学管理に生かす臨床推論. p11, 日経 BP, 2019.
3) 出江紳一：ICF コアセット日本語版出版の今日的意義と普及への期待. Jpn J Rehabil Med, 53：671-675, 2016.
4) 厚生労働大臣官房統計情報部編：生活機能分類の活用に向けて ICF（国際生活機能分類）：活動と参加の基準（暫定案）.厚生労働統計協会, 2007.
5) Shimodozono M, et al：Addition of an anabolic steroid to strength training promotes muscle strength in the nonparetic lower limb of poststroke hemiplegia patients. Int J Neurosci, 120：617-624, 2010.
6) Okamoto S, et al：Change in thigh muscle cross-sectional area through administration of an anabolic steroid during routine stroke rehabilitation in hemiplegic patients. Am J Phys Med Rehabil, 90：106-111, 2011.
7) 若林秀隆ほか：リハビリテーション薬剤のコンセプトと展望. 日本リハビリテーション栄養学会誌, 2：106-111, 2018.
8) 厚生労働省：ICF（国際生活機能分類）―「生きることの全体像」についての「共通言語」― 2006. Available at：〈https://www.mhlw.go.jp/stf/shingi/2r9852000002ksqi-att/2r9852000002kswh.pdf〉
9) 厚生労働省：高齢者の医薬品適正使用の指針（総論編）, 2018. Available at：〈https://www.mhlw.go.jp/content/11121000/kourei-tekisei_web.pdf〉
10) 豊田貞義：国際生活機能分類, 月刊薬事, 60：1449-1453, 2018.
11) Clarke CL, et al：The effects of medication on activity and rehabilitation of older people-opportunities and risks. Rehabilitation Process and Outcome, 6：1-7, 2017.
12) Kose E, et al：Impact of polypharmacy on the rehabilitation outcome of japanese stroke patients in the convalescent rehabilitation ward. J Aging Res, 2016：7957825, 2016.
13) Nakamichi, M. et al：Influence of antipsychotics on functional prognosis after geriatric hip fracture. J Nutr Health Aging, 23：381-385, 2019.

3 リハ薬剤ゴール設定

はじめに

　リハ薬剤とはごく最近生まれた言葉である．フレイル（虚弱）高齢者や障害者の機能・活動・参加・生活の質（QOL）を最大限高めることを目的としており，リハの効果を最大限発揮するための薬物治療であり，薬物治療の内容に応じて最大限のリハを実施することでもある[1]．リハ薬剤に限らず，医療行為にゴール設定は必要不可欠である．例えば，われわれ薬剤師が大きく関与する薬剤管理指導のゴール設定は，安全かつ有効な薬物療法の提供であり，それをもって患者の治療や健康維持に貢献することであると言える．ゴール設定は患者個々の状態（ここでの状態とは身体的，精神的，社会的などすべての要因を含む）によって変化する，いわゆるテーラーメイドのものになる．ただ，そのように言い切ってしまうと指針にならないため，ここではある程度のゴール設定の指針を示す．現時点でリハ薬剤に関するエビデンスはかなり限定的であるため，筆者の個人的な観点が多く含まれることをご理解いただいた上で，参考にしていただければ幸いである．

　リハ薬剤の主な場は回復期リハ病棟であることは間違いはない．しかし，回復期リハ病棟以外では不要な概念であるというとまったくそんなことはなく，むしろ患者にリハが必要になったときに，それが円滑かつ効率的なものになるためには回復期リハ病棟以外でのリハ薬剤の実践は極めて重要となると考えている．そこで，今回リハ薬剤のゴール設定について示す上

で，ステージを回復期リハ病棟とそれ以外の2つに分けて考えてみることとする．

回復期リハ病棟でのリハ薬剤のゴール設定

　回復期リハ病棟でのリハ薬剤のゴール設定を一言で言うと，リハのゴール設定に準ずるということである．リハのゴール設定というと，脳血管疾患や大腿骨近位部骨折などで失われた機能を回復するいわゆる機能改善や，それ以上機能を失わないようにするいわゆる機能維持が真っ先に思い浮かぶが，実際はそれだけではない．患者の社会参加や趣味，生活を十分に考慮した上で全人的なゴールを設定して，初めてリハのゴール設定と言える．その際，国際生活機能分類（ICF）が重要となる．ICFとは患者の身体状態，健康状態，疾患だけでなく，環境因子，個人因子，そして社会参加なども含めて，広い視野で"ヒト"を評価するものである[2]．詳細は前項（p12）を参照してほしいが，ICFはリハにとってはもちろんのこと，今後は薬物療法にとっても極めて重要な視点であると考えている．

　回復期リハ病棟におけるリハ薬剤のゴール設定は，原則，リハのゴール設定に準ずる．よって，リハのゴールを達成するにあたり支障となっている可能性のある薬剤を減量・中止することがリハ薬剤のゴールとなる．回復期リハ病棟に入棟する患者の多くは高齢であり，多くの薬剤を服用・使用しており，これを多剤という．多剤自体も問題ではあるが，それによって有害事象や相互作用が生じている状況をポリファーマシーといい，こちらは患者自身にとってももちろん，医療経済的にも大きな問題である．一般的に6剤以上の薬剤を服用・使用していると，有害事象の割合が有意に増えるとされている（**図1-7**）[3,4]．回復期リハ病棟に入棟している患者の中には10剤以上の薬剤を服用・使用していることも散見される．その中には，リハの支障となりうる薬剤も決して少なくない．例えば，中枢抑制作用を有する（眠気や鎮静を起こす）薬剤は，日中の覚醒の妨げとなるこ

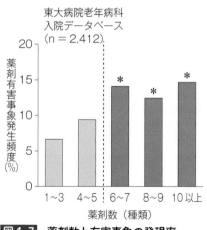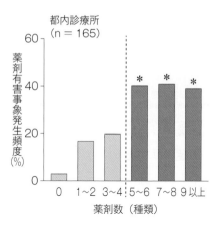

東大病院老年病科
入院データベース
(n = 2,412)

薬剤有害事象発生頻度(%)

薬剤数（種類）

都内診療所
(n = 165)

薬剤有害事象発生頻度(%)

薬剤数（種類）

図1-7 薬剤数と有害事象の発現率

（文献3，4より引用）

ともある．覚醒が悪いと，理学療法や作業療法といったリハはもちろん，摂食嚥下にも悪影響を及ぼす．眠りながら食事ができないことをイメージしていただけるとわかりやすいと思う．瘙痒感などに対して使われる抗ヒスタミン薬は，比較的安全性が高く，頻用されるが，抗コリン作用を有している．抗ヒスタミン薬以外でも抗コリン作用を有する薬剤は多いが，実は抗コリン作用はリハにとってほぼデメリットしかない．抗コリン作用による眠気は当然覚醒を悪化させ，唾液分泌抑制による口渇は味覚障害だけでなく摂食嚥下のほぼすべての段階に悪影響を及ぼす（**図1-8**）．こういった薬剤を，その必要性を十分に勘案した上で，可能であれば中止・減量することが，リハの効率を上げることにつながり，結果としてリハ薬剤のゴールにつながることもある．

　こう言うと，回復期リハ病棟でのリハ薬剤のゴールの多くは薬剤の中止・減量によるポリファーマシーの是正と思われる方も多いだろう．これは大まかには間違っていないが，完全に正解というわけではない．例えば，脳梗塞後遺症で意欲低下が認められる場合にアマンタジンを追加すると，意欲の改善とともにリハの効率が上がることもある[5]．このように，ときには薬剤の追加によってリハに良い影響があることもある．よって，回復

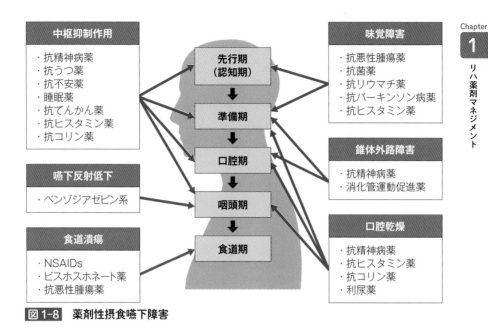

図1-8 薬剤性摂食嚥下障害

期リハ病棟におけるリハ薬剤のゴールは，患者個々に応じた薬剤の適正化であり，それによってリハのゴールへの到達に寄与するものだと言える．

それ以外でのリハ薬剤のゴール設定

　回復期リハ病棟以外（在宅，外来，急性期など）においても，同様に患者個々に応じた薬剤の適正化は重要である．一方で，回復期リハ病棟以外ではリハのゴール設定が存在しないことがあるため，何を目標としてリハ薬剤を実践するかを明確にしておく必要がある．回復期リハ病棟以外のステージでの主な目標はQOLならびに日常生活動作（ADL）をいかに維持・改善していくかであり，リハ薬剤のゴールもそれに準ずることとなる．つまり，QOL，ADLに悪影響を及ぼす可能性のある薬剤の減量・中止が必要であり，逆に良い影響を及ぼす薬剤を追加することである．基本的に回復期リハ病棟で実践するリハ薬剤と同じではあるが，リハのゴールに相当す

る指標を知っておくと，より効率的にリハ薬剤の実践が可能となる．

　その指標が機能的自立度評価表（FIM）である．FIM は ADL の評価に用いられ，セルフケア・排泄・移乗・移動からなる運動項目（13 項目）と，コミュニケーション・社会認識からなる認知項目（5 項目）から構成される（**表 1-8**）[6]．それぞれの項目について 1 点（全介助）〜7 点（完全自立）といったように点数付けし，その合計で ADL を評価するものである．FIM と ICF には共通するところがある．

　FIM は ICF 同様，今後の薬物療法に必要な概念だと言える．薬剤の作用や副作用には，FIM の評価項目に影響を及ぼすものが少なくない．例えば，中枢神経系に抑制的に作用する薬剤は，覚醒度を低下させるため，運動項

表 1-8　機能的自立度評価表（FIM）による ADL 評価

運動項目											認知項目				
セルフケア						排泄		移乗			移動		コミュニケーション		社会認識	
食事	整容	清拭	更衣（上半身）	更衣（下半身）	トイレ動作	排尿コントロール	排便コントロール	ベッド・椅子・車椅子	トイレ	浴槽・シャワー	歩行・車椅子	階段	理解（聴覚・視覚）	表出（音声・非音声）	社会的交流	問題解決	記憶
計 42〜6 点						計 14〜2 点		計 21〜3 点			計 14〜2 点		計 14〜2 点		計 21〜3 点	
運動項目　計 91〜13 点													認知項目　計 35〜5 点			
合計　126〜18 点																

自立	7 点	完全自立
	6 点	修正自立
部分介助	5 点	監視
介助あり	4 点	最小介助
	3 点	中等度介助
完全介助	2 点	最大介助
	1 点	全介助

目，認知項目全体に悪影響を及ぼす可能性がある．筋弛緩作用を有する薬剤は主に運動項目に影響する可能性がある．逆に，薬剤による適切な排便コントロールや排尿コントロールが可能となれば，それは運動項目の FIM に良い影響を与える可能性がある．このように，FIM を念頭に薬物療法に関わると，患者の日常の ADL にとって本当に必要な薬剤と中止・減量が望ましい薬剤がみえてくることがある．

　では，回復期リハ病棟以外のステージにおけるリハ薬剤のゴールは何かというと，薬物療法によって FIM の各項目，そして合計点数の維持や改善を図ること，つまり ADL の維持・改善を図ることであると言える．そのためには，薬剤師が薬物療法に関わり始める時点での患者の ADL について FIM を用いて評価しておかなければならない．薬剤師自身が FIM を用いた評価を行わなかったとしても，セラピスト（理学療法士，作業療法士，言語聴覚士）などが評価してくれていれば，それを用いるのも可能である．ただ，特に在宅ではそのような評価がされていないこともあるため，薬剤師であってもせめて FIM の概要を理解した上で薬物療法に関わることが重要である．その上で，定期的に FIM による ADL の再評価を行いながら，患者個々に本当に必要な薬物療法を提供していくこと，すなわち薬物療法の適正化を図っていくことがリハ薬剤のゴールである．

おわりに

　リハ薬剤のゴールは，患者個々の薬物療法の適正化である．それによって全人的な薬物療法を提供し，患者の ADL・QOL の向上に寄与することである．ここでは，回復期リハ病棟とそれ以外のステージに分けて考えているが，基本的には症状の改善や副作用の発現などによって不要だと思われる薬剤を減量・中止し，逆に患者の ADL や QOL の向上に寄与する可能性のある薬剤を追加していくこと，このことに変わりはない．また，回復期リハ病棟では ICF を，それ以外のステージでは FIM を指標として提示し

たが，そのとおりである必要はない．回復期リハ病棟で FIM を用いて ADL を評価することも当然ある（実際，FIM の利得でリハの効果を評価している）．在宅であっても ICF の概念は極めて重要である．

　ここで最も伝えたいことは，これからの薬物療法は疾患や身体状況だけでなく，ADL や QOL を含めたより広い視野のものになるということである．薬物療法のゴールは疾患の治癒，症状の改善であることには間違いない．ただ，これだけでは真の薬物療法とは言えないのではないだろうか．薬物療法を受ける患者には生活があり，社会がある．これらを無視した薬物療法には限界がある．特に，わが国のように超高齢社会に突入し，健康寿命をいかに増進するかが極めて重要な課題となっている場合には，ADL・QOL に悪影響を及ぼすような薬物療法は本当に必要であるかどうかを今一度考えてみる必要がある．

　実際のリハ薬剤のゴールは患者個々で異なってくるだろう．しかし，一度 ICF や FIM を念頭に置いて患者の薬物療法に関わっていただきたい．そうすることで，リハ薬剤の意味，そしてゴールが自然とみえてくると信じている．

＼Take-Home Message ／

- ■リハ薬剤のゴールは回復期リハ病棟とそれ以外で異なる．
- ■回復期リハ病棟におけるゴールは，リハの効果を最大限高める薬物療法の実践である．
- ■回復期リハ病棟以外でのゴールは，ADL・QOL を維持・向上させるための薬物療法の実践である．
- ■いずれも，多剤・ポリファーマシーの是正がメインとなるが，場合によっては薬剤の追加が有効であることもある．
- ■FIM はリハ薬剤の効果を点数で客観的に評価することができる指標である．

文献 ─────────────────────────────────────

1）若林秀隆ほか：リハビリテーション薬剤のコンセプトと展望. リハビリテーション栄養, 2：106-112, 2018.
2）障害者福祉研究会編：ICF 国際生活機能分類―国際障害分類改訂版―, p3, 中央法規出版, 2002.
3）Kojima T, et al：High risk of adverse drug reactions in elderly patients taking six or more drugs：analysis of inpatient database. Geriatr Gerontol Int, 12：761-762, 2012.
4）Kojima T, et al：Polypharmacy as a risk for fall occurrence in geriatric outpatients. Geriatr Gerontol Int, 12：425-430, 2012.
5）Moringa A, et al：Good rehabilitation outcomes and improved nutritional status after treatment with the Japanese herbal medicine Ninjin' yoeito in an elderly patient with hip fracture and sarcopenia：a case report. Front Nutr, 7：85, 2020.
6）Granger CV, et al：The uniform data system for medical rehabilitation report of first admissions for 1992. Am J Phys Med Rehabil, 73：51-55, 1994.

4 リハ薬剤介入

はじめに

　フレイル高齢者や各種疾患による障害をもつ患者は，機能・活動・参加・生活の質（QOL）の向上を図る必要がある．リハはこれらを達成するための手段の一つである．わが国では，2007年に世界に先駆けて超高齢社会を迎え，労働人口の減少や高齢者の増加による医療費の増大により，限りある医療資源を効率良く利用していく必要がある．リハについても決められた資源の中で最大限効果を発揮する必要があり，リハ薬剤介入は必須である．ここでは筆者の経験も含め，リハ薬剤介入する上でのポイントやタイミング，薬剤師としての関わりを考えていきたい．

リハ薬剤とポリファーマシー

　高齢者は罹患している疾患数が多い（多疾患併存：multimorbidity）傾向にある．Multimorbidity の頻度は年齢とともに上昇するとの報告[1]がある．それぞれの疾患ごとにガイドラインどおりに複数薬剤を処方した場合，ポリファーマシーとなるのは明白である．例えば，6つの疾患がある場合，それぞれの疾患に対して2剤が処方されれば，足し算的に処方薬が積み重なり，12剤服用することとなる．

　ポリファーマシーは薬物有害事象（ADE）や，アドヒアランスの不良，潜在的な不適切処方（potentially inappropriate medications：PIMs），薬剤

起因性老年症候群，合併症や死亡率の上昇をもたらす[2]などさまざまな問題の原因となっている．

　また，高齢者の入院の 1/6 は ADE によるもので，さらに 75 歳以上の高齢者の 1/3 に ADE が認められるとの報告[3]もあるなど，特に高齢者ではかなりの数の ADE が発生している．リハの効果を最大限に発揮するためには，適切なリハと栄養管理のどちらも行う必要がある．必要栄養量が摂取できないとリハの効果は期待できない．よってリハ薬剤においてはリハと栄養摂取のそれぞれに悪影響を及ぼす ADE の原因薬剤を調整する必要がある．

リハ薬剤介入の方法

　リハへの悪影響が考えられる ADE としては，ふらつき・転倒，認知機能障害，せん妄などが挙げられる．また，栄養摂取に影響を及ぼすものとしては食欲低下や口内炎，唾液の減少による嚥下障害，味覚異常などが挙げられる．特に高齢者では，上記の症状やその他の体調変化があった場合，ADE の発生を疑う必要がある[4]．同様に，高齢者ではポリファーマシーによりもたらされる薬剤起因性老年症候群の発現に注意を要する．老年症候群とは，加齢によって老化が進行し，身体および精神的機能が低下した高齢者にみられる総称である．薬剤起因性老年症候群は ADE により発生した老年症候群と同様の疾患である．薬剤起因性老年症候群の原因となる薬剤については**表 1-5**（p20）を参照されたい[5]．

　薬剤起因性老年症候群のうち，ふらつき・転倒，認知機能障害，せん妄，食欲低下などの ADE は，特にリハへ悪影響をもたらすものと考えられる．また，高齢者はさまざまな生理機能が低下している場合が多い．心拍出量や腎機能，肝機能，消化機能の低下により薬物動態が健常者と大きく異なり，血中濃度の上昇によって副作用が増大することが予想される．これらの ADE の対策として新たな処方が追加される処方カスケードも多くみら

れる．例えば，①胃腸障害に対して処方されたヒスタミンH₂受容体拮抗薬によって副作用であるせん妄が発現した，②副作用のせん妄に対して抗精神病薬が処方され，副作用の便秘への対策として下剤が処方された，などが挙げられる．前述のような流れでADEを新規薬剤の追加で対処し続ける悪循環のことを処方カスケードという（図1-9）．追加された薬剤は薬剤起因性老年症候群の原因となる薬剤の中止により，投与の必要がなくなる可能性が高い．このため，可能な限り原因薬剤を減量・中止する必要がある．中止が困難な場合においても，より安全性の高い薬剤への変更を検討する必要がある．

また，高齢者の処方適正化のスクリーニングツールとしてPIMsを検出するためのBeers criteria[6]やSTOPP（screening tool of older people's prescriptions）criteria[7]がある．これらはADE発現前に不適切処方を発見し介入できる可能性がある．しかし，上記を用いて機械的に減薬を行うだけでは，患者の予後改善にはつながらない．

そこで処方の適正化を主眼としたポリファーマシー方法としてScottらが提唱したdeprescribingの具体的な手順[8]を基にしたdeprescribing実行のためのステップ（表1-9）を以下に記す．

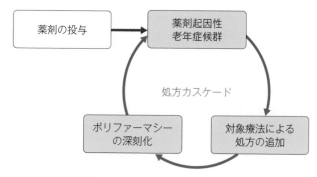

図 1-9 **薬剤起因性老年症候群と処方カスケード**

表1-9	Deprescribing 実行のための5つのステップ

①患者が現在使用しているすべての薬剤を把握しそれぞれの薬剤の処方理由を確認する.
②個々の患者における ADE の全体的なリスクを把握し, 介入がどの程度必要か判断する.
③使用している各薬剤が中止の対象となるか検討する.
④中止薬剤の優先順位を決定する.
⑤処方薬剤を中止・減量した場合はモニタリングを実施する.

ステップ1 ▶ 患者が現在使用しているすべての薬剤を把握し, それぞれの薬剤の使用している理由を確認する

　すべての薬剤を把握するには電子カルテ上の薬歴やお薬手帳を確認するだけでなく, 他の医療機関や薬局を利用していないかの確認やOTCやサプリメントの服用歴も確認することが重要となる. 一部の薬剤を自己中断するなど, 処方されている薬剤をすべて服用しているとは限らないので, 入院時に持ち込んだ持参薬の残薬量から服薬状況を予測することも必要である. また, 患者本人や服薬を介助している家族などから服用状況を確認し, 正確に服用している薬剤を把握する必要がある.

ステップ2 ▶ 個々の患者における ADE の全体的なリスクを把握し, 介入がどの程度必要か判断する

　服用薬剤を正確に把握した後は, 各薬剤の ADE についてどの程度のリスクがあるか判断する. 特に薬剤起因性老年症候群の発生リスク（表1-5；p20）が考えられる場合, 処方の減薬を提案していく必要がある.

ステップ3 ▶ 使用している各薬剤が中止の対象となるか検討する
（図1-10）

　各薬剤が中止の対象となるか検討する際に, 投与を継続することが不適切な薬剤をスクリーニングするため, MAI（medication appropriateness index）（表1-10）[9] を活用することが有効と考える. また, 必要に応じて

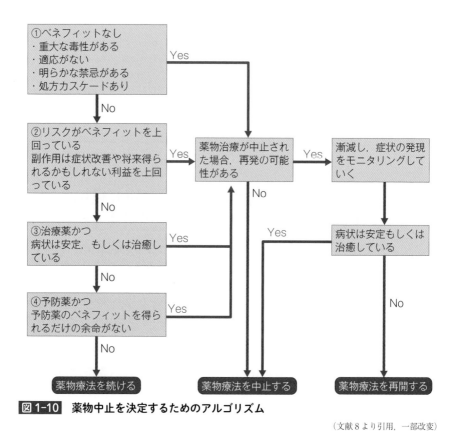

（文献 8 より引用，一部改変）

表 1-10 Medication Appropriateness Index の質問項目

①その薬の適応症はあるか？
②薬はその病態に有効か？
③投与量は正しいか？
④指示は正しいか？
⑤指示は実用的か？
⑥臨床的に重要な薬物相互作用があるか？
⑦臨床的に重要な薬物と疾患や病態との相互作用があるか？
⑧他の薬剤との重複があるか？
⑨治療の期間は受け入れられるか？
⑩この薬は同効薬と比較して最も安価な選択肢か？

（文献 9 より引用，一部改変）

Beers criteria や STOPP criteria などを活用し検討していくことも重要である．なお，リスクやベネフィットを考慮する際，経験から来る直感も活用しつつ，エビデンスに基づいて検討することを基本的な考え方として取り組むべきである．

ステップ4 中止薬剤の優先順位を決定する

中止薬剤の優先順位を決定する際には，使用している薬剤の中で ADE がすでに発生している薬剤や ADE 発生時にリスクが大きい薬剤について，その影響度に優先順位を付け，リスクの大きな薬剤から中止を検討していく．

また，ベネフィットが少ないと考えられる薬剤を列挙し，少ない薬剤から中止を検討していく．このほか，薬剤を中止することにより，症状の再発や離脱症状の発生の可能性について考えられないか，あったとしても少ないと考えられる薬剤も中止を検討すべきと考えられる．

最後に患者の考え方を尊重することも重要である．例えば予防薬は，直接的な効果が実感できないため，比較的中止しやすいと考えられる．一方，鎮痛薬などの対症療法のための薬剤は，患者自身がその効果を実感した経験があるので中止することに拒否感が出る場合もある．また，経済的な理由から高価な薬剤を継続使用することが苦痛となっている場合もある．これらを考慮して，患者が中止してもよいと考える薬剤から介入していくことも重要である．

ステップ5 処方薬剤を中止・減量した場合はモニタリングを実施する

処方薬剤を中止する際，中止によって患者に変化が生じていないかモニタリングをしていくことが重要である．副作用が減弱しているか，もしくは症状が再発していないかを考えるために重要なポイントは，1剤ずつ中止・減量をしていくことである．入院中などは短い在院日数で介入可能な回数も限られているため，複数薬剤を同時に中止・減量したいという心理

になりやすい．このときに患者に変化が生じた場合，何が原因かを特定することが難しくなる．よって可能な限り，1剤ずつ中止・減量をする方がよいと考えられる．

また，モニタリングの際，アンダーユーズ（underuse）と呼ばれる過小処方（本来処方されるべき薬剤が処方されていない状態）が発生していないかを考慮する必要がある．Higashiらは372人の虚弱な高齢者の処方薬データの解析により，50％の患者がアンダーユーズの状態だったと報告している[10]．また，処方数が多いとアンダーユーズも多くなるという報告[13]もあり，服用薬剤数によらずアンダーユーズの評価が必要である．

薬剤のアンダーユーズによる重大な問題は，本来処方されるべき薬剤が減薬・中止されたことで，薬剤投与によって予防されうる疾患の再発など，患者にとって不利益な状況が生じることである．これにより在宅復帰した患者が再入院となる場合も考えられる．したがって，減薬・中止を検討する際には，アンダーユーズが発生しないように注意する必要がある．また上述のように，患者介入時に，すでにアンダーユーズが発生している場合もある．お薬手帳で過去の処方歴を確認し，必要な薬剤が中止されていないかを確認する．過去の処方歴が確認できない際は，現病歴から合併症を悪化させるような慢性疾患の有無を確認する．自覚症状のある疾患は患者自身が異変を訴えることができるため，加療されている場合が多い．しかし，自覚症状がないか，高血圧や糖尿病など病状が進行してから合併症などで自覚症状が発現する疾患は，患者自身からの訴えがある可能性が低いものと考えられる．そこで臨床検査値や身体所見を確認することで，アンダーユーズを発見し，追加処方の提案をすることが重要である．

リハ薬剤介入のポイントと薬剤師の役割

リハ薬剤について考えられる薬剤師の介入ポイントを紹介する．

1 患者入院決定時や入院当日

　リハ薬剤において最初の介入ポイントで，急性期病棟でも対応可能である．回復期リハ病棟や地域包括ケア病棟，慢性期病棟においても転院・転病棟受け入れ時には同様の介入ポイントとなる．外来にて患者の入院が決定した際に，持参薬を確認し，手術や出血リスクのある検査を行う場合，検査に際し中止する必要のある薬剤の確認を行う．この際に，リハに悪影響を及ぼすと考えられる薬剤を追加してリストアップし，主治医に薬剤調整を提案する．また，入院時において持参薬の内容を確認する際，前述のとおり現在使用しているすべての薬剤を把握する．その中でリハや栄養に悪影響を及ぼすと考えられる薬剤や現在服用していない薬剤のうち継続の必要がない薬剤についてリストアップし，主治医に薬剤調整を提案する．

2 薬剤管理指導，病棟薬剤業務実施時

　病棟において薬剤師は，他の職種と患者の情報共有を行いながら，処方された薬剤の副作用の確認や薬剤の効果判定を行っている．その中で副作用の可能性がある薬剤についてリストアップし，主治医に薬剤調整を提案する．急性期病棟では，在院日数が短いことや急性期症状の安定化が図れていないことなどからポリファーマシーへの介入が難しい．しかし，回復期リハ病棟や地域包括ケア病棟，慢性期病棟では，症状が安定化している傾向が高く，在院日数も長期となるため，患者との信頼関係が構築できている場合も多い．このような場合は，ポリファーマシーに対しても介入後のモニタリングが可能であるため，薬剤師を病棟配置し介入することが理想である．

3 退院時

　退院時は患者のアドヒアランスや在宅における環境を考慮する．例えば服用法を簡便にすることや，介護者の管理を簡便にすること，剤形や一包化調剤など，服薬の継続が可能な投与回数や服用方法を主治医に提案していくことが重要となる．また，入院期間中に取り組んだポリファーマシー対策について，かかりつけ医やかかりつけ薬剤師と情報共有をせずに，薬剤を中止または減量した場合，介入前に戻ることも多い．このため退院時には中止，減量した理由をおくすり手帳や薬剤情報提供書，退院時共同指導などで伝達することが必要となる．

4 地域（外来）

　退院後，在宅復帰したフレイル高齢者や障害者もリハ薬剤が必要となる場合がある．この場合かかりつけ薬剤師の役割が非常に重要となる．退院時に削減された薬剤の再開の有無やそれに伴うADEの発現の有無を確認する．また，医療チームとの連携はもちろん，患者家族や地域全体で個々の生活状況を把握し，ADEによる食欲低下や活動低下の有無をモニタリングしていく．また，必要に応じてトレーシングレポートなどを活用し，医師との情報連携を行うことが重要である．

リハ薬剤介入を成功させるためには

　リハ薬剤介入で最も必要なものは患者との信頼関係であると考える．服薬により安心感を得ていた患者が，薬剤が中止になることで主治医から見放されたと，ネガティブに捉えることが少なくない．患者との信頼関係なしに減薬すると，患者に大きなショックを与えることもある．患者との信頼関係を構築していくことと同時に，服薬指導の際には「服用してはいけ

ない薬」「服用しても意味のない薬」などの表現を避けることが望ましい.
例えば,「このお薬は変えてもよい時期ですね」「このお薬は卒業できそう
ですね」などのポジティブな表現を心掛ける必要がある.

＼Take-Home Message ／

- 使用している薬剤を把握し,それぞれの薬剤の使用している理由を確認する.
- 個々の患者における ADE のリスクを把握し,介入がどの程度必要か判断する.
- 中止の対象となる薬剤を検討し,中止する優先順位をつけていく.
- 減薬・中止後はモニタリングを実施する.
- アンダーユーズが起きないように減薬・中止し,すでにアンダーユーズが起きている場合は処方薬剤の追加を検討する.

文献

1) Violan C, et al：Prevalence, determinants and patterns of multimorbidity in primary care：a systematic review of observational studies. PloS One, 9：e102149, 2014.
2) Hajjar ER, et al：Polypharmacy in elderly patients. Am J Geriatr Pharmacother, 5：345-351, 2007.
3) Pretorius RW, et al：Reducing the risk of adverse drug events in older adults. Am Fam Physician, 87：331-336, 2013.
4) Ghusn H：Polypharmacy：what clinicians need to know while caring for an elder. J Med Liban, 60：207-213, 2012.
5) 秋下雅弘：高齢者のポリファーマシー—多剤併用を整理する「知恵」と「コツ」—, 南山堂, 2016.
6) Radcliff S, et al：American Geriatrics Society 2015 updated Beers criteria for potentially inappropriate medication use in older adults. J Am Geriatr Soc, 63：2227-2246, 2015.
7) O'mahony D, et al：STOPP/START criteria for potentially inappropriate prescribing in older people：version 2. Age ageing, 44：213-218, 2015.
8) Scott I, et al：Reducing inappropriate polypharmacy：the process of deprescribing. JAMA Intern Med, 175：827-834, 2015.
9) Hanlon J, et al：A method for assessing drug therapy appropriateness. J Clin Epidemiol, 45：1045-1051, 1992.
10) Higashi T, et al：The quality of pharmacologic care for vulnerable older patients. Ann Intern Med, 140：714-720, 2004.

5 リハ薬剤モニタリング

リハ薬剤のモニタリング

　リハ患者に薬物治療を行う場合，薬物の有効性や安全性の確認はもとより，リハの効果に影響を及ぼしているかどうかのモニタリングが必要である．本稿では，リハ薬剤の評価・モニタリングについて述べる．

リハについて

　一般にリハは機能訓練と解釈される．しかし，世界保健機関はリハの定義を「能力低下やその状態を改善し，障害者の社会的統合を促すために全体としての環境や社会に手を加えることを目的とする」ことだとしている．また「障害者自信，家族，そして彼らの住んでいる地域社会がリハに関係するサービスの計画と実行に関わり合わなければならず，障害者や高齢者の機能，活動，参加，生活の質（QOL）を高める取り組みを考え，その人らしい人生を再構築すること」としている．したがってリハの成果は，国際生活機能分類（ICF）を使用してリハを行っている患者を全人的に評価する必要がある．ICF は薬物治療を含む健康状態，心身機能・身体構造，活動，参加，環境因子，個人因子に分類される（**図 1-5；p18**）．これらは相互に関連しており，それぞれの因子に薬物治療が影響を及ぼしているかを考慮しながらその使用を吟味する必要がある．糖尿病であれば HbA1c が改善したとか，脂質異常症では LDL-コレステロールが低下したといった

ことだけではなく，リハを行っている障害者の機能改善が得られ，心身機能・身体構造や活動，参加を最大限に発揮できるよう薬剤の使用を考えるということである．

SMART なゴール

ICF の身体機能の第 1 レベルには消化器系・代謝系・内分泌系機能があり，第 2 レベルとして摂食機能，消化機能，同化機能，体重維持機能，全般的代謝機能，水分・ミネラル・電解質バランスの機能といった栄養関連の項目が含まれる．つまりリハ患者においては，栄養状態を含めて全人的に患者を評価する姿勢が必要である．リハ栄養の領域におけるゴール設定は SMART なゴールが提唱されている[1]．すなわち，S：specific（具体的），M：measurable（測定可能），A：attainable（達成可能），R：relevant（適切），T：time bound（期限）である．この考え方はリハ薬剤にも応用可能と考えられる．リハを行っている患者の薬物治療が適切であるかどうかは SMART なゴール設定を行いながら，疾患に対する薬物治療の効果や安全性について全人的にモニタリングを行い評価することが求められる．

リハ薬剤

リハ薬剤は 2 つの方向から考える必要がある．すなわち「リハからみた薬剤」と「薬剤からみたリハ」である[2]．「リハからみた薬剤」とは，ICF による機能や活動および参加を評価して行う薬物治療である．これも 2 つの方向性がある．すなわち，薬剤によってリハの成果が得られる場合とその反対にリハに悪い影響を及ぼす場合である．薬剤によってリハの成果が得られる可能性のあるケースにはアンジオテンシン変換酵素（ACE）阻害薬が挙げられる．ACE 阻害薬は心不全患者の筋力低下や歩行速度が他の降圧薬に比べて有効であったとする観察研究が報告されている[3]．さらに Ca

拮抗薬, 利尿薬, β遮断薬と比較してACE害薬の使用でDXA（dual energy X-ray absorptiometry）法により測定した下肢筋量が有意に高値であったことも報告されている[4]．ACE阻害薬は他の降圧薬と比較して，筋量増加などから身体機能維持に有利に働く可能性があるが，結論づけるにはさらに検討が必要と考えられる．収縮機能障害による心不全（HFrEF）患者に対するACE阻害薬の使用は，心機能や予後を改善することから，使用することが推奨される薬剤である．リハ患者においてもICFの観点からACE阻害薬の有益性を評価することが望まれる．ACE阻害薬を例に挙げたが，ICFの具体的な評価に高齢者総合機能評価（CGA）を活用することが提案されている．CGAで用いられる指標例を**表1-11**に示す．

CGAの構成項目である日常生活動作（ADL）には3つの異なるレベル分類が示されている．基本的ADLに加えて手段的ADL，高度ADLである．基本的ADL（basic ADL：BADL）は歩行や入浴，排せつ，更衣，食事などの日常生活を送るための生活機能である．手段的ADL（instrumental ADL：IADL）はBADLよりも高度で，電話や買い物，服薬管理などを含むADLである．さらに社会参加や個人の嗜好，情動，知的機能を満足させる活動が高度ADL（advanced ADL：AADL）である．BADLおよびIADLの評価ツール例を**表1-12**に示す[5]．

表1-11 高齢者総合機能評価（CGA）

ADL	Barthel index, functional independence measure, Lawtonスケール
認知機能	Mini Mental State Examination, Cognitive Performance Scale
うつ	Geriatric Depression Scale
栄養	Mini Nutritional Assessment Short Form, Subjective Global Assessment
身体機能	Short Physical Performance Battery, Timed up & Go test
併存疾患	Charlson Comorbidity index
薬剤	服薬数, Anticholinergic Risk Scale

表1-12 BADL および IADL，AADL の評価ツール例

対象	通称	特徴
BADL	Barthel index	歩行，階段，移乗，食事，トイレの使用，排便，排尿，整容，更衣，入浴を2～4段階で評価し，0（全介助）～100点（自立）の5点刻みにスコア化する．
BADL	障害高齢者の日常生活自立度	自立，準寝たきり，寝たきりに区分し，それぞれのランクをさらに2つに分けて評価する．
BADL	Functional independence measure	18項目をそれぞれ1～7点の7段階に評価して，18（全介助）～126点（自立）と1点刻みにスコア化して用いる．
IADL	Lawton スケール	電話，買い物，食事，家事，選択，移送手段，服薬管理，金銭管理を点数化する．
IADL	老研式活動能力指標	交通手段，買い物，食維持，金銭の支払い，金銭管理，書類記載，新聞，本，健康への関心，友人宅訪問，他者への相談事，お見舞い，話しかけが含まれる．

　一方，慢性心不全患者では炎症性サイトカインの亢進によって栄養障害に陥りやすい．したがって，栄養状態を簡易栄養状態評価表（mini nutritional assessment short form：MNA）などで評価し対応することも求められる．また，高血圧や弁膜症といった併存疾患数も評価の対象になると思われる．さらにβ遮断薬や抗アルドステロン薬など，心不全では併用薬剤も多くなることが見込まれるため，薬剤数の評価も必要である．これ以外にも高齢者に多い心不全では，高齢が原因となる原発性（一次性）サルコペニアの評価も必要になると考えられる．Asian Working Group for Sarcopenia（AWGS）2019年版のサルコペニアの診断基準を**図1-11**に示す[6]．

　サルコペニアの診断基準では歩行速度を挙げたが，身体能力の評価ではセッティングごとの筋肉量，筋力，身体機能の評価ツールが適用される．**表1-13**に Beaudart らによる評価ツールの推奨度を示す[7]．このうち，Time Up Go test は機能的移動能力を評価するテストであり，Short

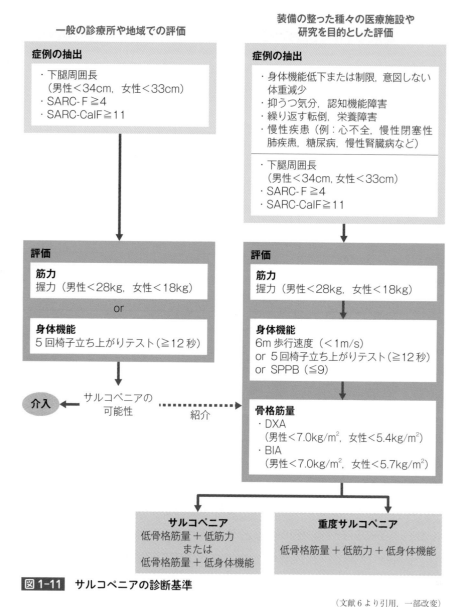

一般の診療所や地域での評価

症例の抽出

- 下腿周囲長
  （男性＜34cm，女性＜33cm）
- SARC-F ≧4
- SARC-CalF≧11

評価

筋力
握力（男性＜28kg，女性＜18kg）

or

身体機能
5回椅子立ち上がりテスト（≧12秒）

介入 ← サルコペニアの可能性 ···········紹介·········>

装備の整った種々の医療施設や研究を目的とした評価

症例の抽出

- 身体機能低下または制限，意図しない体重減少
- 抑うつ気分，認知機能障害
- 繰り返す転倒，栄養障害
- 慢性疾患（例：心不全，慢性閉塞性肺疾患，糖尿病，慢性腎臓病など）

- 下腿周囲長
  （男性＜34cm, 女性＜33cm）
- SARC-F ≧4
- SARC-CalF≧11

評価

筋力
握力（男性＜28kg，女性＜18kg）

身体機能
6m 歩行速度（＜1m/s）
or 5回椅子立ち上がりテスト（≧12秒）
or SPPB（≦9）

骨格筋量
- DXA
  （男性＜7.0kg/m²，女性＜5.4kg/m²）
- BIA
  （男性＜7.0kg/m²，女性＜5.7kg/m²）

サルコペニア
低骨格筋量＋低筋力
または
低骨格筋量＋低身体機能

重度サルコペニア
低骨格筋量＋低筋力＋低身体機能

図 1-11 サルコペニアの診断基準

（文献6より引用，一部改変）

Physical Performance Battery は，バランステスト，歩行テスト，椅子立ち上がりテストを含む包括的下肢機能を評価する方法である．

表1-13 クリニカルセッティングごとの身体能力評価

	評価項目	研究	専門領域	プライマリ ケア
筋肉量の評価	DEA	+++	++	+
	身体測定	+	++	++
	CT-scan	+++	++	+
	MRI	+++	++	+
	BIA	++	++	++
筋力評価	握力	+++	+++	+++
	膝伸展能力	+++	++	+
身体機能評価	チェアスタンドテスト	+	+++	++
	歩行速度	+++	+++	++
	Time Up Go test	++	+	+
	バランステスト	+	+	+
	6分間歩行テスト	++	+	+
	400m歩行テスト	++	+	+
	階段昇降テスト	++	+	+
	Short Physical Performance Battery	+++	++	+

DEA：dual energy X-ray absorptiometry, BIA: bioelectrical impedance analysis
+++：最も推奨される，++：代替ツールとして推奨される，+：あまり推奨されないツール

　心不全の例のように，薬物治療がADLにどのような影響を及ぼすのかをCGAのいくつかの指標を組み合わせてモニタリングを行い評価する．疾病によっては短期間で薬剤の有効性や安全性の評価が必要な場合もある．しかし，リハでは施設入院時と退院時，在宅では数ヵ月単位など，リハ薬剤とICFの概念のもと，適切なモニタリング指標を定めて繰り返し期限を設けてモニタリングを行う必要である．期限の設定がないものはモニタリングとは言えない

服用薬剤の見直しについて

　高齢者のポリファーマシーに関連する処方見直しのプロセスには，病状，認知機能，ADL，栄養状態，生活環境，使用薬剤（病院処方，一般用医薬品など，サプリメントを含む），薬剤の嗜好など多面的な要素について，CGAなどを利用して総合的に評価する[8]．すなわち，薬物有害事象の存在，服薬アドヒアランス不要，服薬困難，特に慎重を要する薬剤の使用など，同効薬の重複処方，腎機能低下，低栄養，薬物相互作用の可能性，処方意図が不明な薬剤の存在など，ポリファーマシーに関連した問題点を確認する．こういった問題点があれば，関係する多職種が情報を共有して，薬物療法の適正化（中止，変更，継続の判断）を行う．その際，推奨される使用方法の範囲内であるかどうか，効果は認めるのか，減量・中止は可能かどうか，代替薬はないのか，治療薬における有効性と副作用を検証し，最も有効な薬物を再検討することになる．このようなプロセスによって，リハ患者の薬物治療に関連した問題点をモニタリングし，十分に経過観察を行う必要がある[9]．

リハ薬剤のモニタリング

　リハ薬剤をモニタリングする上でいくつかの具体例を提示する．

1 HMG-CoA 還元酵素阻害薬（スタチン）

　リハの対象となることの多い動脈硬化性疾患の二次予防では，コレステロールを低下させることが推奨されている[10]．その際に用いられるスタチンのリハに対する影響を考える必要がある．スタチンによって，ADLを評価する方法の一つであるバーセルインデックスが有意に改善したことが報告されている[11]．一方，高齢者にスタチンを使用した場合，筋力低下や転

倒リスクが高かったとした報告もみられる[12]．脂質異常症のガイドラインにおいてスタチン使用は，65歳以上の高齢者では示されているものの，それ以上の高齢者においては十分な有益性は明らかになっていない．したがって，スタチン使用のリハ患者に対する有益性を冠動脈疾患の発症および二次予防とリハ患者におけるICFへの影響の両面から評価することが求められる．

2 糖尿病治療薬

　糖尿病治療薬においてもリハ患者のモニタリングおよびその評価は必至である．ビグアナイド系のメトホルミンは，肥満患者の10年後の死亡率を減少させるなど，最もエビデンスの確立した糖尿病治療薬である[13]．肝臓における糖新生抑制や骨格筋への糖の取り込みを促進するなど，リハを行っている糖尿病患者にとって有用な薬剤と考えられる．一方，ビグアナイドの禁忌例に腎機能低下例がある．メトホルミンの消失はほとんどが腎排泄に依存しているため，腎機能低下例では薬剤が蓄積して乳酸アシドーシスの発現リスクが高くなる可能性が高まるためである．したがって，推算糸球体ろ過量（eGFR）が$30mL/$分$/1.73m^2$未満の場合，メトホルミン使用は禁忌である．高齢で虚弱な患者では，血清クレアチニン値が低めに出るため，eGFRを見誤る可能性がある．このようなケースではeGFRの算出に筋肉に依存しないシスタチンCを用いて腎機能を評価する必要がある[14]．ビグアナイド系の重篤な副作用である乳酸アシドーシスは，糖新生の抑制作用すなわち糖質の嫌気的代謝の亢進であり，強度のリハによって嫌気的代謝が亢進したような状況では乳酸アシドーシスの発症を高める可能性にも注意するべきである．また，メトホルミンによりもたらされる食欲低下作用や体重減少も評価しながら用いるべきと考えられる．

　一方，スルホニル尿素（SU）薬は古くから用いられている糖尿病治療薬である．効果は強力である反面，インスリン分泌促進といった薬理作用か

ら，低血糖を生じる可能性の高い薬剤である．日本糖尿病学会では，認知機能やADLの自立などによって高齢者の血糖コントロール目標値を定めているが，中等度以上の認知症や基本的ADL低下，併存疾患や機能障害がある場合，糖尿病の管理目標値をやや甘いHbA1cで8.0%未満としている．その上，さらにインスリンやグリニド薬，SU薬使用例は管理目標値を8.5%未満と低血糖に配慮するよう提案している．このように，SU薬など，インスリン分泌を促進する薬やインスリン製剤そのものは，リハ患者の運動による血糖改善などを勘案して，他の糖尿病薬に置き換えていくことも必要と考えられる．

最近になって糖尿病治療薬のうち，SGLT2阻害薬とGLP-1作動薬の大血管障害や微小血管障害への有効性に対するエビデンスが蓄積されてきた．SGLT2阻害薬は尿への糖排泄量増加をもち，体脂肪減少とともに筋肉量も減少させることが報告されている．したがって，リハを行っている患者では特に注意を払うべき薬剤と考えられる．また，GLP-1受容体作動薬はもともと抗肥満薬として開発された薬剤であり，最近では経口剤も開発され，使用量の増加が見込まれる．リハ患者の栄養摂取へのモニタリングが必要である．

3 精神神経系薬剤

高齢者では精神神経系の薬剤使用にも注意が払われるべきである．特にせん妄や尿失禁，嚥下障害といった高齢者に問題となる有害事象が多いことが報告されている[15]．特にいったん開始されたベンゾジアゼピン系睡眠薬は簡単にやめることができない．反跳性不眠が生じるためである．2〜4週の短期使用は比較的安全であるが，それ以上使用すると半数は依存性になるとされる．特にこの作用は短時間作用型のベンゾジアゼピン系睡眠薬で起こりやすい．離脱治療は4〜6週かけて週ごとに半分程度や2週ごとに10〜25%の減量を試み4〜8週かけて減薬することなどが推奨されてい

る．リハ患者にベンゾジアゼピン系薬を使用開始する場合は，特にその必要性を考慮した上で，CGA を注意深くモニタリングするといった配慮が必要である[16]．

薬剤からみたリハ

抗精神病薬や抗てんかん薬，パーキンソン病治療薬は薬剤を中止することが比較的困難な薬剤と言える．薬剤によってこれらの疾病をコントロールしながらリハによって症状発現が起こらないよう注意しながらリハを行うことになる．これが「薬剤からみたリハ」である[17]．「薬剤からみたリハ」をモニタリングする上でいくつかの具体例を提示する．

1 抗精神病薬

統合失調症治療薬は以前から使われた定型抗精神病薬に変わって第二世代とされるリスペリドン，クエチアピン，オランザピン，アリピプラゾールなどが用いられるようになってきた．これらの抗精神病薬においては錐体外路症状が少ないとされる．しかし，薬理作用面からはドパミン D_2 ムスカリン性アセチルコリン受容体，アドレナリン α_1 受容体，ヒスタミン H_1 受容体拮抗作用などを併せ持つことから，立ちくらみや起立性低血圧，体重増加や血糖上昇といったリハに影響を及ぼす症状発現に注意しながら，薬剤を選択する姿勢も求められるものと考えられる．

2 抗てんかん薬

てんかんについても薬をやめた場合は再発率が高いことが知られている[18]．したがって，抗てんかん薬を服用しながらリハを行う必要が高いと考えられる．カルバマゼピンやフェノバルビタールなどに変わって新世代

とされるガバペンチン以降の抗てんかん薬が上市された．新世代薬剤は他薬との相互作用が少なく使いやすい面があるものの，中毒性表皮壊死症といった重篤な皮膚症状の発現には注意が必要であり，薬理作用面からもふらつきや眠気といったリハに負の効果を及ぼす可能性は少なからず持つ薬剤である．血中濃度等をモニタリングしながらよりリハに影響の少ない薬剤を選択することも考慮されるべきと思われる．

3 パーキンソン病治療薬

パーキンソン病治療薬も中止しづらい薬剤である．レボドパ・カルビドパ配合経腸用液が開発され，wearing off 現象の改善に寄与するとされるが，一般に頻回の薬剤服用が必要であり，症状の日内変動も起こりやすい点から，不随意運動や幻覚・妄想などの副作用をモニタリングしながら，リハにより最適な薬剤およびその投与方法を模索する必要がある．

おわりに

ここではリハ薬剤のモニタリングについて述べた．薬物治療では常に有効性や安全性の評価が求められる．薬剤は生体にとって異物であり，必要のない薬剤は害にしかならない．リハ患者にとってもこれは同様である．さらにリハ患者は多くの疾病を抱え，多剤併用例が多い．薬剤によって心身機能や活動，参加といった基本的な人生の質を低下させることのないように適切に患者管理を行う必要がある．ここではいくつかの評価指標を紹介した．これらの多職種と同じツールを使用して連携しモニタリングを行い，リハを行っている患者の生活機能を最大限に高められるよう薬剤師の力量が問われていると考える．

＼Take-Home Message／

- リハ患者では疾患の二次予防としてのさまざまな薬物治療が行われ，さらに症状管理に対する薬物が使用される場合も多い．
- そのためポリファーマシーとなりやすく，ADE 発現が懸念される．
- 薬剤によるリハへの影響については，適切なツールを使用して経時的に評価を行い，その妥当性や適切性を検討するべきである．

文献

1) 若林秀隆：高齢者におけるリハビリテーション栄養. Geriatric Medicine, 58：13-17, 2020.
2) 若林秀隆：リハビリテーションと栄養管理・薬剤管理併用の重要性. 薬局, 69：2956-2960, 2018.
3) Onder G, et al：Relation between use of angiotensin-converting enzyme inhibitors and muscle strength and physical function in older women：an observational study. Lancet, 359：926-930, 2002.
4) Di Bari M, et al：Antihypertensive medications and differences in muscle mass in older persons：the health, aging and body composition study. J Am Geriatr Soc, 52：961-966, 2004.
5) 前田圭介：高齢者における生活機能の評価法とその活用. 薬局, 69：2968-2972, 2018.
6) Chen LK, et al：Asian Working Group for Sarcopenia：2019 consensus update on sarcopenia diagnosis and treatment. J Am Med Dir Assoc, 21：300-307, 2020.
7) Beaudart C, et al：Sarcopenia in daily practice：assessment and management. BMC Geriatr, 16：170, 2016.
8) Rubenstein LZ, et al：Brocklehurst's textbook of geriatric medicine and gerontology. 8th edition, pp213-219, Elsevier, 2016.
9) 厚生労働省：高齢者の医薬品適正使用の指針（各論編（療養環境別））について. 2020. Available at 〈https://www.mhlw.go.jp/stf/newpage_05217.html〉
10) Michos ED, et al：Lipid management for the prevention of atherosclerotic cardiovascular disease. N Engl J Med, 381：1557-1567, 2019.
11) Moradi A, et al：Association between statin use at admission to inpatient rehabilitation and functional status at discharge among older patients. Rejuvenation Res, 17：490-495, 2014.
12) Scott D, et al：Statin therapy, muscle function and falls risk in community-dwelling older adults QJM, 102：625-633, 2009.
13) Holman RR, et al：10-year follow-up of intensive glucose control in type 2 diabetes. N Engl J Med, 359：1577-1589, 2008.
14) 日本腎臓学会編：エビデンスに基づく CKD 診療ガイドライン 2018, 東京医学社, 2018.
15) 鈴木裕介：老年症候群と似た症状を呈する副作用. 薬局, 66：403-409, 2015.
16) Soyka M：Treatment of benzodiazepine dependence. N Engl J Med, 376：1147-1157, 2017.
17) 若林秀隆：リハビリテーションと栄養管理・薬剤管理併用の重要性. 薬局, 69：2956-2960, 2018.
18) French JA, et al：Clinical practice. Initial management of epilepsy. N Engl J Med, 359：166-176, 2008.

薬剤起因性老年症候群関連薬

1 抑うつ

リハ薬剤と薬剤起因性の抑うつ

　抑うつ（depression）とは，精神的な落ち込みに起因する精神的，肉体的，機能的社会的な幅広い影響を指す．抑うつは成因や状態によりさまざまな状態を呈するが，前向きになれず，マイナス思考に陥る点を特徴とする．国際生活機能分類（ICF）による評価では，患者の健やかな生活を目指す上で心身機能の維持向上は中核をなす要素である．リハによる機能回復の途上で抑うつの症状を呈すると，リハの進捗や退院までの日程が遅れ，治療環境を大きく損なうことになる[1,2]．

　2000年代にインターフェロン（IFN）による肝炎治療が普及すると，IFNの副作用としての抑うつ，さらには自殺念慮が社会的問題となった．その後も他の薬剤が引き起こす抑うつの報告が続き，2008年6月に厚生労働省の研究班から重篤副作用疾患別対応マニュアル『薬剤惹起性うつ病』が公表された．このマニュアルはIFNと副腎皮質ステロイドで起こる抑うつへの対策がまとめられている[3]．

　また，医薬品医療機器総合機構（PMDA）のホームページ[4]で医療用医薬品として登録されている14,378品目のうち，「抑うつ」が副作用としての記載されているのは146成分，1,124品目に上る（2020年8月現在）（**表2-1**）．関連する不眠，不安などの副作用を含めると大多数の薬剤に報告がある．薬剤別にみると，抗精神病薬，オピオイド，降圧薬，脂質異常症治療薬，抗菌薬，頻尿治療薬など幅広い薬剤で抑うつの副作用が確認され，

表 2-1　添付文書に抑うつの副作用記載がある主な薬剤

抗精神病薬	オランザピン，ブロムペリドール，リスペリドン
抗てんかん薬	カルバマゼピン，トピラマート，バルプロ酸，フェニトイン，フェノバルビタール，プリミドン，レベチラセタム
中枢神経刺激薬	アトモキセチン
パーキンソン病治療薬	レボドパ，カルビドパ，プラミペキソール
インターフェロン製剤	ペグインターフェロン，インターフェロン
オピオイド鎮痛薬	オキシコドン，トラマドール，ブプレノルフィン
消炎鎮痛薬	イブプロフェン，ジクロフェナク，メロキシカム
副腎皮質ステロイド	プレドニゾロン，コルチゾン，ベタメタゾン，ブデソニド
抗アレルギー薬	レボセチリジン，セチリジン
抗不整脈薬	ソタロール，アプリンジン
降圧薬	セリプロロール，プロプラノロール，メトプロロール，リシノプリル
HMG-CoA 還元酵素阻害薬	アトルバスタチン，シンバスタチン
抗菌薬	オフロキサシン，シプロフロキサシン，レボフロキサシン
抗ウイルス薬	エファビレンツ
女性ホルモン製剤	エチニルエストラジオール，メドロキシプロゲステロン
避妊薬	デソゲストレル，レボノルゲストレル
禁煙補助薬	バレニクリン
抗がん薬	エキセメスタン，ダサチニブ，タモキシフェン，デュタステリド

それぞれ「警告」や「特定の背景を有する患者に関する注意」として注意喚起がなされている．各薬剤の抑うつの発生頻度はそれほど高くないものが多い．しかし，高齢，ポリファーマシーなどの背景のある患者に対し，被疑薬剤が高用量，長期投与の場合に，抑うつは常に注意を払うべき副作用と言える．

患者の元気がなく，精神的な落ち込みが相当ひどい．塞ぎ込んでコミュニケーションが取れず，指示動作も通らない．リハには行きたくない．薬も飲みたくない．食欲もない．これでは退院なんてとてもできない．どうせ病気も治らない．われわれ医療従事者がこのように精神的にひどく落ち込んだ患者に接する機会は珍しくない．

　また，医療技術の進歩により疾病が詳細まで素早く判明するようになった．しかし，患者自身は予想と現実のあまりの落差にショックを受け，疾病や加齢が足枷となって思った通りに行動ができずたちまち元気を失っていく．そのスピードがあまりに早く，遭遇したわれわれ医療従事者がこの患者には疾病の背景には何か複雑な原因がありそうだと直感することもある．その原因の一つに薬剤起因性の抑うつがないか観察し，注意を払うことが大切である．

精神神経疾患の中での抑うつの位置づけ

　抑うつは，DSM-5 で分類される 22 の障害のうち 4 番目の「抑うつ障害群」に分類される．抑うつ障害群には 8 つの下位分類があり，薬剤起因性抑うつは「物質・医薬品誘発性抑うつ障害」に該当し（**表 2-2**）[5]，広義のうつ病の一分類とされる．うつ病の診断には，①抑うつ気分，②興味や喜びの著しい喪失のいずれか一つを含む，③食欲の減退もしくは増加，④睡眠障害（不眠または睡眠過多），精神運動の障害（強い焦燥感・運動の制止），⑥疲れやすさ・気分の減退，⑦強い罪責感，⑧思考力の集中力の低下，⑨死への思いの 9 つのうち 5 つ以上が，ほぼ毎日おおよそ 1 日中存在している必要があるとされる[5,6]．これに加え，本人の苦痛，生活への支障，他の精神神経疾患の合併などの社会的，心理的，生物学的な要因を踏まえて総合的に診断される．

　臨床では露見した問題点に対し，その理由を医療従事者が丁寧に探索して評価し，介入していくという方法をとる．抑うつと判断する過程におい

表 2-2　DSM-5 による精神疾患の診断分類と薬剤起因性抑うつの位置づけ

1	神経発達症群 / 神経発達障害群
2	統合失調症スペクトラム障害および他の精神病性障害群
3	双極性障害および関連障害群
4	**抑うつ障害群**
5	不安症群 / 不安障害群
6	強迫症および関連症群 / 強迫性障害および関連障害群
7	心的外傷およびストレス因関連障害群
8	解離症群 / 解離性障害群
9	身体症状症および関連症群
10	食行動障害および摂食障害群
11	排泄症群
12	睡眠 - 覚醒障害群
13	性機能不全群
14	性別違和
15	秩序破壊的・衝動制御・素行症群
16	物質関連障害および嗜癖性障害群
17	神経認知障害群
18	パーソナリティ障害群
19	パラフィリア障害群
20	他の精神疾患群
21	医薬品誘発性運動症群および他の医薬品有害作用
22	臨床的関与の対象となることのある他の状態

(1)重篤気分調節症
(2)うつ病
(3)持続性抑うつ障害（気分変調症）
(4)月経前不快気分障害
(5)物質・医薬品誘発性抑うつ障害
(6)他の医学的疾患による抑うつ障害
(7)他の特定される抑うつ障害
(8)特定不能の抑うつ障害

（文献 5 より引用）

ても，医師と複数の職種の医療者が情報を共有しながら判断することが大切である．肝・腎機能などの検査値，脳梗塞などの画像，投与薬剤，栄養指標などをそれぞれが検討し所見を述べあう機会は必須であろう．看護師は生活リズム，食欲，バイタルサインの変調を把握する．理学療法士，作業療法士，言語聴覚士は，リハの進捗状況と意欲について把握する．薬剤師は副作用としての抑うつを薬効から評価する．管理栄養士は食思や栄養摂取量の経時変化について把握する．それぞれがカンファレンスや回診で情報交換をすることで情報把握と分析は大きく進む．

薬剤起因性抑うつの発生機序

　薬剤起因性抑うつの起因薬としては IFN と副腎皮質ステロイドがよく知られている．IFN による抑うつの発生機序は次のように説明されている．IFN が人体内に大量に入ることにより，神経−免疫−内分泌系のバランスを崩し，直接・間接的に精神症状を惹起する．IFN は，正常脳では血液脳関門を通過しないが，第三脳室前壁近傍などからわずかに中枢神経内へ移行する．

　このほか IFN には，視床下部−下垂体から副腎皮質系や甲状腺系を介する作用，オピオイド作用，ドパミン作用，ノルアドレナリン，トリプトファン，ケミカルメディエーター作用などを介した多様な精神面への影響が存在すると考えられている．また，IFN 自体が，海馬の神経新生を抑制することでうつ病の行動を引き起こすとの報告もある．成人海馬の神経幹細胞で生成された新しいニューロンは，感情の調節において重要な役割を果たしている．マウスを使った研究で，IFN の投与がニューロンの新生を抑制し，うつ病行動を再現することができた．ただし，神経新生の抑制が気分および感情的調節に直接影響を与えるかどうかには研究の余地がある [3,7]．

　副腎皮質ステロイドによる抑うつも，血中のグルココルチコイドやミネラルコルチコイドの上昇に伴う各受容体の関与，海馬の委縮と機能不全よる精神面への影響と考えられている [8]．

　しかし，各薬剤の抑うつ発生の機序は未解明のものが多く，抑うつ回避のための対応基準も存在しない．抑うつの先に希死念慮が存在する場合もあり，抑うつを疑った場合は，判断を先送りすることなく，適切かつ迅速に対策を講じなければならない．

薬剤起因性抑うつへの対処方法

　1 種類のみの服薬で抑うつ症状が発症すれば起因薬としての特定は容易

である．しかし，抑うつの多くは薬剤の併用時に起こっており，これが起因薬の同定や減量・休薬を困難にしている．また，安易な減量・休薬に厳重な注意を求めている薬剤もある．現在までさまざまな試みがなされてはいるが，系統的なポリファーマシーの改善のための減薬手順は確立されているとは言えない．むしろ，機械的に薬剤を減らすことはかえって罹病病変を悪化させるという報告もある[9]．

　例えば，副腎皮質ステロイドでは，抗炎症療法やパルス療法の最中に発生した抑うつなどの精神症状に対して休薬が困難となる場合が多い．この場合，精神科医らと協議して抗うつ薬の投与を検討することが一般的である．

　起因薬を同定できれば，処方医に薬剤の減量・休薬，代替薬の提案などを行う．しかし，抑うつに対する原因究明や解決は簡単なことではない．普遍的な結論にはなるが，時間と人手をかけて個別具体的な対応をすることとなる．多職種がカンファレンスや回診で知見を持ち寄り，抑うつ回避ためのよりよい方策を相談するべきである．

　また，以下のような懸念がある場合には並行して原因の除去も考慮すべきである．

・**併用薬の存在で薬物相互作用により作用増強が懸念される場合**

　速やかに薬物相互作用関係にある薬剤を減量・休薬，あるいは薬剤の排泄を早める処置を行う．

・**低栄養などによる低アルブミン血症で薬の作用増強が懸念される場合**

　適切な栄養療法を提案し，継続的な栄養サポートを行う．

・**食事や服薬時刻の影響で薬剤の効果発現に影響が懸念される場合**

　不適切な食事・生活のタイミングを是正し，服薬時刻も適正であるか再検討する．

・**薬剤の頓用・連用により，期待しない時刻の薬効発現が懸念される場合**

　入院時一括指示の中に，不眠時や不穏時の指示として睡眠薬，抗不安薬，せん妄治療薬が設定されている場合，この指示の実施状況を確認する．深

夜から早朝にかけて投与し，薬効が残存している場合は，精神症状に加えて筋弛緩作用による誤嚥や転倒などにも注意する．

おわりに

薬剤起因性の抑うつは，不眠，不穏，せん妄などを併発し，日ごとによっても症状の程度が変化する．認知症や他の精神神経疾患との鑑別が難しく，いまだフローチャートやマニュアルによる画一的な対処をすることはできない．しかし，一過性の単なる落ち込みと軽々に判断することを戒め，現在までにわかっているうつ病の中でどの類型にあてはまるかを評価・判定し，医療者側が一貫した対応をすることが求められている[10]．

患者が抑うつを訴え，または抑うつ状態であることを医療者が気付いたら，まずその症状と向き合い，医療者が連携してその辛さを理解できていることを患者に伝え理解してもらうことが大事である．患者の不安や否定的な気持ちを絡まった糸を少しずつ解きほぐすような気持ちで治療方法を提案するべきである．

＼ Take-Home Message ／

- ■抑うつとは精神的な落ち込みに起因する幅広い影響を指し，薬剤起因性の抑うつは広義のうつ病の中の分類の一つとされている．
- ■抑うつが一過性の単なる落ち込みと判断することを戒め，その症状がうつ病のどの類型にあてはまるかを判定する．
- ■抑うつの副作用は，抗精神病薬，オピオイド，降圧薬，脂質異常症治療薬，抗菌薬，頻尿治療薬など幅広い薬剤で確認されている．
- ■高齢，ポリファーマシーなどの背景のある患者に対し，被疑薬剤が高用量，長期投与の場合には，抑うつの発生に特に注意する．
- ■カンファレンスや回診で多職種が連携して知見を持ち寄り，抑うつ回避の方策を相談し，一貫した対応で介入する．

文献

1) 若林秀隆：リハ薬剤の考え方. 月刊薬事, 60：40-44, 2018.
2) 川上忠孝：薬剤性せん妄. 病棟で役立つせん妄の予防と対応, 第1版, pp15-17, 文光堂, 2019.
3) 厚生労働省：重篤副作用疾患別対応マニュアル　薬剤惹起性うつ病, 2008. Available at：＜ https:// www.pmda.go.jp/files/000144134.pdf ＞
4) 医薬品医療機器総合機構ホームページ. Webpage URL：＜ https://www.pmda.go.jp/ ＞
5) American Psychiatric Association：DSM-5 精神疾患の分類と診断の手引, 第1版, 医学書院, 2014.
6) 大野 裕：うつ病の新しい考え方. 総合健診, 45：359-365, 2018.
7) Zheng LS, et al：Mechanisms for interferon-α-induced depression and neural stem cell dysfunction. Stem Cell Reports, 3：73-84, 2014.
8) 吾郷由希夫ほか：うつ病と副腎皮質ステロイドホルモン受容体. 日本薬理学雑誌, 134：304-308, 2009.
9) 厚生労働省：高齢者の医薬品適正使用の指針（総論編）, 2018. Available at：＜ https://www.mhlw. go.jp/content/11121000/kourei-tekisei_web.pdf ＞
10) 厚生労働省：知ることから始めよう みんなのメンタルヘルス. Webpage URL：＜ https://www. mhlw.go.jp/kokoro/speciality/detail_depressive.html ＞

Chapter

2

薬剤起因性老年症候群関連薬

2 ふらつき・転倒

はじめに

　転倒の定義は研究者によって若干異なるが,「意図せずに地面,床,またはそれより低いところに至ったもの:家具や壁やその他の構造物に寄りかかったものは除く」[1]「他人による外力,意識消失,脳卒中などにより突然発症した麻痺,てんかん発作によることなく,不注意によって,人が同一平面あるいはより低い平面へ倒れること」[2]などがよく使われている.厚生労働省『人口動態調査』における高齢者の「不慮の事故」による死亡者数は増加し,平成19年から平成28年までの「転倒・転落」による死亡者数は,「交通事故」よりも多くなっており,転倒は直接の死因にもなりうる.東京消防庁『救急搬送データ』によると,救急搬送された事故のうち,「転倒・転落」による事故は最も多く,全体の約8割を占める[3].転倒により死に至らなくても,転倒による外傷,主に骨折などにより,最終的に日常生活動作(ADL)や生活の質(QOL)の低下を引き起こし,要介護状態につながるおそれがある.2019年の国民生活基礎調査では,要支援・要介護者を対象に介護が必要となった主な原因を調査した結果,「骨折・転倒」は12.5%を占めており,「認知症」「脳血管疾患(脳卒中)」「高齢による衰弱」に次いで第4位となっている[4].また,激しい転倒への不安,恐怖から歩行能力がありながらも行動規制や歩行障害をきたす転倒後症候群も知られている(**図2-1**)[5].

　転倒の危険因子は,身体機能に起因する内的因子と居住環境などに起因

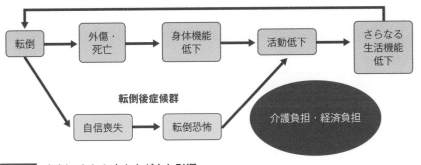

図 2-1 転倒のもたらすさまざまな影響

する外的因子に分けられる（**表2-3**）[6,7]．内的因子は，①筋力・平衡機能の低下，運動機能の低下などの加齢変化と，②循環器疾患，神経疾患や運動器疾患，眼科疾患などの身体的疾患，③鎮静睡眠薬，降圧薬，抗てんかん薬など薬剤によるものである．外的因子は，屋内の段差や障害物，手すりの有無，履物など環境要因などであり，ほとんどの転倒が内的因子，外的因子の組み合わせに起因する．

　転倒のリスクアセスメントツールには，日本で作成された転倒スコア（Fall risk index：FRI）21項目とその5項目からなる簡易版（**表2-4**）[8]，基本チェックリスト（Kihon check list：KCL）25項目[9] が知られている．聴取が簡単でかつ有用なFRIは，合計が6点を超える場合に転倒リスクがあると判断される．過去1年の転倒歴が5点と高く，5種類以上の薬剤を服用していれば，2点が加点され転倒リスクがあることになる．

薬剤起因性のふらつき・転倒

　「ふらつき」もしくは「転倒」が副作用として添付文書に記載されている薬剤は，多岐にわたる．睡眠薬や抗不安薬，抗うつ薬，抗精神病薬は，易転倒性を誘発する薬剤の代表格である．主に使用されているベンゾジアゼピン（BZ）受容体作動薬によるふらつき，めまい，眠気，脱力，倦怠感，易疲労などの副作用は，鎮静睡眠作用や筋弛緩作用によるものである．加

表 2-3 転倒の危険因子

内的因子	
①加齢変化	
筋力低下，筋の持続力低下，運動速度の低下，反応時間の低下，巧緻性低下，姿勢反射の低下，深部感覚の低下，平衡機能（バランス）の低下	
②身体的疾患	
循環器系	不整脈，起立性低血圧，高血圧，心不全，虚血性心疾患，脳循環障害，一過性脳虚血発作，脳血管疾患，硬膜下血腫など
神経系	パーキンソン病，前庭・迷路機能障害，片麻痺，認知症，末梢神経障害，めまい症，てんかん発作など
筋骨格系	骨粗鬆症，変形性関節症，関節リウマチなど
視覚−認知系	視力低下，白内障，緑内障，加齢黄斑変性，眼鏡不適合など
③薬物	
鎮静睡眠薬，抗不安薬，抗うつ薬，抗精神病薬，抗てんかん薬，抗ヒスタミン薬，利尿薬，降圧薬，末梢血管拡張薬，パーキンソン治療薬，抗認知症薬，鎮痛薬など	
外的因子	
床：滑りやすい床，めくり上がったじゅうたんなど 障害物：廊下の障害物，電気のコードなど 照明：暗い廊下・階段など 玄関・階段：大きい段差，坂，不整地など 風呂：手すりの不備など 着衣・靴：和服やロングドレス，ぞうりなど	

（文献 6，7 より引用，一部改変）

表 2-4 Fall risk index（FRI）

過去 1 年に転んだことはありますか	はい	5 点
歩く速度が遅くなったと思いますか	はい	2 点
杖を使っていますか	はい	2 点
背中が丸くなってきましたか	はい	2 点
毎日お薬を 5 種類以上飲んでいますか	はい	2 点

（文献 8 より引用）

齢に伴い BZ 受容体作動薬の感受性が増加するので，さらに使用に慎重になる必要である．BZ 骨格を有していない非 BZ 系睡眠薬のゾルピデム，ゾピクロン，エスゾピクロンは，いずれも作用時間は短く，抗コリン作用や筋弛緩作用，依存性も軽いとされているが，めまい，ふらつき，転倒の副作用が報告されているので，同様に注意を要する．抗精神病薬による過度の鎮静や錐体外路症状，起立性低血圧も，転倒・骨折と密接に関係している．

「転倒」が副作用に記載されている薬剤にはほかにもパーキンソン病治療薬，抗てんかん薬，抗認知症薬，鎮痛薬のトラマドール，ブプレノルフィン，プレガバリンなどがある．

ふらつき・転倒の危険性を高める薬剤として，前述のほかにも，降圧薬や前立腺肥大症治療薬として使用される α 遮断薬による失神，起立性低血圧，ループ利尿薬による脱水や低血圧，ジギタリス製剤，ヒスタミン H₂ 受容体拮抗薬，麻薬，抗コリン薬などによるせん妄，抗コリン薬による視力障害，胃腸機能調整薬による錐体外路症状などがある（**表 2-5**）．

薬剤起因性のふらつき・転倒と鑑別が必要な疾患

60 歳以上では程度に違いはあるものの約 30%に日常的なめまい，ふらつきがあるといわれている．日本神経治療学会のガイドライン[10] によると，「めまい」とは回転性めまいに伴う異常感覚のことで，患者は静かに座っているにもかかわらず周囲が回って見える，あるいは右から左に動いて見えると体験を語るように錯視体験の一つである．これは三半規管や耳石器や前庭神経の急性障害によって大きな前庭眼振が生じているために感じる錯覚である．「ふらつき」は，体が左右前後に揺れて感じる視覚運動体験の一つである．非回転性めまいという．脳神経系や筋骨格系の異常でも生じるが，三半規管の障害でも生じる．左右のバランスは前庭脊髄反射によっても保たれている．そのバランス機能が維持できなくなるとふらつきが生

表 2-5　転倒に注意すべき副作用と原因薬剤

副作用	原因となりうる主な薬剤
ふらつき	降圧薬, 排尿障害改善薬（α_1遮断薬）, 睡眠薬, 抗不安薬, 抗うつ薬, 抗てんかん薬, 抗コリン薬, メマンチン, プレガバリン
失神・起立性低血圧・めまい	糖尿病治療薬, 降圧薬, α遮断薬, β遮断薬, アンジオテンシン変換酵素（ACE）阻害薬, 利尿薬, 抗うつ薬, 精神神経用薬
せん妄	抗パーキンソン病薬, 睡眠薬, 抗不安薬, 抗ヒスタミン薬, 気管支拡張薬（テオフィリン, アミノフィリン）, ステロイド, β遮断薬（プロプラノロール）, 抗コリン薬（トリヘキシフェニジル）, ジギタリス製剤, 麻薬
食欲低下	NSAIDs, 抗コリン薬, 抗精神病薬, コリンエステラーゼ阻害薬, ルビプロストン, 降圧薬（過降圧の場合）
浮腫	グリチルリチン（甘草）, チアゾリジン, カルシウム拮抗薬, ACE阻害薬, プレガバリン, 硝酸薬, ヒドララジン, NSAIDs
排尿障害	三環系抗うつ薬, 抗コリン薬, 抗ヒスタミン薬
低血糖	スルホニル尿素薬, メトホルミン
徐脈	β遮断薬, ドネペジル, メマンチン
脱水	利尿薬, SGLT2阻害薬
眠気, 傾眠	睡眠薬, 抗コリン薬, 抗ヒスタミン薬
低ナトリウム血症	サイアザイド系利尿薬, アセトアミノフェン
低カリウム血症	ループ利尿薬, サイアザイド系利尿薬, 甘草含有漢方薬, ステロイド
高カルシウム血症	カルシウム製剤, サイアザイド系利尿薬, テオフィリン, リチウム
薬剤性パーキンソニズム	制吐薬, 抗精神病薬, 胃腸機能調整薬
脱力・筋弛緩	筋弛緩薬（チザニジン, エペリゾン）, 抗不安薬, 睡眠薬
視力障害	抗コリン薬, プレガバリン, 抗てんかん薬

じる.

　めまいの原因は，①単一の急性の回転性めまいは，前庭神経炎が最多で，そのほかに外傷性，感染性，血管性（内耳性または中枢性）がある．②再発性・反復発作性の回転性めまいは，良性発作性頭位性めまい，片頭痛性めまい，メニエール病などが多い．③慢性的な不安定感・浮動感は，小脳疾患，パーキンソン症候群，脊髄病変，脳小血管病などによる.

　高齢者のめまいは，不安定感・浮動感の訴えがみられるが，はっきりと原因がつかめないことがあるので，①②③の鑑別に難渋する．脳血管障害を中心とした危険なめまいを診断していき，非特異的な原因としての高血圧や糖尿病などの内科疾患，脱水や貧血，肝・腎機能低下による全身状態の悪化や心因性の可能性に注意してみていく必要がある.

　転倒については，特発性正常圧水頭症も注意すべき疾患である．特発性正常圧水頭症は，高齢者に認知症，歩行障害，尿失禁をもたらす疾患で，脳脊髄液が吸収されにくくなり，脳内に貯留する病態のことをいう．余剰な脳脊髄液を体内で吸収できるようにデバイスを留置する脳脊髄液短絡術（シャント手術）で症状が改善する[11]．歩行障害がほぼ必発で最も早く出現する症候なので，短期間に転倒を繰り返すことで不調に気づくこともある．歩行障害，認知障害，排尿障害のいずれかの症状が認められ，クモ膜下腔の不均等な拡大を伴うなど画像所見を認めれば，特発性正常圧水頭症の可能性を考え専門科医に早期に紹介し，診断・シャント治療へつなげる必要がある.

ふらつき・転倒における「リハからみた薬剤」

　「リハからみた薬剤」とは国際生活機能分類（ICF）による機能，活動，参加の評価およびリハでの訓練内容を考慮した薬物治療を行うことである.

1 認知機能障害

認知症患者は非罹患患者に比べて 8 倍転倒しやすいと報告[12]されており，病態別では，特にレビー小体型認知症や認知症を伴うパーキンソン病で最も転倒しやすい．これは，注意力や判断力の低下，BPSD による転倒の誘発，起立性低血圧，パーキンソニズムによる歩行障害や姿勢保持障害などが関与していると考えられている．認知症治療薬であるコリンエステラーゼ阻害薬による易怒性や BPSD が悪化した際に鎮静のために処方される向精神薬によるめまい，ふらつきによりさらに転倒リスクは増大する．そのほか，コリンエステラーゼ阻害薬による徐脈による失神，メマンチンによる過鎮静にも注意する．

2 排尿障害

夜間に尿意を感じると中途覚醒や熟眠障害などの不眠を生じ，一方では，不眠を生じると膀胱内圧が上昇し，膀胱容量が低下するため，尿意を感じ夜間の排尿回数が増える[13]．排尿障害により消灯後に立ち歩く機会が増え，さらに睡眠薬の使用が夜間の転倒・骨折のリスクを増加させる．一方，睡眠薬を投与し睡眠を改善とすることで，夜間排尿量や排尿回数も減少し，前立腺肥大症や過活動膀胱の治療により，不眠や昼間の QOL も改善する効果が期待できるので，薬剤選択が重要である．

前立腺肥大の治療には，α_1 遮断薬は起立性低血圧の副作用が 0.5〜5% 未満の頻度でみられ，めまいやふらつきとして自覚することも多く，一過性の意識喪失を伴うこともある．選択的 α_1 遮断薬もしくは PDE_5 阻害薬による薬物療法を検討する．過活動膀胱の治療には，抗コリン薬や β_3 作動薬などの併用も可能であるが，オキシブチニンは認知機能を低下させる可能性があるため，できる限り使用を控える[14]．

3 睡眠障害

　睡眠薬は，筋弛緩作用，持ち越し効果の少ないゾルピデム，ゾピクロン，エスゾピクロンなどの非 BZ 系睡眠薬が推奨され，BZ 系睡眠薬は転倒・骨折リスクを高めるため推奨されていない．しかし，非 BZ 系睡眠薬についても長期服用時の治療効果と安全性についてはエビデンスが乏しく，慎重に処方すべきである[15)]．筋弛緩作用に影響しないメラトニン受容体作動薬ラメルテオンおよびオレキシン受容体拮抗薬スボレキサントやレンボレキサントは，転倒・骨折への安全性が期待される．不眠症自体もふらつき・転倒のリスクとなるので，睡眠薬を安易に中止するのではなく，不眠を改善することが転倒予防に重要である．

4 視覚障害

　高齢者の視覚障害には，白内障，緑内障，加齢黄斑変性などがある．第一は緑内障であり，白内障手術では改善できない視野障害が問題となる．緑内障の視野障害は患者自身で認知されにくく，また視覚検査が自覚的検査であるため，認知症患者では正確に検査を行うことは難しい．視機能と転倒に関する研究では，フレイルや平衡感覚により転倒リスクの高い患者には，足元視力を考慮した焦点距離が重要となる[16)]．平衡機能の低下は難聴の程度が重度な方が高く，複合的な感覚器異常が相乗的に転倒リスクを上げていく．転倒だけに注目してみても視野障害と平衡感覚，難聴と平衡感覚など，感覚器の複合的な機能が深く関与しており，包括的感覚診療で総合判定して患者指導していく意義は大きい．

5 その他

　ポリファーマシーも転倒のリスクとなる．わが国の外来患者 165 人にお

ける調査では，5剤以上の服薬から転倒リスクが増えることが報告されている[17]．不要な薬剤の中止，不適切な薬剤の減量や中止を検討してみる．

ふらつき・転倒における「薬剤からみたリハ」

「薬剤からみたリハ」とは，薬物治療の内容を考慮したリハを行うことである．

1 骨粗鬆症治療薬

転倒リスクの内的因子の中でも，骨粗鬆症については直接的な影響ともいえるので，まずは対処すべきものである．骨粗鬆症の評価とガイドラインに沿った治療を行い，ビタミンDの摂取や治療薬の服用が推奨される[18]．

2 抗凝固薬・抗血小板薬

抗凝固薬・抗血小板薬は，循環器疾患の一次予防，二次予防には欠かせないリハ薬剤であるが，転倒に伴って外傷性の出血イベントの副作用が起こりうるので注意が必要である．

3 降圧薬

高齢者高血圧では，SPIRINT試験[19]やHYVET研究[20]の結果により，原則として高齢者でも積極的な降圧治療の実施が推奨されているが，PARTAGE試験[21]では，特にフレイルの程度が強い高齢者における積極的な高血圧治療が，高い死亡率を招くと報告されている．2017年に日本老年医学会が発表した『高齢者高血圧診療ガイドライン』では，降圧薬による治療がフレイルへの移行や増悪を防止する観点から強く推奨されるとし

ている．一方で降圧薬の投与量や種類の違い，患者ごとの薬剤への反応性の差や服薬アドヒアランスなどのさまざまな要因で，過度な降圧や起立性低血圧を起こすことも指摘している．そのため，新規で降圧薬を開始した場合には転倒リスクが上昇し，フレイルへの移行が促進される可能性があるため注意することが推奨されている．また，降圧薬による過度の血圧低下によるめまい・ふらつきがみられた場合は，服用薬剤の減量または中止を提案する．高血圧治療は転倒・骨折のリスクであるが，同時に転倒・骨折を起こす疾患の発症を抑制する因子でもある．降圧薬治療を新規に開始するときや変更時に骨折リスクが上昇する可能性があり注意する[22]．

4 利尿薬・糖尿病治療薬

脱水によるふらつきという点では，心不全を有する高齢者において，水分摂取量に対して利尿薬の相乗的過剰に伴う脱水，糖尿病治療に高齢者でも使用が増加している SGLT2 阻害薬による脱水の副作用にも注意する．スルホニル尿素薬，ビグアナイド薬も低血糖のリスクがあり，ふらつき・転倒を誘発する．特にスルホニル尿素薬やインスリン製剤使用中には重篤かつ遷延性の低血糖が危惧され，失神する可能性がある．高齢者でも無自覚性の低血糖を引き起こす可能性もあり，ADL や低血糖リスクを考慮した緩徐な血糖管理が望まれる．また，リハを行い活動性が変化する時点において，血糖値も変動する場合があるので，セラピストと密な連携をとり，リハの進行と薬物療法の選択の歩調を合わせるとよい．

おわりに

高齢者の転倒は，外的要因，内的要因が絡み合って起こるので，多職種が協働して，この両方のリスク因子を修正していくことが求められる．高齢患者の治療薬の選択の際には，

合併症の予防のみならず，ふらつき・転倒を引き起こしやすい治療法を考慮して検討すべきである．また，薬剤師も外的因子である環境にも目を向けたい．入院中は，訪室時に障害物があれば，撤去したり，退院時には，家屋調査の報告を共有し，段差をなくしたり，トイレ環境，手すりをつけるなどについて話し合う．そして，療養環境が変化する場合においても，カンファレンスや回診，文書などを通じて転倒リスクに関する十分な情報共有を行う必要がある．

＼Take-Home Message ／

- ■薬剤やポリファーマシーはふらつき・転倒を誘発しうる．
- ■転倒・転落から要介護状態に至るのを防ぐため予防が重要となる．
- ■ふらつき・転倒の副作用は，抗精神病薬，オピオイド，降圧薬，高脂血症治療薬，抗菌薬，頻尿治療薬など幅広い薬剤で確認されている．
- ■カンファレンスや回診で多職種が連携して知見を持ち寄り，転倒・転落リスク評価を行い介入する．

文献

1) Buchner DM, et al：Development of the common data base for the FICSIT trials. J Am Getiatr Soc, 41：297-308, 1993.
2) Gibson MJ, et al：The prevention of falls in later life. A report of the Kellogg International work group on the prevention of falls by the elderly. Dan Med Bull, 34 (Suppl 4)：1-24, 1987.
3) 消費者庁：高齢者の事故の状況について―「人口動態調査」調査票情報及び「救急搬送データ」分析, 2018.
4) 厚生労働省：国民生活基礎調査―介護を要する者数, 日常生活の自立の状況・介護が必要となった主な原因別. Available at：＜http://www.mhlw.go.jp/toukei/list/20-21.html＞
5) 大高洋平：高齢者の転倒予防の現状と課題. 日本転倒予防学会誌, 1：11-20, 2015.
6) 萩野 浩：転倒の疫学と予防のエビデンス. Jpn J Rehabil Med, 55：898-904, 2018.
7) 鈴木隆雄：転倒の疫学. 日老医誌, 40：85-94, 2003.
8) 鳥羽研二 監：高齢者の転倒予防ガイドライン. メジカルビュー社, 2012.
9) 厚生労働省：基本チェックリスト告示―介護保険法施行規則第百四十条の六十二の四第二号の規定に基づき厚生労働大臣が定める基準. 厚生労働省告示第百九十七号, 2015. Available at：＜https://www.mhlw.go.jp/file/06-Seisakujouhou-12300000-Roukenkyoku/0000184387.pdf＞
10) 日本神経治療学会治療指針作成委員会：標準的神経治療：めまい. 神経治療学, 28：183-212, 2011.
11) 「特発性正常圧水頭症の診療ガイドライン作成に関する研究」班・日本正常圧水頭症学会：特発性正常圧水頭症診療ガイドライン, 第3版. メジカルビュー社, 2020.
12) Louise MA, et al：Incidence and prediction of falls in dementia：a prospective study in older people. PLoS One, 4：e5521, 2009.
13) 白川修一郎ほか：高齢者の睡眠障害と夜間頻尿. 泌尿器外科, 16：15-20, 2003.

14）日本排尿機能学会：過活動膀胱診療ガイドライン, 第2版. リッチヒルメディカル, 2015.

15）厚生労働科学研究・障害者対策総合研究事業「睡眠薬の適正使用及び減量・中止のための診療ガイドラインに関する研究班」・日本睡眠学会・睡眠薬使用ガイドライン作成ワーキンググループ編：睡眠薬の適正な使用と休薬のための診療ガイドライン―出口を見据えた不眠医療マニュアル, 2013.

16）鈴木武敏：転倒予防のための足下視力重視の屈折矯正. 日本転倒予防学会誌, 5：7-11, 2018.

17）Kojima T, et al：Polypharmacy as a risk for fall occurrence in geriatric outpatients. Geriatr Gerontol Int, 12：425-430, 2012.

18）骨粗鬆症の予防と治療ガイドライン作成委員会：骨粗鬆症の予防と治療ガイドライン2015年版. ライフサイエンス社, 2015.

19）SPRINT Research Group：A randomized trial of intensive versus standard blood-pressure control. N Engl J Med, 373：2103-2116, 2015.

20）Beckett NS, et al；HYVET Study Group：Treatment of hypertension in patients 80 years of age or older. N Engl J Med, 358：1887-1898, 2008.

21）Salvi P, et al：Heart disease and changes in pulse wave velocity and pulse pressure amplification in the elderly over 80 years：the PARTAGE Study. J Hypertens, 28：2127-2133, 2010.

22）日本高血圧学会高血圧治療ガイドライン作成委員会編：高血圧治療ガイドライン2019. ライフサイエンス出版, 2019.

3 食欲不振

リハ薬剤と薬剤起因性の食欲不振

　食欲不振は，食物を摂取したい生理的欲求が低下あるいは消失した状態にあり，国際生活機能分類（ICF）生活機能モデルの3レベル（心身機能・身体構造，活動，参加）のさまざまな要因が絡み合あって生じると考えられる．特に高齢者では，フレイル（虚弱）やサルコペニアといった身体機能が低下した状態になりやすく，また精神心理的な要因により活動が制限されたり，社会参加が滞った状態になると，さらなる食欲不振の原因になる．加齢によるサルコペニアの治療にリハを行うにあたっては，レジスタンストレーニングと分岐鎖アミノ酸が最も効果的とされており，必要エネルギー量を増やす必要がある[1]．しかし，精神身体が低下している時に機能回復のためにリハを行い消費エネルギーが増えると，骨格筋量の減少や筋力低下などフレイル状態が進行するおそれがある．したがって，悪循環にならないように患者の全体像を把握する必要がある．

　食欲に対するリハの観察視点としては，①食べ物の取り入れや飲み込みなどの「口腔/嚥下問題」，②胃のもたれやむかつき，排便状態など胃腸症状の「消化器系異常」，③食べ物を見て種類や形状など認識する「食物認知」，④食べる意欲の精神状態などの「精神神経」，⑤食べる姿勢保持や継続性などの「耐久性/持続性」などが挙げられる．これらの観察視点をもって食欲不振を引き起こす可能性が高い薬剤（表2-6）[2]を確認することはとても重要である．

表 2-6　食欲不振を引き起こす代表的な薬剤

視点	吟味すべき薬剤代表例
口腔 / 嚥下問題	抗コリン作用薬，利尿薬，筋弛緩薬，抗悪性腫瘍薬
消化器系異常	抗悪性腫瘍薬，オピオイド，抗コリン作用薬，抗認知症薬，向精神薬，強心薬，NSAIDs，抗菌薬
食物認知	向精神薬，ヒスタミン受容体拮抗薬，オピオイド，ステロイド，せん妄を引き起こしうる薬剤
精神神経	向精神薬全般
耐久性 / 持続性	向精神薬全般，アドレナリン α_1 受容体拮抗薬，筋弛緩薬，甲状腺ホルモン薬 / 抗甲状腺薬，錐体外路症状を引き起こしうる薬剤

(出典：前田圭介：食欲低下．In：若林秀隆ほか編，機能・活動・参加と QOL を高めるリハビリテーション薬剤，pp136-143，じほう，2019)

表 2-7　味覚障害の自覚症状（薬剤性の特徴とその他の自覚症状）

薬剤起因性味覚障害の自覚症状	
初期症状	味覚減退：味が薄くなった，味を感じにくい． 異味症・錯味症：醤油が苦く感じる． 自発性異常味覚：口の中に何もないのに苦みや渋みを感じる．
進行症状	味覚消失・無味症：まったく味がしない
その他の味覚障害の自覚症状	
解離性味覚障害：甘みだけがわからない． 悪味症：何を食べても嫌な味になる． 味覚過敏：味が濃く感じる． 片側性味覚障害：味覚障害が一側のみに生じる．	

(文献 4 より作成)

　食欲不振の一つの原因として味覚障害がある．原因別の頻度は，薬物性味覚障害が最も多く（21.7%），次いで，特発性（15.0%），亜鉛欠乏性（14.5%），心因性（10.7%），さらに，嗅覚障害，全身疾患性，口腔疾患，末梢神経障害，中枢性神経障害による味覚障害などが報告されている[3]．味覚障害の症状はその多くが自覚症状である（表 2-7）．薬剤性味覚障害の

初期症状としては，味覚減退や異味症・錯味症，自発性異常味覚などが多く，進行すると味覚消失・無味症に至ることがある[4]．

薬剤起因性の食欲不振のチェックポイント

薬で起こる食欲不振に対する具体的なチェックポイントは，①「口腔 /嚥下問題」，②「消化器系異常」，③「食物認知」，④「精神神経」，⑤「耐久性 / 持続性」のリハの観察視点で症状が生じていないか確認する（**表2-8**）[2]．

薬剤起因性の食欲不振のチェックポイントは，症状の程度や発症時期，継続期間などを把握することから開始する．短期の症状出現であれば新規処方薬の原因を疑うことで特定しやすいこともある．しかし，長期的な症状であれば，消化器疾患（口腔，食道，胃，十二指腸など）やその他の病態（慢性炎症，悪性腫瘍など）（**表 2-9**），精神的ストレス，認知症の有無，嗜好の変化，摂食状況などさまざまな観点も含めて，薬剤起因性の食欲不振を考慮する必要がある[5]．

表 2-8　薬剤起因性の食欲不振のチェックポイント

視点	評価する内容
口腔 / 嚥下問題	口腔乾燥，唾液分泌，嚥下のスムーズさ，味覚異常，義歯適合と保清
消化器系異常	嘔吐・下痢・便秘・腹痛の有無，薬剤服用歴と症状出現・変化の記録
食物認知	食べる意欲，食事中の食物認知，全般的認知機能
精神神経	意識レベル，注意力，発症前の状況
耐久性 / 持続性	食事中の疲労，座位時疲労，食事後半のムセ

（出典：前田圭介：食欲低下．In：若林秀隆ほか編，機能・活動・参加と QOL を高めるリハビリテーション薬剤，pp136-143，じほう，2019）

表 2-9　食欲不振を来す主な疾患

消化器疾患	
口腔〜食道	口内炎，舌炎，口腔内腫瘍，逆流性食道炎，食道癌など
胃・十二指腸	胃炎，胃潰瘍，十二指腸潰瘍，胃癌など
小腸・大腸	過敏性腸症候群，感染性腸炎，潰瘍性大腸炎，大腸癌など
消化器以外の疾患・病態	
内分泌・代謝疾患	（副）甲状腺機能低下症，下垂体前葉機能低下症など
膠原病	強皮症，関節リウマチ，全身性エリテマトーデスなど
脳・神経疾患	パーキンソン病，脳血管障害，慢性硬膜下血腫，髄膜炎など
血液疾患	貧血，悪性リンパ腫，白血病など
循環器疾患	うっ血性心不全，虚血性心疾患，弁膜症，不整脈など
呼吸器疾患	肺炎，気管支喘息，慢性閉塞性肺疾患，呼吸器不全など
産婦人科疾患	妊娠，婦人科系感染症，卵巣癌，更年期障害など
腎・泌尿器疾患	腎炎，ネフローゼ症候群，腎不全，尿路系感染症，腎癌など
精神科疾患	うつ状態，うつ病，神経症，統合失調症，認知症など

（出典：石原俊治：食欲不振. In：永井良三総編集，今月の診断指針，第 8 版，医学書院，2020）

薬で起こる食欲不振の機序

1 非ステロイド性抗炎症薬（NSAIDs），アスピリン（抗血小板薬）

　手術前後の痛みや発熱，炎症を抑える目的で使用され，市販薬としても購入できる身近な医薬品である．薬効はプロスタグランジン（PG）の生成を阻害することで，解熱鎮痛抗炎症作用を示す．しかし，副作用の食欲不振の発生は，粘膜を保護する PG が抑えられることや，NSAIDs が直接消化器粘膜を傷害することが影響している．副作用の対処としては，PG 製剤の胃粘膜保護剤やプロトンポンプ阻害薬（PPI）などを併用することで防ぐことができる．また，NSAIDs でも胃腸障害が少ないようにプロドラッ

クされたロキソプロフェンやアンピロキシカムなどを選ぶのも一つである.

2 副腎皮質ステロイド

　副腎皮質から分泌されるホルモンを化学合成した医薬品であり，薬効としては抗炎症作用や抗免疫作用などがある．効果の強さや医薬品の剤形はさまざまな種類があり，症状や病態によって使い分けがなされている．食欲不振に関連する副作用としては，胃酸分泌の促進による胃部不快感や食道・胃・腸の潰瘍形成や出血，うつ症状などがある．また，服用方法や使用量，使用期間によっては日内リズムの変動をきたし，夜間眠れなくなり，食事摂取に影響することがある．一方，副腎皮質ステロイドは，食欲増進の作用もある．これは，糖質コルチコイドの作用として，グレリンや食欲を増進する神経伝達物質を増加させることで生じる．

3 オピオイド鎮痛薬

　投与初期から便秘や悪心・嘔吐，眠気などの副作用が生じる．予防方法として，便秘には投与初期からの便秘薬の使用が推奨されている．悪心・嘔吐については，原則，予防投与を行わないことになっている．しかし，悪心・嘔吐が生じやすいことが予測される場合は，投与初期から制吐薬が使用される．眠気は耐性が生じ，数日以内に自然に軽減ないし消失することが多い．また，用量依存的に外分泌腺を抑制するので口腔内乾燥が生じることで食欲不振となることがある[6].

4 抗ヒスタミン薬

　副作用としては，中枢神経系が抑制されることによる眠気やふらつきなどの鎮静作用や倦怠感，認知機能の障害などがある．また，抗コリン作用

による口渇や便秘，消化器系の悪心・嘔吐などもある．これら副作用は第
一世代薬に認められるが，第二世代薬では改善されて副作用は少なくなっ
ている．

5 抗菌薬

抗菌作用による腸内細菌の障害によって腸内環境が崩れ，下痢を生じる
ことがある．また，抗菌薬の種類によっては特徴的な副作用が発現するこ
とがある．アミノグリコシド系抗菌薬は，前庭神経障害としてめまい，ふ
らつき，嘔気，運動失調などが生じることがある．ニューキノロン系抗菌
薬は，濃度依存的に悪心・嘔吐や下痢，頭痛，めまい，睡眠障害が報告さ
れており，食欲不振に影響を及ぼすことがある[7]．

6 抗がん薬

細胞やDNAの増殖を阻害することで悪性腫瘍の治療に用いられる．作
用はさまざまであり，それに伴う副作用もさまざまである．共通する代表
的な副作用として，消化管の粘膜の障害や，嘔吐中枢が刺激されることに
よる食欲不振や悪心・嘔吐がある．

7 ビグアナイド

乳酸アシドーシスによる食欲不振や悪心・嘔吐，下痢などが生じること
がある．特に肝機能障害や腎機能障害，75歳以上の高齢者，脱水が疑わ
れる場合は注意が必要になる[8]．

8 ビスホスホネート

重大な副作用として，食道・口腔内障害や胃・十二指腸障害といった潰瘍形成が報告されている．内服薬は起床時などの空腹時に服用するが，十分な飲水で服用し，30分は上半身を起こしておくことが重要である．

9 降圧薬

身体の活動量低下や体重減少，体組成の変化などで降圧効果が過度になり，過度な血圧低下を起こすことがあり，事前からの注意が必要である．この場合の副作用としては，めまいや立ちくらみ，それに伴う意欲低下などがあり，食欲不振につながることがある．

10 利尿薬

利尿効果による体液の減少や電解質異常が起こると，吐き気やめまい，頭痛などが生じることで，食欲不振につながることがある．

11 緩下薬

緩下薬の連用による脱水や低カリウム血症により食欲不振が生じる．また，Mgを含む緩下薬では，長期服用による高マグネシウム血症の発症に注意する．副作用の初期症状としては，悪心・嘔吐，口渇，血圧低下，徐脈，皮膚潮紅，筋力低下，傾眠などがあり，見逃さないように確認が必要である．

12 抗不安薬，抗精神病薬

　全体的な副作用として中枢神経抑制による食欲低下がある．また，認知機能の低下や筋弛緩作用があり，日常生活やリハに影響を及ぼすことがある．

13 コリンエステラーゼ（ChE）阻害薬

　アセチルコリンの分解を抑え，脳内のアセチルコリンの量を増やす作用がある．このためコリン作動性神経系の消化管の動きが刺激され，腹痛や下痢が生じることがある．特に投与開始直後や用量を増やすときに生じやすく，継続していくにつれて症状が緩和される場合が多い．

14 選択的セロトニン再取り込み阻害薬（SSRI）

　セロトニンを増やして，神経伝達系をよくする作用がある．一方，増えたセロトニンは，消化管に分布するセロトニン受容体を刺激するため，悪心・嘔吐や下痢を生じることがある．特に，消化器系の副作用は，投与初期に生じやすい．また，ヒスタミン受容体をブロックするために眠気が生じ，同様にアセチルコリン受容体もブロックするので抗コリン作用の口渇が生じることがある．

15 パーキンソン病治療薬

　全体的に副作用が多く，消化器系の副作用として悪心・嘔吐や食欲不振がある．中枢神経系の副作用として眠気や立ち眩み幻覚妄想などがあるため，食欲不振に影響を及ぼす可能性が高い．

16 筋弛緩薬

共通した消化器系の副作用としては，食欲不振や悪心・嘔吐などがある．また，精神神経系症状の副作用としては，眠気やふらつき，めまい，頭痛などがある．特に高齢者の処方開始の場合は，使用量を少量から徐々に増量し，副作用出現を注意深く確認する必要がある．

薬剤起因性の食欲不振への対処方法

病状やその経過に合った必要な投薬がなされているかの確認が必要である．例えば，術後疼痛コントロールで使用される NSAIDs は，疼痛が改善されているにも関わらず漫然と使用されていないか確認する．可能であれば，投与間隔を空けて投与回数を減らし，痛みの出現時期に合わせた必要時の服用方法を変更するなどの減薬に努める．また，副作用が少ない同効薬への変更も一つの方法である．また，患者に直接面談して，用法・用量や服用時間などの服用方法の確認や効果を聴取することで，改善につながることがある．このような薬物療法の評価以外には，味覚やにおい，飲み込み，食事にかかる時間などの食事摂取に関する状況や，生活の変化（活動量や睡眠，排便状況など），心配ごとの有無などの心理面など国際生活機能分類（ICF）生活機能モデルの 3 レベルを意識して変化の状況を確認し，相互的に患者の全体像を確認する必要がある．

1 ポリファーマシー

ポリファーマシーとは，単に服用の薬剤数が多いことだけではなく，それに関連して食欲不振を含めた薬物有害事象のリスク増加，服薬の過誤，服薬アドヒアランス低下などの問題につながる状態を示している[9]．複数の疾患を有していると病状の安定には医薬品は欠かせないが，不適切な可

能性のある投薬の見直しや，定期的に味覚減退や異味感などの食欲不振につながる薬物有害事象や臓器障害，服薬アドヒアランスなどさまざまな薬学的な問題点を多職種で連携して見直しすることが必要である[10].

2 食欲不振改善薬の投与

漢方薬の六君子湯や補中益気湯などには，虚弱で意欲がない場合の食欲不振の改善効果がある．六君子湯は，食欲促進ホルモンのグレリンの分泌を増やすだけではなく，その感受性を高め，さらにグレリンの分解を抑制する生薬が含まれていることがわかっている．効果は食欲改善のみならず，機能性ディスペプシア（FD）症状の胃もたれやみぞおちの痛みなどの胃部不快症状，PPI 抵抗性の胃食道逆流症，抗がん薬に対する食欲不振に対しても改善効果があることがわかっている[11]．六君子湯の効果の確認期間は，グレリンのシグナルが活性化される 2 週間を目安と考える[12].

メトクロプラミドは，消化管のドパミン D_2 受容体を拮抗し，胃内容物の排泄遅延による悪心を軽減する．また，セロトニン 5-HT$_4$ 受容体刺激作用により胃の運動を亢進させ，胃排出能を上昇させる．腸管のコリン作動性神経に働き，胃・十二指腸の通過を改善する．CTZ（化学受容器引き金帯）など脳に存在する中枢性嘔吐と，消化管への刺激，めまい，車酔いなどによって嘔吐が発生する末梢性嘔吐の両方に対しても有効である[13]．しかし，慢性的に投与することにより，パーキンソン病の悪化や薬剤誘発性パーキンソン症状を起こすことがあるので，漫然と使用することは避け，可能な限り使用を控えることが望ましい[14].

オランザピンには副作用として食欲亢進が知られているが，その作用機序は，セロトニンやヒスタミン受容体などの相互作用が関連していると考えられている[15]．そのほかには，グレリンとの関連などが考えられている[16].

Chapter **2**
薬剤起因性老年症候群関連薬

3 がん悪液質に伴う体重減少および食欲不振の改善薬

がん悪液質は,「従来の栄養サポートでは完全に改善することは難しく,進行性の機能障害につながる,著しい骨格筋量の減少（脂肪量の減少の有無にかかわらない）とされる多因子症候群」と定義されている[17]. このように有効な治療法がないがん悪液質に対してアナモレリンは,2021 年 4 月,世界に先駆けて日本で発売された. 効果は,グレリン様作用薬としてがん悪液質に伴う体重減少および食欲不振の改善をする. グレリンは,主に胃から分泌される内在性ペプチドで,その受容体に結合することで,体重および筋肉量,食欲,代謝などを調節する複数経路を刺激する. その刺激は食欲の増加効果があり,体重および筋肉量の増加を示す[18]. 一方,アナモレリンは,開発段階において刺激伝導系抑制や糖尿病悪化を含む高血糖,肝機能障害などの重大な副作用が報告されていて,適正使用と投与患者の安全性確保が求められている. これらリスク軽減と育薬のための適正使用は重要で,適用可能ながん種（発売時）は,臨床試験に含まれていた4 つのがん種（非小細胞肺癌,大腸癌,胃癌,膵癌）に限定されている.

おわりに

食欲不振の原因となる薬剤はさまざまある. リハを進めるときに食欲不振が改善しないと,骨格筋量の減少や筋力低下のフレイル状態が進行してしまい,負の連鎖を引き起こす可能性が高くなる. 使用している医薬品の必要性や効果,副作用有無の確認や国際生活機能分類（ICF）生活機能モデルの 3 レベル（心身機能・身体構造,活動,参加）からの患者全体像の確認を意識し,さまざまな要因から改善に努めることが肝要である.

＼Take-Home Message ／

- 国際生活機能分類（ICF）生活機能モデルの３レベル（心身機能・身体構造，活動，参加）のさまざまな要因を捉えて食欲不振を判断する．
- 食欲不振のチェックポイントは，症状の程度や発症時期，継続期間などを把握することから開始する．
- 病状やその経過に合った必要な投薬がされているか確認する．
- 不適切な可能性のある投薬の見直しや，定期的に薬物有害事象や臓器障害，服薬アドヒアランスなどさまざまな薬学的な問題点を多職種で連携して見直す．
- 場合によっては，食欲不振改善薬の投与を検討する．

文献

1) 若林秀隆ほか：チーム医療としてのリハビリテーション栄養の実践. 理学療法学, 42：671-672, 2015.
2) 若林秀隆ほか編：機能・活動・参加と QOL を高めるリハビリテーション薬剤, pp136-143, じほう, 2019.
3) Hamada N, et al：Characteristics of 2278 patients visiting the Nihon University Hospital Taste Clinic over a 10-year period with special reference to age and sex distribution. Acta Otolaryngol Suppl, 546：7-15, 2002.
4) 厚生労働省：重篤副作用疾患別対応マニュアル　感覚器（口）薬物性味覚障害. 2011. Available at：〈https://www.mhlw.go.jp/topics/2006/11/dl/tp1122-1s01.pdf〉
5) 石原俊治：食欲不振. In：永井良三総編集, 今日の診断指針, 第 8 版, 医学書院, 2020.
6) 日本緩和医療学会ガイドライン統括委員会編：がん疼痛の薬物療法に関するガイドライン（2020 年版）. pp67-70, 金原出版, 2020.
7) 堀 誠治：抗菌薬の副作用とその発現機序－濃度依存的な副作用を中心に. 日本化学療法学会雑誌, 52：293-303, 2004.
8) 日本ケミファ株式会社：メトホルミン塩酸塩錠医薬品インタビューフォーム, 2019 年 6 月改訂（第 7 版）.
9) 秋下雅弘：特集「ポリファーマシー」に寄せて. 日老医誌, 56：441, 2019.
10) 小島太郎：ポリファーマシーの概念と対処の基本的考え方. 日老医誌, 56：442-448, 2019.
11) 上園保仁：六君子湯. 月刊薬事, 60：491-494, , 2018.
12) Fujitsuka N, et al：Potentiation of ghrelin signaling attenuates cancer anorexia-cachexia and prolongs survival. Transl Psychiatry, 1：e23, 2011.
13) 今井堅吾：悪心・嘔吐の治療. 月刊薬事, 59：515-522, 2017.
14) 日本老年医学会ほか編：高齢者の安全な薬物療法ガイドライン 2015. pp52-59, 日本老年医学会, 2015.
15) Roerig JL, et al：Atypical antipsychotic-induced weight gain：insights into mechanisms of action. CNS Drugs, 25：1035-1059, 2011.
16) 村下真理ほか：摂食促進因子と第二世代抗精神病薬による体重増加の関連. 精神科, 8：320-324, 2008.
17) Fearon K, et al：Definition and classification of cancer cachexia：an international consensus. Lancet Oncol, 12：489-495, 2011.
18) 小野薬品工業株式会社：エドルミズ® 錠医薬品インタビューフォーム, 2021 年 1 月（初版）.

4 便秘・下痢・便失禁

リハ薬剤と薬剤起因性の便秘・下痢・便失禁

　老年症候群の中でも便秘や下痢は，病棟や在宅の現場では頻回に遭遇する症状であるため，医療・介護者にとって排便コントロールは最も重要な課題の一つである．そして排便障害によって苦痛や不快感だけでなく，特に下痢や便失禁などは，周囲に気づかれ嫌われるのではないかとの不安や疎外感を伴い，自尊心や自信を失ってしまうおそれもある．

　一方，高齢者は加齢に伴うさまざまな機能低下と多剤併用から，薬剤の有害事象としてふらつき・転倒，抑うつ，記憶障害，せん妄，食欲低下，便秘，排尿障害・尿失禁などの老年症候群を来す「薬剤起因性老年症候群」を起こしやすい[1]．その中でも便秘や下痢は，極めて多くの薬剤の添付文書に副作用として記載されているが，高齢者ではありふれた症候だけに「歳だから仕方ない」と見過ごされ，発見が遅れるおそれがあるので注意が必要である．また，老年症候群は複数の症状・徴候が連鎖的に関連し，悪循環を生じやすい．例えば，高齢者に多い慢性的な便秘は食欲不振を招き，食べないことによる栄養不足は褥瘡→感染症による発熱などと連鎖する[2]．さらに，栄養不足はサルコペニア・フレイルの原因ともなる[3]．

　リハの世界で全人的評価に使用される国際生活機能分類（ICF）の中では，薬剤は健康状態に含まれ，機能，活動，参加と相互に影響しあう関係にあるが[4]，高齢者では便秘や下痢などの薬剤起因性老年症候群により機能障

害，活動制限，参加制約が悪化することも少なくない．薬剤起因性老年症候群が疑われる症状・所見があれば，原因と考えられる薬剤の中止・減量を考慮するが，安易に処方を中止すると併存疾患を悪化させるおそれもある．そのため，高齢者総合機能評価（CGA）やICFで総合的に評価した上で処方適正化を行い，高齢者の機能，活動，参加，QOLそしてリハの効果を最大限高めることができるような薬物治療を行うことが望まれている[5]．

排便障害の要因と薬剤の影響

1 便秘

　日本での便秘の有訴者率は成人では女性の方が男性よりも高いが，70歳頃より男女とも有病率は急増し，80歳頃には性差がなくなる傾向にある[6]．

　高齢者における便秘は，加齢による肛門括約筋を含む骨盤底筋群の脆弱化や協調運動障害，腹筋の筋力低下，大腸の蠕動運動低下が関係することが多い[7]．その他，運動量の減少，食事量の変化や精神状態の変化などの加齢の影響に加えて，併存疾患に対する処方薬が便秘の原因となっていることも多い．慢性便秘症の原因となる薬剤は表 2-10 に示したように多数存在する[8]．中でも抗コリン薬やオピオイド，抗精神病薬を使用する場合は注意を要するが，特に高齢者や多剤併用している場合は慎重に薬物投与を行うべきである．

　慢性便秘症の原因となる薬物で，主に問題となる抗コリン作用をもつ薬剤（ムスカリン受容体拮抗薬，抗パーキンソン病薬，三環系抗うつ薬，ベンゾジアゼピン系薬，定型抗精神病薬，第一世代の抗ヒスタミン薬など）は，高齢者に処方されていることが多いが，認知機能低下やせん妄，口内乾燥，過鎮静，便秘，排尿症状の悪化などの有害事象を引き起こしやすい[9,10]．さらに，フレイルやサルコペニアにも悪影響をもたらすことも知

表 2-10 慢性便秘症を起こす薬剤

薬剤種	薬品名	薬理作用, 特性
抗コリン薬	アトロピン, スコポラミン 抗コリン作用を持つ薬剤（抗うつ薬や一部の抗精神病薬, 抗 Parkinson 病薬, ベンゾジアゼピン, 第一世代の抗ヒスタミン薬など）	消化管運動の緊張や蠕動運動, 腸液分泌の抑制作用
向精神薬	抗精神病薬 抗うつ薬（三環系, 四環系抗うつ薬, 選択的セロトニン再取り込み阻害薬, セロトニン・ノルアドレナリン再取り込み阻害薬, ノルアドレナリン作動性・特異的セロトニン作動性抗うつ薬）	抗コリン作用 四環系よりも三環系抗うつ薬で便秘を引き起こしやすい
抗 Parkinson 病薬	ドパミン補充薬, ドパミン受容体作動薬 抗コリン薬	中枢神経系のドパミン活性の増加や ACh 活性の低下作用 抗コリン作用
オピオイド	モルヒネ, オキシコドン, コデイン, フェンタニル	消化管臓器からの消化酵素の分泌抑制作用 蠕動運動抑制作用 セロトニンの遊離促進作用
化学療法薬	植物アルカロイド（ビンクリスチン, ビンデシン） タキサン系（パクリタキセル）	末梢神経障害や自律神経障害 薬剤の影響とは異なり癌治療に伴う精神的ストレス, 摂取量の減少, 運動量の低下なども関与
循環器作用薬	カルシウム拮抗薬 抗不整脈薬 血管拡張薬	カルシウムの細胞内流入の抑制で腸管平滑筋が弛緩する
利尿薬	抗アルドステロン薬 ループ利尿薬	電解質異常に伴う腸管運動能の低下作用 体内の水分排出促進作用
制酸薬	アルミニウム含有薬（水酸化アルミニウムゲルやスクラルファート）	消化管運動抑制作用
鉄剤	フマル酸第一鉄	収斂作用で蠕動の抑制作用

吸着薬 陰イオン交換樹脂	沈降炭酸カルシウム セベラマー塩酸塩 ポリスチレンスルホン酸カルシウム ポリスチレンスルホン酸ナトリウム	排出遅延で薬剤が腸管内に蓄積し，二次的な蠕動運動阻害作用
制吐薬	グラニセトロン，オンダンセトロン，ラモセトロン	5-HT₃拮抗作用
止瀉薬	ロペラミド	末梢性オピオイド受容体刺激作用

（「日本消化器病学会関連研究会慢性便秘の診断・治療研究会編：慢性便秘症診療ガイドライン 2017，p.33，2017，南江堂」より許諾を得て転載）

表 2-11 抗コリン薬のフレイル，サルコペニアに対する影響

- ・認知機能低下；食欲低下，廃用性筋萎縮
- ・唾液分泌低下；味覚・食欲の低下
- ・嚥下機能低下；摂食量低下
- ・消化管運動抑制；便秘等による腹満感から食欲低下
- ・神経筋接合部機能の低下

（文献 11 より転載）

られており（**表 2-11**）[11]，『高齢者の安全な薬物療法ガイドライン 2015』[10] にある「特に慎重な投与を要する薬物のリスト」にも記載されている．したがって，これらの薬剤は可能な限り使用を控えるようにし，使用する場合は原則的に少量から開始して，薬剤の効果や有害事象をモニターしながら漸増するよう心掛ける．

2 下痢

　持続期間が 2 週間以内の急性下痢症の大半は感染症が原因だが，感染症でない場合の原因のうち最も多いのは薬剤の副作用によるものである．一方，持続期間が 4 週間を超える慢性下痢症の原因のほとんどは非感染性であるが，多くの原因の中で薬剤もその一つである．原因になる医薬品は多いが，重度の下痢を起こす代表的なものとして抗がん薬，抗菌薬，免疫抑

制薬, プロトンポンプ阻害薬（PPI）などの制酸薬, 痛風発作予防薬などがある[12].

　このうち, 高齢者に対し使用頻度の多い抗菌薬による下痢の多くは, 抗菌薬使用により腸内フローラの乱れや菌交代現象が起こり, 抗菌薬に耐性を有する *Clostridioides difficile*（CD）が腸管内で増殖することが原因であり, 偽膜性大腸炎や出血性腸炎を引き起こす[13]. 特に高齢患者や各種合併症を有する患者, 重症患者では, 本症の発症リスクが高い. また, PPIなどの制酸薬は, 本症の再発リスクを有意に上昇させる[14].

3 便失禁

　わが国における 65 歳以上の便失禁の有症率は, 男性 8.7%, 女性 6.6% である[15]. また, 海外では介護施設入所者の約 50%が便失禁を起こしているとの報告もある[16]. 便失禁は QOL に悪影響を及ぼし, 自立を困難にし, 社会からの孤立につながる.

　高齢者は, 加齢に伴い内肛門括約筋機能や直腸の感覚が低下することにより便意を感じにくくなり, 漏出性便失禁（気づかないうちに便を漏らす）を起こしやすい. 高齢患者が便失禁を訴えて受診した際, 直腸に大量に便がたまっており, 便秘と便失禁のどちらも起きていることがある. また, 便失禁は下剤や併存疾患に対する処方薬が発症に関与していることも多く, まずは内服薬を確認する. 向精神薬は腸管運動および末梢神経に作用して便失禁の原因となることがある[17].

薬剤起因性の排便障害への対処方法

1 便秘への対処法

　排便の状況は個人差が大きいために, 便が出た時間と量, 形状などを記

録した排便日誌などを利用して，個々の日常排便習慣とその変化を確認する．世界で広く用いられている便性を表す指標としては，ブリストルスケール（図2-2）があり[18]，Type 4が理想的であるとされる．

　便秘への対応の基本は，患者アセスメント（便性の評価と本人の生活評価など）と非薬物治療（食事・運動療法）である．アセスメントの項目は，ブリストルスケールなどによる排便状況の把握，食事（回数や食物繊維の摂取状況）・水分量の把握，姿勢・トイレ動作，身体所見，そして薬剤である[19]．薬剤に関しては，すぐに下剤を使用するのではなく，まずは便秘症状が薬の副作用によるものではないかと疑って，表2-10に示したような慢性便秘を起こしやすい薬剤の見直しを行う．その上で，水分の補給や食物繊維の摂取を促すなどの食事指導に加えて，規則的な排便習慣を身につける訓練や指導を行う．また，運動量が少ないことが便秘症の要因にもなるため，リハスタッフと連携した運動やトイレ動作の指導も有用である．

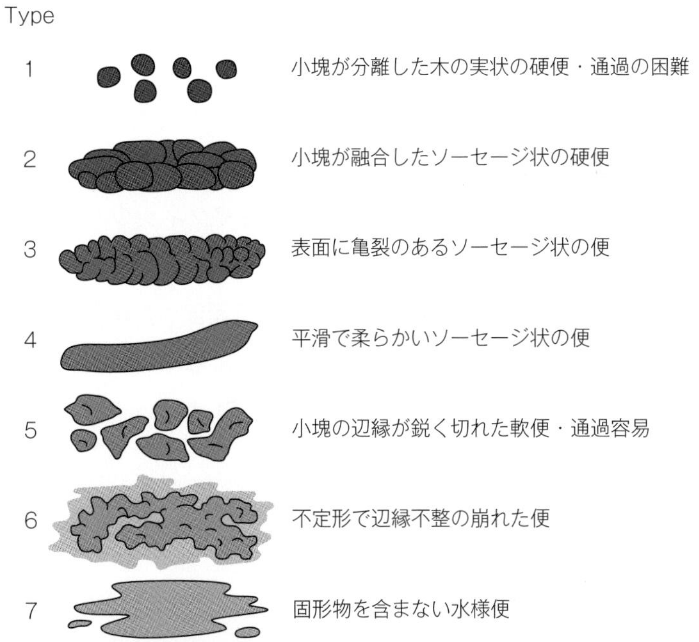

Type

1　小塊が分離した木の実状の硬便・通過の困難

2　小塊が融合したソーセージ状の硬便

3　表面に亀裂のあるソーセージ状の便

4　平滑で柔らかいソーセージ状の便

5　小塊の辺縁が鋭く切れた軟便・通過容易

6　不定形で辺縁不整の崩れた便

7　固形物を含まない水様便

図2-2　ブリストルスケール

それでも改善が不十分であれば，医師の判断に基づき，下剤などの薬物治療が行われる．

　下剤を使用する際は，浸透圧性下剤（酸化マグネシウムなどの塩類下剤，ラクツロースなどの糖類下剤）の投与を行い，効果が不十分であった場合に刺激性下剤（センナ，ダイオウ，ピコスルファートナトリウムなど）の使用を考える[8,10,20]．刺激性下剤は，長期連用により耐性が出現し難治性便秘になることがあるため注意が必要である．その他，洗腸坐剤や漢方薬を処方されることもあるが，近年発売された上皮機能変容薬（ルビプロストン，リナクロチド）や胆汁酸トランスポーター阻害薬（エロビキシバット）は重篤な副作用などの報告がほとんどなく酸化マグネシウムの代替え薬にもなるため，便秘治療の選択肢が増えて患者に応じた使い分けができるようになった．また，オピオイドが原因の便秘には，新規薬剤として末梢性μオピオイド受容体拮抗薬（ナルデメジン）なども処方されている．

　このうち高齢者に多く処方される酸化マグネシウムは，特に腎機能が低下している高齢者では高マグネシウム血症を起こしやすい．そのため，定期的な血液検査の実施や高マグネシウム血症の初期症状（悪心・嘔吐，血圧低下，徐脈，筋力低下，傾眠）の出現を注意深く観察するとともに，患者・家族にも説明しておく．さらに，酸化マグネシウムはカルシトリオールなどの活性型ビタミン D_3 製剤との併用で高マグネシウム血症を起こしやすいので注意する必要がある[10]．また，下剤を飲むとクセになると下剤を飲まないように我慢し，刺激性下剤を飲んで溜まった便を一気に出そうとすると，肛門が切れたり，複数回の排便の後には下痢や便失禁になることがあるため，患者のフォローと適切な服薬指導は極めて重要である．

2 下痢への対処法

　急性下痢の場合は整腸剤を投与することもあるが，特に治療をしなくても自然とよくなることが多い．ただし，強い腹痛や胸痛，発熱，激しい嘔

吐などが伴っている場合は，ただちに専門医を受診する．また，特に高齢者では容易に脱水になるので，下痢が続く場合は脱水による緊急対応が必要か否かを判断するとともに，原因と考えられる薬剤を見直し，必要に応じて補液などによる循環動態の安定，電解質異常の補正などを行う[12]．在宅で下痢症状があるときには，脱水を起こさないように積極的にスポーツ飲料などを飲むように指導する．

重度の下痢に対しては速やかに便培養を実施し，必要ならばノロウイルスなどのウイルス検査を行う．また，偽膜性腸炎を疑う場合には，CDトキシン検査や内視鏡検査を行い，除菌治療としては非重症例に対しメトロニダゾール，重症・再発例に対しバンコマイシンの使用が推奨されている．さらに，2018年からは新たに再発率が低い可能性のあるフィダキソマイシンが使用できるようになった[21]．菌交代現象などの感染の関与が考えられるケースでは止瀉薬の投与は慎重に行うべきである[13]．一方，CDは医療従事者の手を介して接触感染で伝播するため，石鹸・流水でよく手を洗うなどの接触感染予防を徹底する．なお，アルコール消毒は無効のため，環境整備は次亜塩素酸ナトリウムを使用する．

3 便失禁への対処法

便失禁の保存療法としては，内服薬（下剤など）の見直しやブリストルスケール（図2-2）でType 3〜4を目標に薬剤による便の固形化などを試みるとともに，排便環境の整備，骨盤底筋訓練などによる肛門括約筋の強化なども考慮する．また，カフェインや柑橘類系果物，香辛料の多い食品，アルコールの摂取を控えることや食物繊維の多い食品やサプリメントを摂るなどの食事指導も必要となる[22]．さらに，高齢者や寝たきりでおむつを使用している患者は，皮膚炎の発生を予防するため，弱酸性洗浄剤による皮膚の保清と皮膚被膜剤による保湿・保護によるスキンケアも重要である．

便失禁に対する薬物療法としては，ポリカルボフィルカルシウムやロペ

ラミドのほかに，下痢型の過敏性腸症候群ではラモセトロンが有用である．また，抗うつ薬のアミトリプチリンや抗不安薬のジアゼパムが便失禁に有用な場合もある[17]．高齢で直腸感覚低下のために直腸に便があっても便意を感じない患者や排便時に直腸の便を完全に排出しきれない便排出障害の患者では，定期的な排便習慣の確立に加えて，必要ならば坐剤や注腸剤を使用して定期的に便を排出することも考える．

おわりに

　薬剤起因性老年症候群のうちでも，特に排便障害は患者の QOL を大きく低下させるため，患者の生活に変化が出たり新たな症状が出現したりする場合には，まず薬剤が原因ではないかと疑ってみることが重要である．さらに，高齢者は多疾患を抱えてポリファーマシーになりやすいため漫然投与を避け，定期的に処方薬を再評価することや，薬物療法だけでなく非薬物療法も考慮することが必要となる．また，排便コントロールを行うためには，疾患により区別するだけではなく，患者が今何に困っているのかを傾聴するとともに，どの程度の活動制限を伴っているかを総合的に評価することが大切である．そのためにも，多職種協働によるチーム医療と患者情報の共有化が必要となることは言うまでもない．そのうえで，薬剤でもっとリハを推進できないか，薬剤がリハの妨げになっていないかという視点で薬物療法を考えることのできるリハ薬剤の知識とスキルの啓発が，今後ますます重要になってくると考えている．

＼ Take-Home Message ／

- ■薬剤起因性老年症候群に対しては，高齢者総合機能評価（CGA）や国際生活機能分類（ICF）で総合的に評価した上で処方適正化を行い，高齢者の機能，活動参加，QOL そしてリハの効果を最大限高めることができるような薬物治療を行うことが望まれている．

- 慢性便秘症の原因となる薬剤は多数存在するが，中でも抗コリン薬は高齢者に対してできる限り使用を控え，投与する場合は特に慎重に行う必要がある．

- 酸化マグネシウムは，腎機能が低下している高齢者では高マグネシウム血症を起こしやすいため，定期的に血液検査を行い，高マグネシウム血症の初期症状の有無を注意深く観察する．

- 高齢者は脱水を起こしやすいため，下痢が続く場合は原因薬剤を中止するとともに，必要に応じて補液などによる循環動態の安定と電解質異常の補正も考慮する．

- 便失禁は QOL を大きく低下させるため，患者に寄り添い観察し，下剤などの原因薬剤の見直しとともに，日常の食事指導や皮膚の保清とスキンケア，定期的な排便習慣をつけるための援助など，非薬物療法が特に重要である．

- 排便コントロールを行うためには，疾患により区別するだけではなく，患者が今何に困っているのかを傾聴するとともに，どの程度の活動制限を伴っているかを総合的に評価することが大切である．

文献

1) 厚生労働省：高齢者の医薬品適正使用の指針（総論編），2018.
2) 鈴木裕介：薬剤起因性老年症候群とは. In：日本老年医学会雑誌編集委員会編, 老年医学 up date 2009-10, pp31-37, メジカルビュー社, 2009.
3) 秋下雅弘：薬物によるフレイルと認知障害を防ぐ. 老年期認知症研究会誌, 22：54-56, 2018.
4) 若林秀隆：リハ薬剤の考え方. 月刊薬事, 60：40-44, 2018.
5) 藤原久登：フレイル高齢者とリハ薬剤. 月刊薬事, 60：62-68, 2018.
6) 厚生労働省大臣官房統計情報部人口動態・保健社会統計課世帯統計室：平成 25 年国民生活基礎調査の概況, 2014. Available at：〈https://www.mhlw.go.jp/toukei/saikin/hw/k-tyosa/k-tyosa13/〉
7) 日本老年医学会：改訂版 健康長寿臨床ハンドブック. メジカルビュー社, 2019.
8) 日本消化器病学会関連研究会 慢性便秘の診断・治療研究会：慢性便秘症診療ガイドライン 2017. 南江堂, 2017.
9) Talley NJ, et al：Risk factors for chronic constipation based on a general practice sample. Am J Gastroenterol, 98：1107-1111, 2003.
10) 日本老年医学会：高齢者の安全な薬物療法ガイドライン 2015. メジカルビュー社, 2016.
11) 秋下雅弘：高齢者の生活習慣病管理-フレイルとポリファーマシーに配慮して-. 日本臨床内科医会会誌, 33：476-479, 2019.
12) 厚生労働省：重篤副作用疾患別対応マニュアル「重度の下痢」, 2010. Available at：〈https://www.pmda.go.jp/files/000146167.pdf〉
13) 厚生労働省：重篤副作用疾患別対応マニュアル「偽膜性大腸炎」, 2008. Available at：〈https://www.

pmda.go.jp/files/000144033.pdf〉

14) Linsky A, et al：Proton pump inhibitors and risk for recurrent *Clostridium difficile* infection. Arch Intern Med, 170：772-778, 2010.

15) Nakanishi N, et al：Urinary and fecal incontinence in a community residing older population in Japan. J Am Geriatr Soc, 45：215-219, 1997.

16) Wald A：Faecal incontinence in the elderly：epidemiology and management. Drugs Aging, 22：131-139, 2005.

17) 日本大腸肛門病学会：便失禁診療ガイドライン 2017 年版. 南江堂, 2017.

18) Longstreth GF, et al：Functional bowel disorders. Gastroenterology, 130：1480-1491, 2006.

19) 島崎亮司：老年症候群の非薬物療法と薬物療法-便秘. 月刊薬事, 61：21-37, 2018.

20) Bharucha AE, et al：American Gastroenterological Association technical review on constipation. Gastroenterology, 144：218-238, 2013.

21) 松本一明：治療-メトロニダゾール, バンコマイシン, フィダキソマイシン. 月刊薬事, 61：33-36, 2019.

22) Rao SSC：Current and emerging treatment options for fecal incontinence. J Clin Gastroenterol, 48：752-764, 2014.

5 排尿障害・尿失禁

リハ薬剤と薬剤起因性の排尿障害・尿失禁

　老年症候群とは加齢に伴うさまざまな要因によって高齢者が呈する多様な症状や徴候の総称である．そのうち薬剤が原因で起こることもあり，これを薬剤起因性老年症候群という．ここではこの薬剤起因性老年症候群のうち排尿障害・尿失禁を論じる．

　高齢者では，加齢とともに膀胱容量の減少，排尿筋の収縮力低下や前立腺肥大などが生じてくる．そのため，成人には通常起こらない薬物有害事象であっても，加齢により薬物動態が変化することによって引き起こされることがある．さらに多疾患併存（multimorbidity）によって多剤投与（ポリファーマシー）の状態にある患者では，排尿障害を引き起こす薬剤を複数服用している可能性があることからも，薬剤起因性老年症候群を発症しやすい状況にある．

　また，排尿障害・尿失禁は，患者の年齢によらず，日常生活を制限されることが多くQOLを著しく損なう症状である．特に高齢者の排尿障害はQOLをさらに低下させる．日常生活において尿失禁は，本人の羞恥心や臭いを含めて精神的な苦痛を生じる．特に排尿障害がある中では精神的にリハが進まないといった状況やリハを行っている途中で尿失禁などが起きてしまうとリハ中断になってしまう可能性もある．脳卒中治療ガイドラインにおいても「脳卒中による排尿障害は，尿閉や尿失禁といったそれ自身による医学的問題に加えて，リハの遅延，在宅生活への阻害因子となる問題

である．尿失禁のある脳卒中患者は，ADL の変化や自宅退院率が低い」と記載されている[1]．リハの必要な方が排尿障害の問題がある場合には，リハ機会を損なってしまうことにつながる．さらに，排泄が自立していることが家族の自宅介護の条件である場合には，排尿障害があることで自宅退院が困難となることも考えられる．これらのことから薬剤起因性で生じる排尿障害・尿失禁は，薬剤師が処方内容を総合評価し，多職種連携を行って早期発見と早期対応が肝心であると考える．

2009 年 5 月に厚生労働省の研究班から「重篤副作用疾患別マニュアル『尿閉・排尿困難』」が公表された[2]．ここでは，患者および医療関係者向けに副作用の概要，初期症状，早期発見・早期対応，さらには副作用の全体像として症状，検査所見，病理組織所見，発生機序などの項目ごとに整理されて記されている．さらに 2018 年 5 月に『高齢者の医薬品適正使用の指針（総論編）』が公表され，その中では排尿障害・尿失禁に関し「薬剤起因性老年症候群と主な原因薬剤」（**表 2-12**）ならびに「その他の特に慎重な投与を要する薬物のリスト」（**表 2-13**）が掲載されている[3]．

また筆者の調べではあるが，医薬品医療機器総合機構（PMDA）のホームページで医療用医薬品として登録されている 14,410 品目のうち，「排尿障害」が副作用として記載されているのは 123 成分（827 品目），「尿失禁」が副作用としての記載されているのは 112 成分（844 品目）に上る（2021年 2 月現在）．系統別にみると排尿障害を呈する薬剤は，多種多様の薬効分類で認められている．宮崎らの報告においても，医薬品添付文書の記載

表 2-12　薬剤起因性老年症候群と主な原因薬剤

徴候	薬剤
排尿障害・尿失禁	抗うつ薬（三環系），過活動膀胱治療薬（ムスカリン受容体拮抗薬），腸管鎮痙薬（アトロピン，ブチルスコポラミン），抗ヒスタミン薬（H_2受容体拮抗薬含む），睡眠・抗不安薬（ベンゾジアゼピン系），抗精神病薬（フェノチアジン系），トリヘキシフェニジル，α遮断薬，利尿薬

（文献 3 より引用，一部改変）

表 2-13 その他の特に慎重な投与を要する薬物のリスト

分類	薬物（クラスまたは一般名）	推奨される使用法	主な薬物有害事象・理由
抗パーキンソン病薬	パーキンソン病治療薬（抗コリン薬） トリヘキシフェニジル，ビペリデン	可能な限り使用を控える. 代替薬：L- ドパ	認知機能低下，せん妄，過鎮静，口腔乾燥，便秘，排尿症状悪化，尿閉
過活動膀胱治療薬	オキシブチニン	可能な限り使用しない. 代替薬として：他のムスカリン受容体拮抗薬	尿閉，認知機能低下，せん妄のリスクあり．口腔乾燥，便秘の頻度が高い.
	ムスカリン受容体拮抗薬 ソリフェナシン，トルテロジン，フェソテロジン，イミダフェナシン，プロピベリン，オキシブチニン経皮吸収型	低用量から使用. 前立腺肥大症の場合は α_1 受容体遮断薬との併用. 必要時，緩下剤を併用する.	排尿症状の悪化，尿閉

（文献 3 より引用，一部改変）

データから排尿障害を調査したところ比較的発現頻度の高い薬剤の合計は192 剤，薬効分類は合計 40 分類と多岐にわたっている[4]．

薬剤起因性老年症候群における排尿障害・尿失禁の位置付け

排尿障害は一般的に 40 代から症状が出始めるといわれているが，加齢とともにその患者数は増え，症状も顕著になってきてから受診することが多い．下部尿路機能は，膀胱，尿道（男性では前立腺を含む），尿道括約筋で構成されている．これらは尿を貯める機能（蓄尿機能）と尿を排出する機能（排出機能）に分類でき，それぞれの機能が障害された状態が排尿障害である（**表 2-14**）[5,6]．

また，Minds ガイドラインライブラリでは，排尿関連のガイドラインは

表 2-14 排尿障害の分類

分類	蓄尿障害	排出障害
症状	尿失禁・頻尿	排尿困難
原因	膀胱排尿筋の過活動 膀胱出口の抵抗減弱 尿道閉鎖圧の低下	膀胱排尿筋の収縮力低下 膀胱出口の抵抗増大
下部尿路症状を起こす 可能性のある薬剤	抗不安薬 中枢性筋弛緩薬 抗がん薬 アルツハイマー型認知症治療薬 抗アレルギー薬 交感神経 α 受容体遮断薬 狭心症治療薬 コリン作動薬 抗男性ホルモン薬	オピオイド 筋弛緩薬 ビンカアルカロイド系薬剤 頻尿・尿失禁，過活動膀胱治療薬 鎮痙薬 消化性潰瘍治療薬 抗不整脈薬 抗アレルギー薬 抗精神病薬 抗不安薬 三環系抗うつ薬 抗パーキンソン病薬 抗めまい・メニエール病薬 中枢性筋弛緩薬 気管支拡張薬 総合感冒薬 低血圧治療薬 抗肥満薬

（文献 5，6 より作成）

『男性下部尿路症状・前立腺肥大症診療ガイドライン』『女性下部尿路症状診療ガイドライン』『過活動膀胱診療ガイドライン 第 2 版』『EBM に基づく尿失禁診療ガイドライン』『夜間頻尿診療ガイドライン 第 2 版』などが収載されている．下部尿路症状（lower urinary tract symptoms：LUTS）は国際尿禁制学会（International Continence Society：ICS）の用語基準により，蓄尿症状，排尿症状，排尿後症状の 3 種類に分類される[5]．性差の主な原因は前立腺の存在であり，男性の下部尿路症状では蓄尿症状に加えて，膀胱出口部閉塞による排尿症状や排尿後症状からなることが多い[5]．女性

の下部尿路症状では，性機能，妊娠および分娩，骨盤臓器脱との関連がある [6]．夜間頻尿は下部尿路症状の中で最も頻度が高く，下部尿路機能障害以外の原因，すなわち夜間多尿や睡眠障害が関与する [6]．

　また，尿失禁は「不随意に尿が漏れる状態」で，ICS において病的な尿失禁は「社会的，衛生的に問題となるような客観的な漏れを認める状態」と定義されている [7]．尿失禁は，①腹圧性尿失禁，②切迫性尿失禁，③溢流性尿失禁，④機能性尿失禁に分類され，一般的には蓄尿障害が原因となっていることが多い．そのほかにも蓄尿障害と尿排出障害が混在する場合や尿排出障害が主な原因と考えられる症例も存在する．特に高齢者では，①精神錯乱状態・せん妄，②尿路感染症，③萎縮性腟炎または尿道炎，④常用薬剤，⑤精神的，⑥多尿，⑦運動制限，⑧便秘などにより一過性尿失禁が引き起こされることもある（表 2-15）[7-9]．

　上記に示すような加齢や疾患から生じる下部尿路症状を除き，他疾患に対する服薬によって蓄尿症状や頻尿や溢流性尿失禁を生じさせてしまうこ

表 2-15　一過性尿失禁の原因（DIAPPERS）

Delirium	精神錯乱状態・せん妄
Infection (urinary tract infection)	感染症（尿路感染症）
Atrophic vaginitis or urethritis	萎縮性腟炎または尿道炎
Pharmaceuticals	常用薬剤（**表 2-16**）
Psychological disorder	精神的（うつ病など）
Excessive urine output	多尿（糖尿病，糖尿病性尿崩症など）
Reduced mobility	運動制限（機能性尿失禁など）
Stool impaction	便秘
その他	脊髄損傷，馬尾症候群などの神経学的疾患 腎結石，尿管結石 腹腔内 / 骨盤内の腫瘤

（文献 7-9 より作成）

表 2-16 尿失禁を起こす可能性のある薬剤等

降圧薬	αアドレナリン受容体遮断薬	括約筋の緊張低下により腹圧性尿失禁を引き起こす.
	アンジオテンシン変換酵素阻害薬	咳の増加により腹圧性尿失禁を引き起こす可能性がある.
	カルシウム拮抗薬	膀胱を弛緩させ，尿閉，溢流性尿失禁を引き起こす.
	利尿薬	尿量が増加し，膀胱が収縮するため，切迫性尿失禁を引き起こす.
鎮痛薬	COX-2 選択的阻害薬	体液が貯留し，夜間利尿や機能性尿失禁を引き起こす.
	オピオイド	膀胱を弛緩させ，便秘，鎮静，尿閉，溢流性尿失禁を引き起こす.
	骨格筋弛緩薬	膀胱の収縮を抑制し，鎮静，尿閉，溢流性尿失禁を引き起こす.
向精神薬	抗うつ薬，抗パーキンソン病薬，抗精神病薬	膀胱の収縮を抑制し，尿閉，溢流性尿失禁を引き起こす.
	鎮静催眠薬	鎮静作用や認知機能の低下により，機能性尿失禁や溢流性尿失禁を引き起こす.
その他	アルコール	利尿作用，中枢性抑制作用の低下により，切迫性尿失禁や溢流性尿失禁を引き起こす.
	抗ヒスタミン薬，抗コリン薬	膀胱の収縮を抑制し，鎮静，尿閉，溢流性尿失禁を引き起こす.
	尿意切迫感に対する治療薬	膀胱の収縮を抑制し，鎮静，尿閉，溢流性尿失禁を引き起こす.
	チアゾリジン系薬	体液が貯留し，夜間利尿や機能性尿失禁を引き起こす.

（文献 10 より引用，一部改変）

とを薬剤起因性の排尿障害・尿失禁という．下部尿路症状を起こす可能性のある薬剤（**表 2-14**）や尿失禁を起こす可能性のある薬剤（**表 2-16**）[10] を示す．なお，薬物有害事象の機序については次項で概説する.

薬で起こる排尿障害・尿失禁の機序

　まず排尿は，膀胱排尿筋が収縮するとともに尿道括約筋が弛緩することで起こる．この膀胱排尿筋と尿道括約筋のコントロールは交感神経ならびに副交感神経が関与している．交感神経（下腹神経）はアドレナリン放出を介し，膀胱括約筋の弛緩（アドレナリンβ_3受容体）と尿道括約筋の収縮（アドレナリンα_1受容体）に関与する．また，体性神経（陰部神経）は外尿道括約筋（ニコチン酸受容体）を収縮させ，交感神経とともに蓄尿機能を担っている．一方，副交感神経（骨盤神経）はアセチルコリン放出によって膀胱排尿筋（ムスカリンM_2，M_3受容体）を収縮させると同時に尿道括約筋をNO（一酸化窒素）によって弛緩させて尿排出機構を担っている[11]．

　薬で起こる排尿障害・尿失禁は，膀胱排尿筋収縮障害（蓄尿障害）と下部尿路閉塞（排出障害）に分けることができる．はじめに蓄尿障害を呈する機序として，コリン作動薬は尿意や排尿筋の活動を亢進させ，αアドレナリン受容体遮断薬は膀胱頸部や尿道の閉鎖機能を低下させる[11]．求めている効果以上に作用してしまうことで頻尿や尿失禁などの蓄尿障害を起こす可能性がある．そのほかに頻尿を起こす薬剤例では，利尿薬やテオフィリン製剤などが代表的であり，その有効性を上回る場合やQOLに影響を及ぼす場合には処方見直しが必要である．

　次に排出障害を呈する機序として，排尿筋収縮力を低下させる作用のある薬剤（抗コリン薬，感冒薬，抗ヒスタミン薬，抗うつ薬，β_3アドレナリン受容体作動薬など）の服用によって尿閉をきたすことがあり，特に下部尿路閉塞や排尿筋低活動を有している場合に問題となりやすい[6]．また，男性においては加齢に伴って前立腺肥大症などの基礎疾患を有することが多い．尿道や膀胱頸部には交感神経α受容体が豊富に存在することから，α受容体刺激作用を有する薬剤の投与によって尿道抵抗が増大し，下部尿路機能障害をきたす可能性がある[5]．

上記のほかにドパミン，セロトニン，ノルエピネフリン，GABA，グルタミン酸などの種々の伝達物質が脊髄とその上位中枢で排尿をコントロールしている．これらに作用する薬剤が末梢や中枢の神経路に影響することで，頻尿，尿失禁，排尿障害などの下部尿路の機能異常を引き起こすことも報告されている[12]．

薬剤起因性の排尿障害・尿失禁の対処方法

患者が使用している薬が1種類であったり，生活背景からすぐに原因が探索できる場合はよいが，高齢者の場合では多剤併用や疾患由来などを複合的に考える必要がある．薬物による有害事象を考慮しないまま，安易に症状に対して薬剤を処方してしまうと処方カスケードが生じ，ポリファーマシーが形成してしまう[3]．

排尿障害や尿失禁が起こった際には，排尿状況や症状に対する問診や記録の確認，既往歴，処方歴，薬歴，お薬手帳を確認する．そこで薬剤投与が疑われた場合には，まず排尿症状を悪化させていると思われる薬剤を中止する．次いで，尿閉が起こっている場合では，尿道からカテーテルを挿入し膀胱内に充満した尿を排出するなど対症療法を行う必要がある．その後は，治療計画を見直すにあたり，原疾患の主治医との相談や泌尿器科専門医へのコンサルテーションも必要である．さらに薬剤の中止や減量，処方変更などの処方見直しが行われた場合には多職種と情報共有し，排尿回数の頻度や症状を定期的にモニタリングしていくことが必要である．

また，尿閉・排尿困難を起こす可能性がある薬剤を新規に処方する場合においては，既往歴聴取や排尿症状の問診は必須である．その薬剤の投与後は，定期的に排尿症状について問診を行い，排尿症状の出現あるいは悪化について評価することが早期発見と早期対応には重要である．多職種連携で積極的に排尿症状の評価と管理を行うことは，高齢者の心身機能の維持・改善，さらには要介護状態の維持・悪化の防止などに有効であると考

えられる.

　さらに，このような有害事象が入院中に起きた際は，退院時薬剤管理サマリーを通じて，退院先の医療機関，福祉施設，保険薬局との情報共有を図る．また，在宅患者において有害事象を把握（疑いを含む）した際には，保険薬局薬剤師から医療機関に対して「服薬情報等提供料2」を活用し，積極的に医療機関に情報提供することも大切である.

おわりに

　薬剤起因性の排尿障害・尿失禁では，まず原因と考えられる薬剤を中止することが大切である．また，新規処方の際には，患者の病態や処方薬の確認，排尿障害のリスクを確認することによって，薬物有害事象の未然回避につなげることができる．加齢や疾患が影響しているのか，薬剤が原因であるのかを医師を含めた多職種で検討し，患者にとって最善な対応を行っていくことが重要である．なお，排尿障害・尿失禁に関しては，患者自ら医療者側に申し出ないことも多いため，プライバシーに配慮しつつ，定期的に質問や有害事象確認を行う．さらに，患者が抱える日常生活（トイレまでの動線を含む）での問題点，悩みや不安感などを傾聴し，そこからQOL低下や薬物有害事象の未然回避に向けた提案，服薬計画の提案を行っていくことが求められる.

＼Take-Home Message／

- ■排尿障害・尿失禁は，患者のQOLに大きな影響を与えていることが多く，早期発見が肝心である.
- ■排尿障害・尿失禁は，蓄尿障害と排出障害に分類されるため，患者の症状がどのタイプで当てはまるかを判別する.
- ■コリン作動薬，αアドレナリン受容体遮断薬，抗コリン薬，感冒薬，抗ヒスタミン薬などさまざまな系統の薬剤によって，薬剤起因性の排

尿障害・尿失禁が起こる可能性がある.

■ 特に高齢者や多剤投与などの背景がある患者に対する薬物有害事象の未然回避には，新規処方や定期的な処方確認が特に重要である.

■ カンファレンスなどを通じて多職種で連携して対応していくことが必要であり，退院時には薬剤管理サマリーを通じて施設間の情報共有が大切である.

文献

1) 脳卒中合同ガイドライン委員会：脳卒中治療ガイドライン 2009, p322, 2009.
2) 厚生労働省：重篤副作用疾患別対応マニュアル 尿閉・排尿困難, 2009. Available at：〈https://www.pmda.go.jp/files/000143429.pdf〉
3) 厚生労働省：高齢者の医薬品適正使用の指針（総論編）, 2018. Available at：〈https://www.mhlw.go.jp/stf/shingi2/0000208848.html〉
4) 宮崎さやかほか：薬剤による排尿障害―添付文書の副作用発現頻度からのアプローチ―. 排尿障害プラクティス, 26：87-99, 2018.
5) 日本泌尿器科学会：男性下部尿路症状・前立腺肥大症診療ガイドライン. リッチヒルメディカル, 2017.
6) 日本排尿機能学会ほか：女性下部尿路症状診療ガイドライン［第2版］. リッチヒルメディカル, 2019.
7) 泌尿器科領域の治療標準化に関する研究班：EBM に基づく尿失禁診療ガイドライン. じほう, 2004.
8) Tran LN, et al：Urinary incontinence. In：StatPearls［Internet］, StatPearls Publishing, 2021.
9) Resnick NM, et al：Management of urinary incontinence in the elderly. N Engl J Med, 313：800-805, 1985.
10) Khandelwal C, et al：Diagnosis of urinary incontinence. Am Fam Physician, 87：543-550, 2013.
11) 高橋良輔：排尿障害をきたす薬剤. 腎と透析, 74：350-353, 2013.
12) 吉村直樹：排尿反射機構に関する新しい考え. 日本薬理学雑誌, 121：290-298, 2003.

6 摂食嚥下障害

摂食嚥下とは

　摂食（eating）とはあらゆる動物が生きていくために有している本能であり，生体を維持・成長させるために必須の行動である．嚥下（swallow）は，この摂食行動の過程の一つであり，食べ物を認識して咀嚼した後，飲み込む際に行われる随意運動と不随意運動（反射）がセットになった一連の動作である．ヒトは，この複雑な機構を可能とするため（実際はどちらかが先かわからないが），解剖学的に咽頭をより長く，そして90度に湾曲させ中咽頭を進化させた．これによりヒトが直立歩行や声帯・咽頭を使ったコミュニケーション能力を獲得できたことは，他の生物の追随を許さない繁栄を遂げる一因となったと言える．一方で，食物の気管への誤進入や胃酸の逆流などによる誤嚥性肺炎のリスクも有することとなった．

　2019年人口動態統計[1]において日本人の死亡原因は，悪性新生物，心疾患，老衰，脳血管疾患，肺炎の順であり，誤嚥性肺炎は（肺炎とは別に区別され）第6位となっている（前年は不慮の事故に次いで7位）．さらに2016年の厚生労働省の調査[2]において，肺炎患者の7割が75歳以上の高齢者であり，入院肺炎症例における誤嚥性肺炎の割合は高齢者では7割以上との見解が示されている．超高齢社会におけるわが国において，誤嚥性肺炎の主たる要因である摂食嚥下障害への介入は，継続的優先課題の一つと言える．また摂食嚥下障害は，低栄養のきっかけとなるため，サルコペニアによってさらに悪循環となるリスクも忘れてはならない．

国際生活機能分類（ICF）において，障害とは生活機能の一部であり，言い換えると「個性の一つ」として位置付けられている．例えば，嚥下障害が存在しても，安易に禁食とはせず，食べる喜びを維持するために，まずは食べ方を工夫したり，適した食形態を選択したり，嚥下リハを実施したり，食事を介助したりする．そして，健康状態・生活機能（心身機能・身体構造，活動，参加）・背景因子（環境因子，個人因子）の視点から，実現可能な目標（＝本人ができること）をまずは見いだし，共有することが求められる．これらの短期目標を達成することで，例えば本人の活動が増え社会活動が可能となる，といった相互補完としての効果が期待できる．服用している薬剤については環境因子の一つと考えられる．摂食嚥下リハにおいては，食物を認識し食べ始めるフェーズ（先行期）を含めたすべての嚥下動作に影響を与える薬物について理解しておく必要がある．

　医薬品医療機器総合機構（PMDA）のホームページ[3]で，医療用医薬品として登録されている 14,740 品目（令和元年度末集計の目安値）のうち，副作用に「嚥下障害」が記載されているものは 118 成分，573 品目に上る．さらに関連する傾眠，振戦，口渇，筋弛緩，味覚異常などの副作用を含めると，より多くの薬剤が抽出される．また，医薬品副作用被害救済制度にて嚥下障害を原因として副作用救済給付に至ったケースなども公表されている．

　嚥下を悪化させる可能性のある薬剤は，抗精神病薬，抗うつ薬，睡眠薬，抗不安薬，抗けいれん薬，認知症治療薬などが知られている．その一方で，嚥下の改善が期待できる薬剤もいくつか報告されている[4]．また，抗パーキンソン病薬のレボドパ製剤のように，急に服用を中断すると悪性症候群を生じ，病態コントロール不良となって嚥下に悪影響を与える薬剤などもある．

摂食嚥下5期モデルにおける薬剤の影響

　摂食嚥下の臨床現場では主として5期モデル[5]が用いられる（**表2-17**）．各フェーズに影響を与える身体症状を理解し，それら副作用を有する薬剤について注意することが嚥下リハにおいて重要である．すなわち摂食嚥下障害を疑う臨床症状（**表2-18**）を認め，薬剤起因性の摂食嚥下障害が疑われる場合には薬学的介入が有用である．

表2-17　**5期モデル**

行動		フェーズ	運動内容	運動の種類	注意すべき主な副作用
摂食		先行期 （認知期）	目で見て認識	随意運動	傾眠，せん妄，吐気，呼吸苦，意欲低下など
		準備期 （咀嚼期）	咀嚼して食塊を形成	随意運動	麻痺，口内炎，口渇，味覚障害など
	嚥下	口腔期	舌を使って咽頭に送る	随意運動	覚醒状態の悪化・認知の障害，口腔乾燥など
		咽頭期	咽頭を経て食道に送る	不随意運動	錐体外路症状・筋弛緩など
		食道期	食道を経て胃に送る	不随意運動	胃食道逆流，筋弛緩など

表2-18　**摂食嚥下障害を疑う臨床症状**

・食事または飲水中にむせる
・咳や痰，唾液量が増える
・食べる速度が遅くなる
・声の変化（がらがら声・かすれ声）
・嗜好の変化（硬さ・味など）
・口の中に食べ物が残る，食べこぼす
・舌が白くなる（唾液量の減少）
・体重が減る

1 先行期（認知期）

何をどのように食べるのか脳で判断し口に運ぶまでのフェーズである（随意運動）．認知・情動が深く関わっており「傾眠，せん妄，吐気，呼吸苦，意欲低下など」の副作用を有する薬剤によって影響を受けると考えられる．

2 準備期（咀嚼期）

口に入れたものを咀嚼し食塊を形成するまでのフェーズである（随意運動）．歯，舌，唇，頬，顎などによる運動が深く関わっているため「麻痺，口内炎，口渇，味覚障害など」の副作用を有する薬剤によって影響を受けると考えられる．

3 口腔期

食塊を口腔から咽頭に送り込むまでフェーズである（随意運動）．舌と硬口蓋による運動が深く関わっており「覚醒状態の悪化・認知の低下，口腔乾燥など」の副作用を有する薬剤によって影響を受けると考えられる．

4 咽頭期

食塊を咽頭から食道に送り込むまでのフェーズである（不随意運動）．複数の筋運動が関わっており「錐体外路症状・筋弛緩など」の副作用を有する薬剤によって影響を受けると考えられる．

5 食道期

食塊を食道から胃に送り込むまでのフェーズである（不随意運動）．食道の蠕動波運動が深く関わっており「胃食道逆流，筋弛緩など」の副作用を有する薬剤によって影響を受けると考えられる．

摂食嚥下に影響を与える代表的な薬剤

1 嚥下機能を悪化させる薬剤

先に述べた通り摂食嚥下を悪化させる可能性のある代表的な薬剤には，抗精神病薬，抗うつ薬，睡眠薬，抗不安薬，抗けいれん薬，認知症治療薬，制吐薬などが知られている（表 2-19）[6, 7]．

a. 抗精神病薬

抗精神病薬は，陽性症状（妄想・幻覚など）に対して中枢神経系伝達物質であるドパミン D_2 受容体を遮断することで作用を示す．加えてセロトニン 5-HT・アドレナリン α_1・ヒスタミン H_1・アセチルコリン M など各受容体に対する親和性の違いにより薬効差を示す．摂食嚥下に対する影響を考える場合，過鎮静・錐体外路症状・抗コリン（認知機能低下・唾液分泌低下）などの副作用を有することから注意が必要である．一般的に，従来型である定型抗精神病薬に比べ，近年発売されている非定型抗精神病薬は錐体外路症状などの副作用が少ないため，第一選択薬として使用されることが多い．しかし非定型抗精神病薬であっても，リスペリドン[8]などのように臨床的に摂食嚥下障害のリスクが高いと考えられている薬剤もあり，注意が必要である．

表 2-19 嚥下に影響を与える主な薬剤

分類			薬剤名
抗精神病薬	定型	ブチロフェノン系	ハロペリドール, ハロペリドールデカン酸エステル, ブロムペリドール, ピパンペロン, スピペロン, チミペロン
		フェノチアジン系	クロルプロマジン, レボメプロマジン, フルフェナジン, ペルフェナジン, プロペリシアジン, プロクロルペラジン
		ベンズアミド系	スルピリド, スルトプリド, チアプリド, ネモナプリド
	非定型	SDA	リスペリドン, パリペリドン, パリペリドンパルミチン酸エステル, ブロナンセン, ペロスピロン, ルラシドン
		MARTA	オランザピン, クロザピン, クエチアピン, アセナピン
		DPA	アリピプラゾール, ブレクスピプラゾール
抗うつ薬		三環系	イミプラミン, クロミプラミン, アミトリプチリン, ノルトリプチリン, アモキサピン, トリミプラミン, ロフェプラミン, ドスレピン
		四環系	マプロチリン, ミアンセリン, セチプチリン
		SARI	トラゾドン
		SSRI	フルボキサミン, パロキセチン, セルトラリン, エスシタロプラム
		SNRI	デュロキセチン, ベンラファキシン, ミルナシプラン
		NaSSA	ミルタザピン
睡眠薬	ベンゾジアゼピン系	超短時間型	トリアゾラム
		短時間型	ブロチゾラム, ロルメタゼパム, リルマザホン
		中時間型	ニトラゼパム, フルニトラゼパム, エスタゾラム
		長時間型	フルラゼパム, クアゼパム, ハロキサゾラム
	非BZ系	超短時間型	ゾルピデム, ゾピクロン, エスゾピクロン
	メラトニン受容体作動薬		ラメルテオン
	オレキシン受容体拮抗薬		スボレキサント, レンボレキサント

分類			薬剤名
抗不安薬	ベンゾジアゼピン系	短時間型	フルタゾラム, クロチアゼパム, エチゾラム
		中時間型	アルプラゾラム, ロラゼパム, ブロマゼパム
		長時間型	クロルジアゼポキシド, オキサゾラム, メダゼパム, ジアゼパム, フルジアゼパム, メキサゾラム, クロラゼプ酸ニカリウム, クロキサゾラム
		超長時間型	ロフラゼプ酸エチル, フルトプラゼパム
	その他	$5-HT_{1A}$受容体作動薬	タンドスピロン
		H_1受容体拮抗薬	ヒドロキシジン
抗けいれん薬		ヒダントイン系	フェニトイン, ホスフェニトイン, エトトイン
		イミノスチルベン系	カルバマゼピン
		ベンズイソキサゾール系	ゾニサミド
		分子脂肪酸系	バルプロ酸
		バルビツール系	フェノバルビタール, フェノバルビタールナトリウム, プリミドン
		ベンゾジアゼピン系	クロナゼパム, クロバザム, ジアゼパム, ミダゾラム, ロラゼパム
		サクシミド系	エトスクシミド
		その他	ラモトリギン, ラコサミド, トピラマート, ガバペンチン, レベチラセタム, ペランパネル
認知症薬		コリンエステラーゼ阻害薬	ドネペジル, ガランタミン, リバスチグミン
		NMDA受容体拮抗薬	メマンチン
筋弛緩薬		競合性筋弛緩薬	ベクロニウム, ロクロニウム
		脱分極性筋弛緩薬	スキサメトニウム, ダントロレン
制吐薬		ドパミン受容体拮抗薬	メトクロプラミド, ドンペリドン

（文献 6, 7 より作成）

b. 抗うつ薬

　抗うつ薬は，神経シナプスにおけるセロトニンとノルアドレナリンの濃度を高めることで作用を示す．その化学構造・作用機序から三環系抗うつ薬，四環系抗うつ薬，選択的セロトニン再取り込み阻害薬（SSRI），セロトニン・ノルアドレナリン再取り込み阻害薬（SNRI），ノルアドレナリン作動性・特異的セロトニン作動性抗うつ薬（NaSSA）の 6 世代に分類される．α_1・H_1・M 受容体拮抗作用を有するものも多く，特に三環系抗うつ薬では抗コリン・心毒性などの副作用が問題となる．新しい世代の薬剤は，抗コリン作用などの副作用は少ないとされるが，例えば SSRI では $5HT_3$ 刺激による食欲不振，悪心嘔吐，腹痛，下痢などの消化器症状を投与初期に認める場合があるため注意が必要である．なお抗うつ薬は，一般に効果発現までに 2〜4 週間を要し，急激な中断・減薬での離脱症状が知られている．そのため，薬剤調整は漸増・漸減が原則となる．

c. 睡眠薬

　睡眠薬（抗不安薬）は，相対的に過剰となっている神経活動を抑制することで作用を示す．ベンゾジアゼピン（BZ）系薬は，$GABA_A$ 受容体に結合して抗けいれん作用，鎮静・睡眠作用，抗不安作用，筋弛緩作用を有する．一方で精神機能抑制，眠気，倦怠感，前向性健忘，ふらつき，転倒，呼吸抑制などの副作用に注意が必要である．非 BZ 系薬（Z 薬）は，BZ 系薬と化学的構造は異なるが，同じく $GABA_A$ 受容体に結合することで催眠・鎮静作用を示す．BZ 系薬と Z 薬との違いについては，$GABA_A$ 受容体の分子構造と構成サブユニットの薬学的役割を理解する必要がある．$GABA_A$ 受容体は 5 個のサブユニット（2 個のαサブユニット，2 個のβサブユニット，1 個のγまたはδサブユニット）で構成される五量体であり，特にαサブユニット（$\alpha1$〜$\alpha6$）が重要な役割を担う．$\alpha1$は鎮静作用・（用量増加に伴う）睡眠作用・抗けいれん作用・前向性健忘・薬物依存形成，$\alpha2$は入眠・覚醒時などの睡眠作用・抗不安作用・抗うつ作用・筋弛緩作用，$\alpha3$

表 2-20　GABA$_A$ 受容体 α サブユニットに対する機能的作用強度比較

BZ 系薬		$\alpha1 > \alpha2,\ \alpha3,\ \alpha5$
Z 薬	ゾルピデム	$\alpha1 \gg \alpha2,\ \alpha3,\ \alpha5$
	ゾピクロン	$\alpha1,\ \alpha5 > \alpha2,\ \alpha3$
	エスゾピクロン	$\alpha2,\ \alpha3 > \alpha1$

（文献 9 より引用，一部改変）

は睡眠維持・弱い抗不安作用・抗うつ作用・筋弛緩作用・ドパミン神経系の調節，α5 は筋弛緩作用・学習記憶・耐性形成に関与する（α4・α6 は BZ 系薬，Z 薬に対する感受性なし）．すなわち，GABA$_A$ 受容体を介した薬理作用は，薬剤ごとの α サブユニットに対する親和性（**表 2-20**）や投与量によって規定されると考えられており，薬剤選択の一助となる[9]．

　そのほか，作用機序の異なるメラトニン受容体作動薬（ラメルテオン）やオレキシン受容体拮抗薬（スボレキサント，レンボレキサント）も耐性や筋弛緩作用が少ない薬剤として知られているが，効果発現に時間を要することを念頭に置く必要がある．

　不安を軽減する薬剤としては，前述した BZ 系薬以外に GABA$_A$ 受容体を介さない作用機序を有するタンドスピロン（5HT$_{1A}$ 受容体作動薬）や SSRI などが用いられる．これらは BZ 系薬に比べて筋弛緩作用や健忘作用，催眠作用，依存性は少ないが，効果発現に長時間を要する．またヒドロキシジンは，H$_1$ 受容体遮断薬であるため眠気，倦怠感，口渇などの副作用を有する．

d. 抗けいれん薬

　抗けいれん薬は，脳神経細胞内における過剰興奮に対して，興奮系シグナル（グルタミン酸神経系）を抑制したり，抑制系シグナル（GABA 神経系）を増強したりすることで作用を示す．傾眠，めまい，認知障害，行動障害，消化器症状などの副作用を有する薬剤は多いが，ほとんどの場合に

おいて病勢コントロールを優先する必要がある．よって薬剤中止・変更については嚥下障害の重症度に応じた慎重な判断が求められる．

e. 認知症治療薬

認知症治療薬は，脳の後天的な器質的障害によって変化したアセチルコリンやグルタミン酸などの神経伝達物質を調節することで作用を示す．コリンエステラーゼ阻害薬では，特に初期において食欲不振，悪心，嘔吐，腹痛，下痢などの消化器症状を認める．そのため，低用量から開始し，増量することとなっている．また，異なる作用機序の NMDA 受容体拮抗薬では，めまい，傾眠，意欲・食欲低下などの副作用に注意が必要である．いずれの薬剤も症状の進行抑制と一時的改善が目的であり治療継続の必要性については個々の判断に委ねられる．また認知症の周辺症状（BPSD）に対して非定型抗精神病薬，抗てんかん薬，抗うつ薬，抗不安薬などを用いる場合がある．したがって，併用薬による副作用に対する注意も必要である．

f. 筋弛緩薬

筋弛緩薬は，中枢神経から骨格筋までの経路を遮断し筋収縮を抑制・弛緩させることで作用を示す．脳梗塞などの中枢神経系障害による痙性麻痺や腰痛・肩関節周囲炎などの運動器系疾患による局所性有痛性筋緊張亢進などに使用される．嚥下関連筋に対しても弛緩作用を有するため，嚥下障害に注意が必要である．

g. 制吐薬

制吐薬の一部はドパミン受容体を遮断することで作用を示す．抗精神病薬と同様に，嚥下および咳嗽反射低下を引き起こし，嚥下障害を引き起こす可能性がある．予防的に漫然と長期間使用することは控える必要がある．

2 嚥下機能の改善が期待できる薬剤

　嚥下機能の改善が期待できる薬剤には，アンジオテンシン変換酵素（ACE）阻害薬[10]，アマンタジン[11]，シロスタゾール[12]，半夏厚朴湯[13]などが知られている．咳嗽反射誘発に重要なサブスタンスＰの濃度を高める作用などが関わっていると考えられており，各種ガイドライン[14,15]でも記載されている．ただし，いずれも十分なエビデンスはなく，保険適用外であることから，安易な使用は控えるべきである．また，これらの薬剤を中止した場合には，飲み込みの変化に配慮が必要である．

薬剤起因性の嚥下障害への対処方法

　嚥下障害リスクのある患者に新規で薬剤を開始する場合などは，リスクの少ない薬剤を選択するなど薬剤師が積極的に介入することは有用であると考える．また，薬剤の減量・変更・中止などの際にも，最適な投与方法（増減スケジュール・簡易懸濁法[16]の導入・口腔内崩壊錠への変更など）を提案することは必要である．しかし，どんなに摂食嚥下に影響を与える薬剤であっても，臨床上必要性があり処方されていることを忘れてはならない．漫然と長期に処方されているケースは，当然中止を検討すべきである．一方で，副作用もなく服用継続ができている症例もあり，急に服薬を中止することで，本来の治療すべき症状がかえって悪化することも懸念される．ゆえに嚥下障害リスクがあるからといって，予防的に中止することは推奨されない．嚥下障害を疑う症状がある場合に，摂食嚥下リハに影響を与える背景因子の一つとして，新たに薬学的視点から検討を加えることが肝要である．

おわりに

薬剤起因性摂食嚥下障害は，関連薬剤が開始された場合比較的早期に出現することが多い．そのため，新規で薬剤が追加された場合，しばらくは身体症状をモニターし，必要に応じて薬剤の減量・変更・中止など検討することが望ましい．また，関連薬剤には，肝代謝酵素（シトクロム P450）や薬物輸送トランスポーター（P-糖タンパク）由来の薬物相互作用を受けるものが多い [17]．相互作用の少ない薬剤選択はもちろんのこと，高齢者における薬物有害事象を防ぐため，ポリファーマシー（5〜6 種類以上の薬剤併用）への対策も重要である [18]．一方で，疾患自体のコントロールを優先せざるを得ないこともある．特に，長期使用されている薬剤の減量・中止については，多職種で相談しながら検討するなど患者個々に合わせた慎重な対応が望まれる．また，治療上の有益性が高く，服用の必要性が高い薬剤については，従来の薬剤師業務である服薬アドヒアランス向上と治療継続支援に努める必要がある．

Take-Home Message

- ■嚥下とは，食べ物を認識して咀嚼した後，飲み込む際に行われる随意運動と不随意運動がセットになった一連の動作である．特に高齢者では，食物の気管への誤進入や胃酸の逆流などによる誤嚥性肺炎のリスクに注意が必要である．
- ■超高齢社会におけるわが国において，誤嚥性肺炎の主たる要因である摂食嚥下障害への介入は，継続的優先課題である．
- ■嚥下を悪化させる可能性のある薬剤は，抗精神病薬，抗うつ薬，睡眠薬，抗不安薬，抗けいれん薬，認知症治療薬などがある．
- ■嚥下機能の改善が期待できる薬剤には，ACE 阻害薬，アマンタジン，シロスタゾール，半夏厚朴湯などがある．
- ■長期使用されている薬剤の減量・中止については，治療を優先すべ

きこともあり，多職種で相談し検討するなど患者個々に合わせた慎重な対応が望まれる．

文献

1) 厚生労働省：人口動態調査, 2019. Available at：〈https://www.mhlw.go.jp/toukei/saikin/hw/jinkou/kakutei19/index.html#pdf〉
2) 厚生労働省：「高齢化に伴い増加する疾患への対応について」, 第 2 回 在宅医療及び医療・介護連携に関する WG 資料, 2016. Available at：〈https://www.mhlw.go.jp/file/05-Shingikai-10801000-Iseikyoku-Soumuka/0000135467.pdf〉
3) 医薬品医療機器総合機構ホームページ. Available at：〈https://www.pmda.go.jp/〉
4) 金原寛子：嚥下サポートチームにおける薬剤師の役割. 日摂食嚥下リハ会誌, 24：184-193, 2020.
5) Leopold：Swallowing, ingestion and dysphagia：a reappraisal. Arch Phys Med Rehabil, 64：371-373, 1983.
6) Carl LL, et al；金子芳洋ほか訳：薬と摂食・嚥下障害：作用機序と臨床応用ガイド, 医歯薬出版, 2007.
7) 浦部晶夫ほか編：今日の治療薬 2021：解説と便覧, 南江堂, 2021.
8) 杉下周平：非定型抗精神病薬が嚥下機能に与える影響. 日摂食嚥下リハ会誌, 18：249-256, 2014.
9) 大熊誠太郎ほか：BzRAs のファーマコダイナミクス. 薬局, 66：2961-2966, 2015.
10) Arai T, et al：ACE inhibitors and protection against pneumonia in elderly patients with stroke. Neurology, 64：573-574, 2005.
11) Nakagawa T, et al：Amantadine and pneumonia. Lancet, 353：1157, 1999.
12) Shinohara Y：Antiplatelet cilostazol is effective in the prevention of pneumonia in ischemic stroke patients in the chronic stage. Cerebrovasc Dis, 22：57-60, 2006.
13) Iwasaki K, et al：A pilot study of banxia houpu tang, a traditional Chinese medicine, for reducing pneumonia risk in older adults with dementia. J Am Geriatr Soc, 55：2035-2040, 2007.
14) JAID/JSC 感染症治療ガイド・ガイドライン作成委員会：呼吸器感染症治療ガイドライン, 日本化学療法学会, 2014.
15) 日本老年医学会：高齢者の安全な薬物治療ガイドライン, メジカルビュー社, 2015.
16) 倉田なおみ：内服薬経管投与ハンドブック第 4 版, じほう, 2020.
17) 三浦昌朋：特集モニタリングから介入まで自信をもって対応できる薬物相互作用. 月刊薬事, 61：599-672, 2019.
18) Kojima T, et al：High risk of adverse drug reactions in elderly patients taking six or more drugs：analysis of inpatient database. Geriatr Gerontol Int, 12：761-762, 2012.

セッティング別の
リハ薬剤マネジメントの実践

1 地域（外来）

はじめに

　国の施策により医療・介護の中心が在宅へ移行しているのは明確である．在宅療養の現場は病院や介護施設のように単一の事業母体によって構成されているのではなく，提供サービスにより事業所が独立しており，それぞれが連携しながら行っている．しかし，在宅医療におけるリハの大部分は介護保険のサービスに組み込まれており，薬剤師との直接的な連携があまりないため，リハ職種との連携が希薄と言わざるを得ない．

　2017 年度における通所リハ（デイケア）ならびに訪問リハの利用者数は，全居宅サービス種類別受給者の約 23%（約 79 万人）にも及び[1]，年々利用者数は増えていることもあり，リハとの連携は重要となる．

保険薬局・薬剤師の機能

　2019 年 3 月 19 日に，医薬品，医療機器等の品質，有効性及び安全性の確保等に関する法律（以下，薬機法）等の一部を改正する法律案が閣議決定され，保険薬局の機能強化，医療（特に在宅医療）への関与の強化などが求められるようになった．この改正薬機法では，薬局機能として「薬剤及び医薬品の適正な使用に必要な情報の提供を行う場所」であることが追記され，薬剤師の責務においても継続的な服薬状況の把握および服薬指導の義務などが法制化された．さらには患者の薬剤等の使用に関する情報を

他の医療提供施設などに提供する努力義務も法制化され，地域医療における医薬品情報のハブ機能として期待されるようになった．

また，かかりつけ薬剤師・薬局の強化として地域連携薬局の認定制度が施行され，薬局の機能分化が明確となった．この地域連携薬局は，他医療提供施設との連携が求められ，薬物療法の一元的・継続的な医薬品の管理，医薬品情報の収集・提供が行われることとなる．

このように情報の集約により，地域における薬物療法への介入は保険薬局の重要な使命の一つとなることが容易に想像できる．特にポリファーマシーへの介入や服薬管理，他職種との連携による患者介入などを積極的に行い，薬剤による有害事象や身体機能への影響を未然に防ぐことが期待される．

医療を受ける場所による違い

保険薬局の薬剤師が関与する患者において，医療を受けている場所により2群に分類できる．患者自身で外来受診する外来患者と患者自身では受診・通院することが困難なため，主治医が患者宅へ訪問診療を行っている在宅療養患者である．自立度が高く自身で外来受診できている患者であっても将来的に通院が困難となり，在宅療養へ移行することが少なくないため，外来受診時からの介入・経過観察が必要となる．

ただし，これら2群においては情報の収集の仕方や連携の仕方に違いがあるため，ここではあえて分けて記載することとする．

1 外来患者

通常，院外処方箋やお薬手帳などからの情報のみとなってしまい，リハで全人的評価に使用されている国際生活機能分類（ICF）に関わる情報の入手がしにくい状態である．また，投薬時については時間の制限などによ

り十分な介入が得にくい状態でもある．リハ薬剤を含め，薬学的な介入を行うためには積極的に情報収集に取り組まなければならない．特にほかで処方されている薬の情報収集は必須であり，多剤服用の状況把握については薬剤師の職能として重要である．お薬手帳などを活用し情報収集に努めることは当然のことである．窓口での投薬時に気になったことや，継続してフォローが必要な事案に関しては，投薬後の電話等によるフォローアップで継続して介入を行うことが必要となる．

　リハ薬剤が対象となる患者は，介護系のサービスを利用していることが多く，介護保険を利用することとなる．介護保険を利用していればケアマネジャーが付いていることがほとんどであるため，必要に応じてケアマネジャーの確認ならびにケアマネジャーを通した情報の収集，他職種との連携を図ることが重要となる．

　外来患者に対してのリハ栄養の足掛かりとして，多剤服用（ポリファーマシー），歩行速度の低下，食欲低下，体重減少などが考えられる．これらの症状がある患者に対しては，薬学的介入だけではなく，その先にあるサルコペニアやフレイルそしてリハへの影響を考慮し，患者個別に合わせた介入が必要となる．

2 在宅療養患者

　患者宅へ訪問する居宅療養管理指導を行っている患者においては，他職種連携による情報の収集により，リハ薬剤への介入が容易となる．逆に積極的にリハ薬剤への介入をしなければならない状況が多くあると考える．

　在宅療養患者においては，ケアマネジャーが作成するケアプラン（介護サービス計画書）に各サービス事業所の介入内容や時間などが記載されている．通所リハ（デイケア）や訪問リハなどが記載されていれば，リハ薬剤を念頭にリハ職種と連携をすることでリハ薬剤へ介入しやすくなる．特にデイケアの場合は，服用薬剤の持参が必要であったり，送迎の関係で朝

早く薬を服用しなければならなかったりと，服薬管理への影響もあるため患者の1日の行動についても把握する必要がある．

在宅療養している高齢者の家族構成を見てみると，単独世帯（独居）もしくは高齢者世帯が年々増えている（図3-1）．65歳以上の高齢者のいる世帯数は全世帯数の48.9%にも及び，独居世帯数だけでも高齢者世帯の27.4%にもなる．このことは在宅療養患者の介護におけるマンパワー不足を意味している．服薬管理や有害事象の確認が十分でなかったり，ふらつきや転倒リスクの悪化に気が付かなかったりとさまざまな問題が生じてく

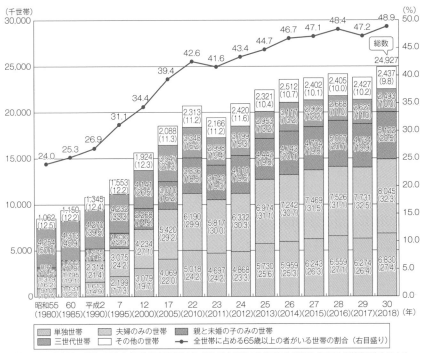

資料：昭和60年以前の数値は厚生省「厚生行政基礎調査」，昭和61年以降の数値は厚生労働省「国民生活基礎調査」による
（注1）平成7年の数値は兵庫県を除いたもの，平成23年の数値は岩手県，宮城県及び福島県を除いたもの，平成24年の数値は福島県を除いたもの，平成28年の数値は熊本県を除いたものである．
（注2）（　）内の数字は，65歳以上の者のいる世帯総数に占める割合（%）
（注3）四捨五入のため合計は必ずしも一致しない．

図 3-1 65歳以上のものがいる世帯数及び構成割合（世帯構造別）と全世帯に占める65歳以上のものがいる世帯の割合

（出典：厚生労働省『令和2年版高齢社会白書（全体版）』）

る．リハ薬剤の視点からも，活動や参加に影響が出たり，環境因子に大きな影響を与えていたりする．そのためより積極的な介入が求められる．

介入

　在宅療養中の患者に対しては，医学的・薬学的にリハ薬剤に介入することは重要であるが，患者視点・患者の生活を支える考えが重要になってくる．在宅療養の場は医療の場ではなく，生活の場であることを忘れずに介入していく必要がある．普段薬剤師が行っている服薬指導や薬物療法の評価では，ICFでの心身機能・身体構造の段階までに留まっていることが多いと感じられる（図1-6；p21）．患者が服用している薬がどのように活動や参加に影響を及ぼしているのかについて検証していくことが介入の第一歩となる．もし十分な情報が得られない場合には，ケアマネジャーとの連携により補完することが可能である．ケアマネジャーはその業務の性質上，患者の活動状況や社会的参加，環境因子・個人因子などを把握していることが多い．

　薬剤師が患者宅へ訪問している場合では，患者の環境因子や個人因子についても深く知ることができる．環境因子においては服薬管理を行うことでの服用漏れや過量服用による有害事象発生の防止，嚥下状況の把握により服薬しやすい剤形の提案が挙げられる．薬が服用できずに十分な薬効が期待できない場合ではリハへ影響が出る可能性もあり，服用漏れについても十分注意を払う必要がある．服薬管理を行っても服用漏れがある場合には個人因子が影響している可能性もあるため，その原因を追究する必要がある．

　在宅療養患者のリハ薬剤を考える上で最も問題となる2項目として，ポリファーマシーとサルコペニア・フレイルが挙げられる．この2つについては特に在宅高齢者において薬剤師も介入すべき事項であるため，下記にまとめた．

1 ポリファーマシー

活動や参加に直接的な影響を及ぼすのがポリファーマシーであることは知られており[2]，服用薬剤の必要性の検証，処方薬剤の減量・中止，代替薬の提案などについて検討する必要がある．2019年の厚生労働省社会医療診療交別統計によると，後期医療者の約30％が一度の処方で6剤以上，9.7％で10剤以上処方されていることが報告されている．さらには後期医療者の約46％で2医療機関以上の受診をされていることが報告されており[3]，在宅療養患者に関わる際には，複数処方があることを前提に介入することが重要となる．

また，高齢者のポリファーマシーを検討する際には薬剤起因性老年症候群（表1-5；p20）[4]の発症に注意が必要である．薬剤起因性老年症候群の中でもふらつき，転倒，認知機能障害，せん妄，食欲不振などの薬物有害事象はリハへの悪影響があるため，可能な限り中止もしくは減量などの介入が必要である．

在宅療養患者の場合，ポリファーマシーへの介入は複数医療機関・処方医との連携が必要となるため，どうしても時間と労力がかかる．場合によっては処方医が自分以外の処方薬について把握していない場合もあるため，他施設での処方状況の報告，トレーシングレポートなどを利用した処方提案などを行うことが重要である．大病院の場合，処方医にトレーシングレポートなどが届きにくいケースもあるため，患者から処方医に直接手渡ししてもらうことも検討すべきである．

2 フレイル・サルコペニア

特に高齢者にみられるフレイルやサルコペニアは，リハに影響を与えることが多い．フレイル・サルコペニアの原因は多数あるが，低栄養による影響も大きい．低栄養状態でのリハは，逆にリハの効果を減弱させること

もリハ栄養の観点から理解されている[5].

　在宅療養中の要介護者においては，低栄養の割合が高い現状がある．国立長寿医療研究センターの調査[6]によると，65歳以上の要介護高齢者において約70%がMNA-SF評価による低栄養もしくは低栄養のおそれがある．また同調査では約60%の患者が6剤以上の薬を服用しており，摂食嚥下・食欲不振，運動機能への影響のある薬剤も多く服用していた．

　厚生労働省も高齢者はフレイルの予防および生活習慣病の発症予防の両者に配慮する必要があることも踏まえ，目標とするBMIの範囲を21.5〜24.9kg/m^{2}としており[7]，高齢者における低栄養を問題視している．ただ現状は，65歳以上で目標のBMIを下回っている割合が27.3%にも及び（**表3-1**），高齢者の低栄養が広がっていることがわかる．

　これらのことより在宅療養中の患者に対しては，リハに直接影響のある薬剤の調整のみならず，リハ栄養の視点も踏まえ，摂食嚥下・食欲に影響のある薬剤（**表3-2**）などについても介入を行う必要性が高いことがわかる．また，薬剤師も高齢者の摂食状況や体重などを確認し，患者の栄養状態の把握を行うことが重要である．食事量が低下していたり，リハを行っていたりする患者においては，医薬品を含めた経口栄養剤の提案（経口的栄養補助，oral nutrition supplementation：ONS）も積極的に行うべきと考える．

おわりに

　在宅療養している患者においては，病院と違いまだまだリハ職種との連携が少なく，リハ薬剤の考えが広まっていない．しかし，薬剤によるICFへの影響は無視できないものがあり，在宅療養患者の生活機能の維持・向上を目指すためにも薬剤師が積極的に介入すべき領域であると考える．薬の効果を単一の身体機能変化として捉えるのではなく，患者の望むべき生活にどのように影響を及ぼすのかを考えることが重要な視点となる．

表 3-1 ┃ 年齢階層別目標 BMI 未満の割合

年齢	全体	男性	女性
50〜59 歳	17.8%	7.7%	25.5%
60〜69 歳	15.6%	10.8%	20.0%
70〜79 歳	31.2%	26.7%	35.3%
80 歳以上	36.7%	32.0%	40.1%
65 歳以上	27.3%	22.5%	31.5%

目標とする BMI（kg/m²）：50〜64 歳：20.0〜24.9，65 歳以上：21.5〜24.9，男女共通

（出典：厚生労働省『令和元年国民健康・栄養調査報告』）

表 3-2 ┃ 食欲不振などに影響のある薬剤

食欲不振を起こしやすい薬剤	非ステロイド性抗炎症薬（NSAIDs），アスピリン，緩下剤，抗菌薬，ビスホスホネート系薬，抗不安薬，抗精神病薬，トリヘキシフェニジル
消化管障害を起こしやすい薬剤	NSAIDs，副腎皮質ステロイド，ビスホスホネート系薬，抗菌薬，経口糖尿病薬，カリウム製剤
悪心・嘔吐を起こしやすい薬剤	オピオイド，抗がん薬，選択的セロトニン再取り込み阻害薬（SSRI），ジギタリス，鉄剤
便秘を起こしやすい薬剤	抗コリン作動薬，オピオイド，イオン交換薬，抗がん薬
下痢を起こしやすい薬剤	抗がん薬，抗菌薬
味覚異常を起こしやすい薬剤	亜鉛キレート能を持つ薬剤（カプトプリル，メチルドパ，フロセミド，レボドパ，テトラサイクリン，ビグアナイド系糖尿病薬）

Chapter 3

セッティング別のリハ薬剤マネジメントの実践

╲ Take-Home Message ╱

- 薬機法の改定により，保険薬局・薬剤師はさらなる患者への介入（リハ薬剤）が求められることとなった．
- 患者の療養状況により薬剤師の介入する内容・方策が異なる．
- 地域（外来）での介入では，家族構成にも注意を払う必要がある．

> ■日本の高齢者の多くは栄養状態が低い状況にあるため，摂食嚥下に
> 注意が必要である．

文献 ───────

1）厚生労働省：令和元年度介護給付費等実態調査の概要, 2020.
2）若林秀隆：機能・活動・参加と QOL を高めるリハビリテーション薬剤. p195, じほう, 2019.
3）厚生労働省：平成 30 年度医療給付実態調査, 2020.
4）秋下雅弘：高齢者のポリファーマシー多剤併用を整理する「知恵」と「コツ」. 南山堂, 2016.
5）若林秀隆：リハビリテーション栄養とサルコペニア. 外科と代謝・栄養, 50：43-49, 2016.
6）国立長寿医療研究センター：平成 24 年度老人保健健康増進等事業在宅療養患者の摂食状況・栄養状態の把握に関する調査研究報告書, 2013.
7）厚生労働省：日本人の食事摂取基準（2020 年版), 2020.

2 高齢者施設

はじめに

　超高齢社会を迎えたわが国において，要介護者数は増加の一途を辿っており，キュアからケアへシフトした高齢者の居住環境として高齢者施設の需要も高まっている．介護保険における医療職種の役割が強化されつつある昨今，リハ薬剤は薬剤師に求められる介入手段の一つである．リハ薬剤の対象となるフレイル高齢者や障害者の生活を支える上で，リハの効果を最大限に発揮させるためには薬剤師の介入は必要不可欠である．ここでは高齢者施設でのリハ薬剤の実践方法について解説する．

高齢者施設でのリハ薬剤の実践とは

　健康上の理由によって介護が必要な状態になった高齢者にとって，長期的に医療や介護を受けながら安心した生活を送るための居住環境は必要であり，その選択肢の一つが高齢者施設であろう．リハ薬剤は対象者のニーズを尊重しながら，リハの効果を最大限に高めることを目指していることから，介護と医療が連携して高齢者の生活を包括的に支援する点はどの施設形態でも共通している．高齢者では複数の慢性疾患を有した状態であるmultimorbidity（多疾患併存）の有病率が高いこと[1]やポリファーマシーとの関連[2]も報告されていることから，高齢者施設では避けられない課題である．ポリファーマシーが潜在的な不適切な処方（PIMs）[3]や薬物有害

事象（ADE）[4] の発生と関連することが報告されており，日常生活動作（ADL）や生活の質（QOL）への影響を考慮したリハ薬剤を実践する意義があると考えられる．ADL や QOL 向上を目指してポリファーマシーに関連した問題に取り組むためには，多職種での協働が必要である．しかし，所属先が異なるために生じる連携不足や多面的な視点で捉えることが習慣化していないこと，リハの効果を最大限に高めるためにすべきことと薬物療法の適正化を切り切り離して個別に対応していることが，リハ薬剤が実践されていない要因と言える．また，潜在的にリハ薬剤を実践していることはあっても，意識して取り組んでいる薬剤師はまだ少ないだろう．そこで，機能・活動・参加，QOL を最大限高めるために必要なリハ薬剤のマネジメントについて事例を交えながら考えていく．

高齢者施設でのリハ薬剤の実践

症例

90 歳，男性

要介護 1　病歴：アルツハイマー型認知症

独居生活が困難なため，高齢者施設で医師の往診による治療を受けながら生活していた．その後，認知機能低下が疑われ，専門医からアルツハイマー型認知症と診断を受けて治療を開始していた．介護職員からの情報で軽度であるが行動・心理症状（BPSD）である睡眠障害が疑われる症状がみられるようになったが，本人が訴えることもなく，症状も軽度であったことから医師も薬の変更や追加は検討せず経過観察となっていた．しかし，睡眠障害も一つの要因となって歩行などの日常生活への影響が出現しているにも関わらず，医師が把握していなかった．さらに，すでに通所介護で非薬物的介入が行われていたこともわかった．

処方薬（介入前）

フロセミド錠(10mg)	1回1錠　1日1回朝食後
五苓散	1回2.5g　1日3回毎食前
ドネペジル OD 錠(10mg)	1回1錠　1日1回朝食後

1 アセスメント・推論

ステップ1 情報収集

　リハ薬剤を実践するためには，まず対象者の全体像を把握するための情報収集が必要である．国際生活機能分類（ICF）を利用した情報収集により ADL や栄養状態を含めて全人的に評価することは有用な手段である．ICF は6つの要素（健康状態，心身機能，身体構造，活動，参加，環境因子，個人因子）で構成されており，各専門職の特色や強みを理解しておいた上で情報共有に努めることで，情報が偏ることなく全体像を捉えることが可能となる．所属先が異なっていても，お互いの役割・機能を認め合うことでチームとしての一体感も生まれるため，日頃から情報が得られやすい関係性を築いておくことはリハ薬剤の実践に限らず多職種連携においても大切である．サービス担当者会議（ケアカンファレンスの一種）は時折開催される一同で協議できる貴重な機会となるが，日頃から共有している情報の確認や修正の機会と捉えておくことが望ましい．また，単独で初回から ICF のすべての要素を十分に把握するのは現状では容易でないため，日頃から ICF を意識した情報の収集・共有に努めて情報に厚みが増していくことで結果的に全体像を捉えていくことが現実的である．さらに，ICF の各要素の情報更新に努めておくことで，状態変化に気づくきっかけにもなる．高齢者施設では，看護師等が服薬支援を行っていることが多く，服薬アドヒアランスや併用薬の把握がしやすい状況にある．

　ICF を構成している 6 つの要素の中で，健康状態に含まれる薬剤は心身機能・身体構造，活動，参加と相互依存的な関係性にあり，リハと薬物療法をセットで取り組むリハ薬剤の実践につながるようなアセスメントを意識するには有用である[5]．リハの効果を最大限に発揮するためには，薬物療法が及ぼすリハへの影響について可能性を含めて評価しなければならない．年齢を重ねるごとにできないことが増えていく中で，ストレングスや残存能力を生かしたマネジメントにリハ薬剤の実践は必要不可欠であろう．また，約 8 割の高齢者施設入所者が将来的なリスクまで含める低栄養であることが報告されている[6]．管理栄養士が常駐していないなどの理由で評価が実施されていないことがあるため，リハの効果を最大限に発揮させるためにも，栄養状態を評価することの必要性を多職種で共有してもらいたい．妥当性が確認されている ADL や栄養状態の評価ツールとして，機能的自立度評価表（FIM）やバーセルインデックス（BI），簡易栄養状態評価表（MNA®-SF）があるので，ICF による評価を行う際にセラピストや管理栄養士に確認しておく必要がある．提示した症例の ICF を図 3-2 に示すが，高齢者施設では観察された状態変化をその都度 ICF で整理し，薬剤と各要素の関連性を評価することで方針立案につなげていく．

　ICF で把握している情報やポリファーマシーに関連した課題を整理した上で，方針を立案する．

　特に高齢者で観察される ADE は，年齢とともに生理機能が低下することで長期的に服用している状況下でも発現する可能性もあることや，薬剤起因性老年症候群[7]のように加齢に伴う症状との鑑別が難しいことも多い．さらに，ポリファーマシー状態だと原因薬剤の特定が困難になりやすいが，新たに観察される症状すべてにおいて ADE との関連を確認する必要がある．ADE のうち約 3 割が予防可能であったとする報告もあり[8]，薬剤師が

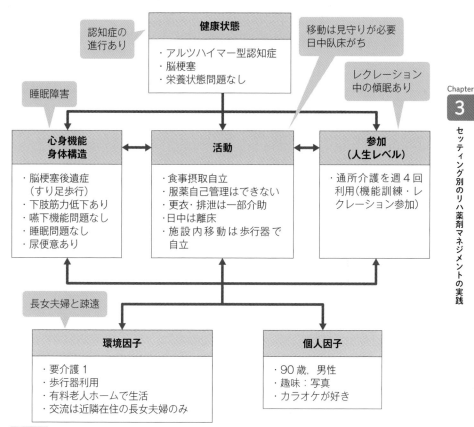

図 3-2　国際生活機能分類（ICF）を活用したアセスメントと状態変化

介入する意義は大きいと考えられ，対象者のニーズを取り入れた方針を多職種で協議し，その中で薬剤師として ADE による入院イベントの予防にも取り組む必要がある．また，不要な薬剤が処方されている overuse だけでなく，必要な薬剤が処方されていない underuse も PIMs の問題として検討すべきである．認知症の高齢者が増加している中で，BPSD に対して使用される向精神薬は PIMs や ADE の原因となりやすいため，まずは非薬物療法を検討した上で薬物療法を考慮することが『認知症疾患診療ガイドライン 2017』でも示されている（図 3-3）[9]．高齢者に使用すると認知機能低下をきたす可能性のある薬剤（表 3-3）[10] の中でも，特に抗コリン作用を

有する薬剤は，長期的な使用が認知症発症と関連することが報告されている[11]．記憶障害は短期間の投与であれば中止することで改善が見込める可逆性の副作用であり，継続・中止の可否を判断して計画を立てることは薬剤師の役割である．本症例は，医師が ICF の活動や参加に関する状況と，非薬物的介入の効果を十分に把握できる状況が整っていなかったことで underuse が生じていたと考えられる．下記に立案した実践計画を示す．

実践計画

　服用中の薬剤が睡眠障害の要因になっていることは考えにくいと推察した．BPSD に対する非薬物的介入はすでに通所介護で実施されており，十分な効果が得られないこと，介護職員による対応で生活リズムを改善させることも限界があったため，薬物療法を提案した．医師が使い慣れた薬剤がわからないため，具体的な薬剤の提案まではしなかったが，『認知症疾患診療ガイドライン 2017』を参考にしながら薬剤を選択する．ADE のリスクが高いベンゾジアゼピン系睡眠薬ではなく，トラゾドンなどが候補として挙げられる．

---

2 ゴール設定

　リハと薬物療法それぞれの視点から ADL や QOL を考慮したリハのアウトカムが何なのか，それを明確化することがリハ薬剤を実践するためには重要である．専門性を生かした単独介入ではなく，多職種での協働が求められるため，ICF の各要素を考慮した共通のゴール設定と，それを達成するための各専門職のゴール設定を行うことが望ましい．性格や家族との関係性などの環境因子や個人因子なども考慮しながら，対象者やその家族も含めた関係者が理解しやすいゴールを設定することで一体感が生まれやすくなる．また，ICF のどの要素を考慮してゴール設定を行ったのか，明確

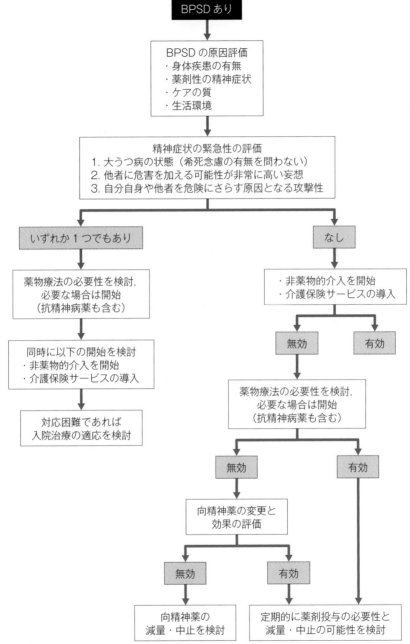

図 3-3　BPSD の治療方針に関するフローチャート

(出典：日本神経学会：認知症疾患診療ガイドライン 2017, p57, 医学書院, 2017)

| 表 3-3 | 高齢者に使用すると認知機能低下をきたす可能性のある薬剤 |

- 三環系抗うつ薬（アミトリプチリン，クロミプラミン，イミプラミンなど）
- パーキンソン病治療薬（抗コリン薬：トリヘキシフェニジル，ビペリデン）
- オキシブチニン（経口）
- ヒスタミン H_1 受容体拮抗薬（第一世代）
- ヒスタミン H_2 受容体拮抗薬
- ベンゾジアゼピン系睡眠薬・抗不安薬（フルラゼパム，ハロキサゾラム，ジアゼパム，トリアゾラム，エチゾラムなど）

（文献 10 より引用）

にすることでその後のモニタリングに連動してくる．

　本症例は，ICF の 6 つの要素のうち「健康状態」「心身機能・身体構造」「活動」「参加」「環境因子」を考慮してゴール設定を行った．認知症 BPSD に伴う睡眠障害を改善することで，メリハリのある生活が可能となり，通所介護での機能訓練やレクレーションを楽しむことができることを一つのゴールとして追加した．

3 介入

　設定したゴールを多職種で確認しながら，状態に変化がみられた場合などの必要なタイミングで介入していく．まずポリファーマシーを適正化するために，使用されているすべての薬剤の使用理由を明確化することである．不明な場合は対象者の意向も聞き取りした上で減量・中止を検討する．ADE の見落としがないか，また処方カスケードの可能性や，今後予測される ADE のリスク軽減への対応も必要である．ポリファーマシーに関連する問題点を確認しながら，薬物療法を適正化するための介入プロセスとして，処方見直しプロセスが『高齢者の医薬品適正使用の指針（総論編）』[12] で示されているが，ポリファーマシーに関連した問題が新たに生じないように，リスク軽減に努めることが重要である．ポリファーマシーは必要以上に多くの薬を併用している状態に加えて，PIMs が含まれていることが問

題であることから，『高齢者の安全な薬物療法ガイドライン 2015』[10] にある PIMs のスクリーニングツールを参考にしてほしい．高齢者施設入所中の約半数がリハ薬剤の対象でもあるフレイル高齢者であり[13]，ポリファーマシー状態にあるフレイル高齢者では薬物有害事象の発現率が 33% と生じやすい状況にある[14]．さらに，ポリファーマシーでは underuse の頻度が高まることも報告されている[15]．したがって，overuse ばかり考えるのではなく，ADE リスクや多剤服用中であることを理由に，必要以上に減薬され，必要な薬剤が適切な期間服用されずに見逃されていることは非常に問題であるため，回避すべきである．対象者のニーズに寄り添いながら，非薬物的介入と組み合わせた介入が求められる．薬剤の中止・減量・追加などの介入を行う場合は，変更後のモニタリング項目を共有しながら，介入後はできるだけ短期間の投与にとどめるため，漫然と長期投与とならないように努める．また，ポリファーマシーが高齢者の低栄養リスクを高める[16] ことも報告されている．病院と異なり地域では栄養サポートチームのような専門チームが介入できる環境がまだ十分に整っていないため，いかに早期発見・早期介入できるかは課題の一つであることからも，リハ薬剤とリハ栄養は一緒に取り組むことが望ましい．

　本症例では，ADE を考慮した上でトラゾドン錠（25mg）（1 回 1 錠 1 日 1 回 就寝前）が追加となった．歩行が不安定だったため，転倒などのリスクについては一同で情報共有し，介護職員が常時対応できる環境であったことから本人と家族の理解も得ることができた．また，通所介護を週 4 回利用されているため，休みの前日からの服用開始を追加で提案した．

4 モニタリング

　介入する際に共有したモニタリングの項目を多職種からの情報も参考にしながら実施する．長期的な関わりが求められることから，ICF の各要素の変化を時間軸で捉えていくことで ADL や QOL への効果を最大限に高め

Chapter 3
セッティング別のリハ薬剤マネジメントの実践

ることが可能となる．また，評価しやすい到達目標を設定しておくことで介入後の評価を多職種で共有しやすくなるため，FIM や BI で評価している場合はセラピストに確認する．処方見直しの効果や ADE の発現時期の目安なども含めて服薬支援を行っている施設スタッフ以外の多職種との情報共有もモニタリングには欠かせない．基本的に医師の訪問診療や介護サービスの提供時間は決まっているため，たまにはタイミングを合わせて訪問することで関係性の構築や報告書では得られないような情報を得ることにもつながる．定期的なモニタリングで情報共有が十分にできれば，サービス担当者会議で得られる新たな情報は少なく済むだろう．

本事例では睡眠障害の改善傾向がみられ，見守りは引き続き必要だったが歩行も以前より安定した．日中の傾眠傾向も以前より改善し，日中の臥床も減った様子であった．また，ふらつきや転倒などもみられなかった．

高齢の認知症者では ADE が生じやすいため，少量で開始と短期間での評価を行い，その後は定期的な処方見直しを行うことが望ましい．基本的にはリハやケアなどの非薬物的介入も忘れずに一緒に取り組んでいく必要がある．

5 その後の暮らし

状況に応じたゴール設定を定期的に見直しながら介入していく必要がある．QOL や ADL 維持・向上を目指す中で，リハの効果を最大限に発揮するためにリハ薬剤の実践に終わりはない．リハ薬剤の実践をきっかけに積極的な薬剤師の関わりがもたらす効果を各専門職や介護職員に理解してもらうことで，多職種協働をより発展させることにつながる．

本症例では，非薬物的介入に薬物療法を組み合わせることで一時的な改善はみられたものの，認知症の進行によりゴール設定を繰り返し見直しながら ADL や QOL を意識した介入を継続している．

おわりに

　リハ薬剤の実践例を共有することで，リハ薬剤に対する理解を深めつつさらなる実践につながると考えられる．

　入退院時に医療機関との連携も必要で，米国では病院から高齢者施設へ入所後に薬剤変更に伴うADEが生じるケースがあることが報告されている[17]．さらに，多職種によるケースカンファレンスがPIMsを減少させる可能性を示唆する報告もある[18]．多職種でケースカンファレンスできる環境はまだ十分と言えないが，一人でも多くの人に対象者の最善に向けた支援にリハ薬剤の実践が必要不可欠なものであることを感じてほしい．専門職同士が双方向で情報共有しながら，対象者のADLやQOLを意識した薬剤師の積極的な介入に期待したい．

＼Take-Home Message ／

- ■リハ薬剤は，介護と医療が連携して高齢者の生活を包括的に支援する点は，どの施設形態でも共通している．
- ■高齢者の多くが複数の慢性疾患を有した状態（multimorbidity）であることから，PIMsやADEを見逃さないように多職種と連携した介入が重要である．
- ■長期的な関わりが求められるので，全人的評価に活用されるICF各要素の情報更新が必要となることから，多職種と双方向の情報共有が鍵となる．
- ■薬剤起因性老年症候群は，加齢に伴う症状との鑑別が難しい．ポリファーマシー状態だと原因薬剤の特定を困難にするが，予防可能なADEもあるため薬剤師が介入する意義は大きい．
- ■リハ薬剤を実践するためには，ポリファーマシーの適正化を目指すのではなく，ADLやQOLへの影響を意識したゴールを明確にすることが重要である．

> ■ADE のリスクや服用薬剤数を意識しすぎて必要以上に減薬しようと
> すると，逆に underuse に伴う弊害が生じやすくなるので注意する．

文献

1) Violan C, et al : Prevalence, determinants and patterns of multimorbidity in primary care : a systematic review of observational studies. PLoS One, 9 : e102149, 2014.
2) Aoki T, et al : Multimorbidity patterns in relation to polypharmacy and dosage frequency : a nationwide, cross-sectional study in a Japanese population. Sci Rep, 8 : 3806, 2018.
3) Dhall J, et al : Use of potentially inappropriate drugs in nursing homes. Pharmacotherapy, 22 : 88-96, 2002.
4) Kojima T, et al : Polypharmacy as a risk for fall occurrence in geriatric outpatients. Geriatr Gerontol Int, 12 : 425-430, 2012.
5) 若林秀隆ほか：機能・活動・参加と QOL を高めるリハビリテーション薬剤. pp2-17, じほう, 2019.
6) Hirose T, et al : Accumulation of geriatric conditions is associated with poor nutritional status in dependent older people living in the community and in nursing homes. Geriatr Gerontol Int, 14 : 198-205, 2014.
7) 秋下雅弘：高齢者のポリファーマシー 多剤併用を整理する「知恵」と「コツ」. 南山堂, 2016.
8) Gurwitz JH, et al : Incidence and preventability of adverse drug events among older persons in the ambulatory setting. JAMA, 289 : 1107-1116, 2003.
9) 日本神経学会：認知症疾患診療ガイドライン 2017. 医学書院, 2017.
10) 日本老年医学会：高齢者の安全な薬物療法ガイドライン 2015, メジカルビュー社, 2015.
11) Coupland CAC, et al : Anticholinergic drug exposure and the risk of dementia : a nested case-control Study. JAMA Intern Med, 179 : 1084-93, 2019.
12) 厚生労働省：高齢者の医薬品適正使用の指針（総論編）, 2018. Available at :〈https://www.mhlw.go.jp/content/11121000/kourei-tekisei_web.pdf〉
13) Kojima G, et al : Prevalence of frailty in nursing homes : a systematic review and meta-analysis. J Am Med Dir Assoc, 16 : 940-945, 2015.
14) Hanlon JT, et al : Incidence and predictors of all and preventable adverse drug reactions in frail elderly persons after hospital stay. J Gerontol A Biol Sci Med Sci, 61 : 511-515, 2006.
15) Kuijpers MA, et al : Relationship between polypharmacy and underprescribing. Br J Clin Pharmacol, 65 : 130-133, 2008.
16) Jyrkkä J, et al : Association of polypharmacy with nutritional status, functional ability and cognitive capacity over a three-year period in an elderly population. Pharmacoepidemiol Drug Saf, 20 : 514-522, 2011.
17) Boockvar K, et al : Adverse events due to discontinuations in drug use and dose changes in patients transferred between acute and long-term care facilities. Arch Intern Med, 164 : 545-550, 2004.
18) Crotty M, et al : An outreach geriatric medication advisory service in residential aged care : a randomized controlled trial of case conferencing. Age Ageing, 33 : 612-617, 2004.

3 急性期病院

はじめに

　わが国が直面している超高齢社会において，機能・活動・参加といった生活機能の低下を認めるフレイル高齢者や障害者が増加してきている．いずれも日常生活動作（ADL）を低下させる．急性期病院でも入院中に顕著にADLが低下することもまれではなく，在院日数の延長や生活の質（QOL）の低下につながる．生活機能低下の予防や改善には早期からのリハが重要である．それに加え急性期病院では疾患治療のために多剤が併用されることで有害事象がみられるケースも多い．ポリファーマシーの見直しも急性期病院から取り組むことが肝要である．

　リハ薬剤は薬剤師が中心となり多職種で，機能・活動・参加・QOLを最大限に高めることである[1]．ここでは，急性期病院でのリハ薬剤マネジメントの実践について解説する．

急性期病院によるリハ薬剤の実践とは

　急性期病院は，脳血管疾患や大腿部頸部骨折などリハを必要とする疾患も多い．しかし，リハに重点を置くと機能訓練を優先させ，薬剤に重点を置くと疾患治療を優先させることがみられる．急性期病院では疾患の治療を優先させることも必要であることから，多剤併用の頻度が高く，薬剤師が処方をしっかりと精査していないと不必要な薬剤の服用，それによる副

作用や相互作用のリスクが高まる．また，ポリファーマシーも多くみられる．

　急性期病院でこれら薬剤による有害事象を可能な限り回避することが求められる．これらには，リハと薬物療法に対して多職種で取り組むことでリハと薬剤の両方に視点を置くことができ，リハの効果を最大限高めることができると考える．ここでの多職種は，医師，薬剤師，看護師，管理栄養士，理学療法士，言語聴覚士，作業療法士，医療ソーシャルワーカーなどであり，「リハからみた薬剤」や「薬剤からみたリハ」[1] の考え方に基づいたリハ薬剤マネジメントの実践には必要不可欠である．リハ薬剤の介入には回復期リハ病棟が在院日数なども考慮すると取り組みやすいと思われるが，診療報酬上の問題もあり薬剤師がいないことがある．そのため，十分に回復期リハ病棟にて薬剤師が関われていないケースも多い．一方，急性期病院の平均在院日数は約2週間程度と比較的短いが，薬剤師を含めて多職種でリハ薬剤の実践を行うことは十分に可能であり，リハ薬剤の起点となると考える．

リハ薬剤のエビデンス

　内服薬剤数が5剤以上もしくは6剤以上であれば薬物有害事象が多く発生したという報告ある（図1-7；p30）．大腿骨頸部骨折患者におけるDPCデータを用いた研究では，6剤以上の使用群が75.6%と高く，ADL改善が悪く，在院日数が長いことが報告されている[2]．また，リハ栄養データベース研究では，同疾患において抗精神病薬使用群で回復期リハのADL改善が悪く，転倒が多いことが示唆された[3]．入院中の薬剤数の増加はリハ病棟の脳卒中患者の機能改善を遅らせ自宅への退院率が有意に低いことが報告されている[4]．慢性腎疾患を有する脳卒中患者は，ポリファーマシー群で有意に機能的自立度評価（FIM）効率が有意に低下した[5]．ポリファーマシーについては処方薬剤数や種類数のみだけで判断するのではなく，処方内容をしっかりと

評価していくことで薬剤師による処方の適正化が望まれる．PIMs についてのリハ薬剤研究を紹介する．高齢脳卒中患者は，入院中に抗コリン作用を有する薬剤の使用が有意に増加した．さらには Beers 基準に従った PIMs を使用している患者 FIM 利得が有意に低かった [6]．PIMs については高齢リハ患者の生活の質を低下させることも報告されている．また，PIMs が増えることは脳卒中患者においての機能改善を制限される [6,7]．リハ薬剤を考える上では，リハによい影響を及ぼす薬剤についても熟知しておく必要がある．SSRI とレボドパが脳卒中後の運動機能回復によい可能性が示唆された [8]．しかし，脳卒中後に SSRI であるフロキセチンを投与し，機能回復効果をみた FOCUS trial では，機能回復と生存期間において有意な差は認められていない [9]．今後臨床研究が進みさらに多くの蓄積されるエビデンスが，リハ薬剤を実践する上で有用な情報となる．

急性期病院でのリハ薬剤の実践

症例

81 歳，女性

既往歴：高血圧症，脂質異常症，狭心症，心房細動，認知症，腰椎椎間板炎にて保存的治療後の患者である．リハ病院にて歩行訓練後，歩行器にて屋内歩行は可能であったが，左＞右脱力が出現し脳出血（左尾状核頭）のため当院へ搬送された．軽度の右片麻痺があり，血圧管理を中心にリハ病院に戻ることを目標に入院治療が開始された．

1 アセスメント・推論

ステップ1 情報収集

　薬剤師が情報を収集する際には，診療録などから患者基本情報，病歴，診察所見，検査データ，薬歴などを確認する．医師や看護師などの他のスタッフからは入院目的，治療方針，患者面談時の注意事項，入院生活の状況などについて聴取する．リハ薬剤においてはこれに加えて，国際生活機能分類（ICF）を意識した情報が大切である．生活機能を示す3つのレベルと2つの背景因子からなる概念モデルであり，すべての要素が相互に依存的な関係を示している（図1-5；p18）．どうしてもわれわれ薬剤師は薬に目が行きがちである．そうすると ICF の健康状態しかみえてこない．健康状態以外には，心身機能・身体構造，活動，参加，環境因子，個人因子の全部で6つの要素で構成されている．そのため，リハスタッフや医療相談員も含めた多職種からの情報収集が肝要となる．その上で，患者を中心とした暮らしが先にくる思考回路で考えることで ICF 全体がみえてくる．ICF は単なる分類コードではなく，生きることを全体像として捉えるための概念であり，リハ薬剤マネジメントを実践していく上での共通言語となりうる．また，患者に直接接することで得られる情報はとても大切である（表3-4）．患者の自覚症状の確認，客観的データの確認，他の薬剤の影響や相互作用の有無の確認，副作用の発現状況の確認，薬物治療の理解度の

表3-4　薬剤師が患者と接することで得られる情報

過去の治療内容，服薬歴，併用薬の有無，OTC 薬および健康食品摂取の有無 副作用歴・アレルギー歴・生活歴の再確認 病気・入院目的・治療方針（治療目的）に対する理解度 患者の治療に対する関心度や医療スタッフに対する信頼度 服用薬に対する理解度 薬剤師に対する信頼度 服用薬剤や副作用に関する不安度

確認，アドヒアランスの確認，生活習慣の確認は具体的に把握する．

ステップ2 アセスメント

ICF を用いた本症例のアセスメントを**図 3-4** に示す．心身機能とは身体系の生理機能であり，軽度右片麻痺，傾眠傾向，見当識障害，低栄養，体重減少，食欲不振を挙げた．また，身体構造では左変形性膝関節症がある．活動は，日常生活動作以外にも歩行や姿勢保持，会話などの社会生活上必要な行為が含まれる．意思疎通困難，食事摂取・トイレの一部介助，入浴・更衣・移動の全介助を挙げた．参加については認知症もあることから十分に情報が得られなかったが，リハ病院で歩行器にて訓練されていたことを挙げた．環境因子は，物的環境や社会的環境がある．今回，独居であること，薬剤は病棟にて管理していることを挙げた．個人因子は，その人

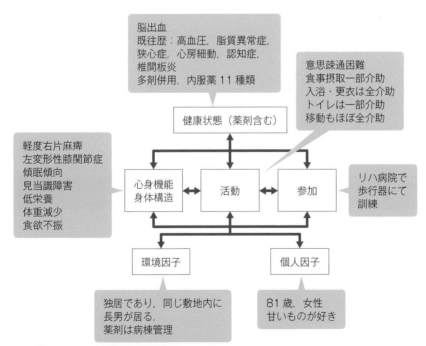

図 3-4 国際生活機能分類を用いたアセスメント症例

の特徴や個性，生活の特別な背景であり，81歳の女性，甘いものが好きであることである．健康状態は，今回入院の契機となった診断名，既往歴，服用薬剤数などであり，脳出血，既往歴：高血圧，脂質異常症，狭心症，心房細動，認知症，椎間板炎，内服薬剤数が11種類であることを挙げた．

ステップ3 方針立案

ICFの評価をもとにして方針を考える際に，高齢者は多くの疾患を併存していることが多く，そのため普段内服している薬剤も多剤となっていることを忘れてはならない．治療方針を共有しながら入院の契機となった病気の治療に伴う薬剤が他の内服薬と重複しないか，相互作用等も含めて確認していく．さらに入院時・入院中に生理機能の低下が起きていないか，現在の服用薬剤による副作用が疑われる症状の出現についても看護師や他職種とともに情報を共有する必要がある．脳血管疾患などで入院時にいったん中止となった薬剤の再開は，患者の全身状態をみながら慎重に判断する．リハの方針を確認し，リハに悪影響を及ぼす薬剤については，必要かどうかを多職種でコミュニケーションをとりながら検討する．

また，薬剤起因性老年症候群と主な原因薬剤（**表1-5**；p20）についても十分に確認していく．その上で，薬剤師が主体的にリハ薬剤の視点で方針を立案する．以下に本症例の実践計画を示す．

実践計画

処方薬

ニフェジピンCR錠(20mg)	1回1錠	1日1回朝食後
ロスバスタチンOD錠(2.5mg)	1回1錠	1日1回朝食後
ファモチジンD錠(20mg)	1回1錠	1日1回朝食後
フマル酸第一鉄カプセル(100mg)	1回1C	1日1回朝食後

アルプラゾラム錠（0.4mg）	1回1錠　1日1回夕食後
プレガバリンOD錠（25mg）	1回1錠　1日2回朝夕食後
センノシド顆粒	1回1g　1日1回就寝前
スボレキサント錠（15mg）	1回1錠　1日1回就寝前
アセトアミノフェン錠（300mg）	1回1錠　1日3回毎食後
アジルサルタン錠（20mg）	1回1錠　1日1回朝食後
エチゾラム錠（0.5mg）	1回1錠　1日1回朝食後

入院時より，リバーロキサバン錠（10mg）　1回1錠　1日1回朝食後は中止

　リハスタッフから，リハ開始当初に覚醒にムラがあることがあり昼夜の逆転傾向もあること，食事量にムラがあることがカンファレンスで報告された．エチゾラムがその原因の可能性があることを主治医へ伝え可能であれば一度中止を提案した．睡眠は十分にとれていたことから，スボレキサントも傾眠（4.7%）の副作用が報告されていることを主治医に伝えた．アセトアミノフェンとプレガバリンとの併用にて疼痛管理は良好であったが，上記の介入により改善が得られない場合は，プレガバリンの朝分を中止し，夕のみへ減薬も検討していくことを立案した．多職種で情報共有しながら嚥下機能は良好であることがわかったが，食事摂取量が十分でないため食欲を増進される六君子湯の処方についても立案した．

ゴール設定

　リハ薬剤のゴールは障害者の機能・活動・参加・生活の質を最大限高めることにある．

　急性期病院のリハ薬剤のゴール設定については，多職種間で薬剤を基本としたリハや運動内容について密接に関わりあい，共通の認識として進め

ていくことが望ましい．病棟カンファレンスや栄養サポートチームラウンドに薬剤師が参加しているため，そこにリハ薬剤の視点も加えながら，ゴールを共有することが大切である．急性期リハ，回復期リハまた維持期のリハとリハを行う場が徐々に変化していく．その起点となる急性期病院からリハ薬剤のゴール設定をしっかりと行い，その後のリハの場へつなげていく必要がある．

　本症例でのゴールは薬剤減薬調整による日中の傾眠傾向の改善および血圧コントロールである．それらを適切に行うことで，リハを促進し，ポリファーマシー対策も同時に行うことである．リハ薬剤の視点から多職種で情報共有を行うことで，食事摂取量の増加も追加としてゴール設定とした．減薬後のモニタリングを行い，不眠の再発がなく，リハ病院への転院を最終目標とした．

介入

　急性期病院にてリハが必要な患者は高齢者が多く，高血圧や糖尿病，脂質異常症，心臓病などの病気を抱えている．さらに急性期の疾患に対する治療のために薬剤が処方されることからポリファーマシーが臨床で問題になる．理由としては，高齢者の薬物有害事象は生理機能の変化による薬物動態の変化，腎機能，体脂肪率の上昇などさまざまな要因からなるためである．入院を契機に薬物動態の変化などから，今までみられなかった有害事象が起こることがある．薬剤師はそれらに十分に注意しながら，治療効果を落とすことなく薬物治療に適切に関わっていかなければならない．10種類以上の薬剤の服用が栄養状態の悪化，認知機能・機能的能力の低下に相関しているこが報告されている[10]．リハ薬剤・リハ栄養を実践する上でもポリファーマシー対策は避けることはできない．対策の第一歩は，高齢者の医薬品適正使用の指針において，併存疾患やADL，生活環境，すべての薬剤の使用状況などを把握した上で，処方の優先順位をつけるなどして

薬物治療の必要性を適宜検討していくことである．患者の処方薬を精査し減薬を考慮する際に Beers criteria や STOPP criteria，『高齢者の安全な薬物療法ガイドライン 2015』などが参考になる [11-14]．高齢者では薬物有害事象が老年症候群として現れることも多くみられるが，見落としがちであり注意が必要である（表1-5；p20）．また，高齢者の処方を精査する際に減薬に注意がいくことが多いが，リハによい影響を与える薬剤に着目することも大切である．漢方薬はそのよい例である．

　誤嚥性肺炎を予防する目的での半夏厚朴湯を投与する場合がある．高齢者に有用性が示されている漢方薬について表3-5に示す．その他，食欲不振への六君子湯の投与はグレリンを介した食欲増進が認められている [15]．抑肝散は暴力や暴言など攻撃的な状態の際に試してみることがある．五苓散は脳神経外科領域において，慢性硬膜下血腫や水頭症に用いられることがある．これら漢方薬は本来の自然治癒力を発揮させてリハ効果を高める．そのため，漢方を用いたリハ薬剤についても積極的に取り入れることで良好な QOL が得られる．その際にリハ薬剤について，病棟全体でコミュニケーションをとることが肝要である．

　また，入院中に処方された薬剤や持参薬について，服用している理由を

表 3-5　**高齢者の安全な薬物療法ガイドライン 2015 で有用性が示唆される漢方製剤**

抑肝散	認知症（アルツハイマー型，レビー小体型，脳血管性）に伴う行動・心理症状（易怒，幻覚，妄想，昼夜逆転，興奮，暴言，暴力などの陽性症状）．うつ，不安，悲哀，無動，食欲不振などの陰性症状には無効
半夏厚朴湯	誤嚥性肺炎の既往をもつ患者の嚥下反射，咳反射を改善し，肺炎発症の抑制に有効
大建中湯	脳卒中後遺症の機能性便秘，腹部術後早期の腸管蠕動運動促進に有効
麻子仁丸	高齢者の便秘に有効
補中益気湯	慢性閉塞性肺疾患（COPD）の自他覚症状，炎症指標，栄養状態の改善に有効

（文献 14 より引用）

十分に把握することが重要であり，それらに優先順位をつけて考える必要がある．臨床検査値，患者へのインタビューなどからの情報収集から副作用の確認も忘れてはならない．入院時処方薬と持参薬との相互作用，重複投与も含めてしっかりとした処方レビューが求められる．そのため，入院時・入院中に薬剤師が関わることの意義は非常に大きい．また，減薬をする際には主治医とだけでなく，病棟でのカンファレンスなどにて多職種と情報共有をすることが必要である．減薬がスムーズに行えるだけでなく，減薬後の変化や多くのフィードバックをもらえるようにしておくことで減薬の評価が容易となる．短期間の減薬後に処方が元に戻ってしまうこともあることから，多職種で顔のみえる関係を構築してアプローチしていくとよい．多職種で急性期病院からリハ薬剤の視点で取り組むことにより，回復期リハ病棟に移行した際にもシームレスに薬剤師が関わることができる．このように入院時から薬剤師が積極的に関わることにより，患者の状態に配慮した処方の適正化が可能となる．

モニタリング

　介入後のリハ薬剤の視点でのモニタリングも重要である．減薬した場合であれば，その薬剤を減らしたことによる効果をしっかりとモニタリングしていく．本症例では，日中の傾眠改善のために今回はエチゾラムを中止後に経過をみてスボレキサントも中止したが，傾眠は改善されたか？　それに伴いリハは促進されたか？　急性期病院であれば，Barthel index などの維持・改善に寄与できているかをリハ職種と共有していく．また，六君子湯の開始後の経口摂取量の変化についても確認していく．栄養状態が不良の場合は，栄養サポートチームと連携をとりながら栄養リスクの評価を定期的に行うことも忘れてはならない．脳血管疾患などであれば，血圧コントロールも大切である．降圧薬によるふらつき，低血圧はないか，薬剤を増減した際にはその後も血圧を定期的にモニタリングしていく．入院中

の食事が血圧コントロールを容易にしている場合もあり，それらも含めてみていく必要がある．モニタリングは，設定したゴールに向けてリハ薬剤マネジメントが遂行できているかを確認する重要なプロセスである．

　本症例では，エチゾラム，スボレキサントについて経過をみながら段階的に中止することで徐々に日中の傾眠傾向が改善し活気が出てきた．そのため，立案していたプレガバリンの減薬は実施せずに済んだ．日中の覚醒が得られたことで，リハが進み，離床開始後は軽介助にて歩行可能となった．六君子湯の導入とリハスタッフの介入もあり，食事摂取量も5〜9割程度まで改善し，管理栄養士より提供された高カロリーゼリーなども全量摂取できた．薬剤の減薬による不眠もみられておらず，血圧コントロールも良好であった．全身状態も落ち着いており，リハ病院に転院となった．

退院

　リハ薬剤マネジメントは急性期病院が起点となり，転院先または在宅などの次の療養の場でも継続して行うことが求められる．入院中は医療従事者，本人，家族と関わっていた全員に対して行っていた情報共有を転院先や在宅で関わる医療スタッフに対しても同様に行っていく必要がある．リハを継続し，退院後もその人らしい生活を送れるようにわれわれ薬剤師はリハ薬剤の架け橋となることが求められる．円滑にリハ薬剤がどの場面においても行えるように，転院先・在宅での医師，看護師，薬剤師，リハ職種，医療ソーシャルワーカーも含めた有機的な連携が必要となる．多職種が協力することで，薬剤管理サマリー，リハ実施報告書，看護サマリーなど必要な各種の情報伝達ための書類を用いて患者が安心して次の療養の場に移行できるように努めることが必要である．

本症例では，転院後もシームレスにリハ薬剤マネジメントが行えるように転院先に対して，薬剤管理サマリーにて情報提供をした．

リバーロキサバン，エチゾラム，スボレキサントは休薬のまま，今後の経過で必要に応じて転院先にて再開を検討してもらうことを申し送った．

おわりに

ICFにおいて薬剤は健康状態に含まれる（図1-5；p18）．薬剤を含む健康状態は他の心身機能や活動，参加にも影響を及ぼすためトータルで捉えて，高齢者や障害者の機能，活動，参加，QOLを最大限高めることが大切である．ポリファーマシーは臨床において問題となることから，薬剤指導管理業務の一環として取り組んでいる薬剤師も多い．しかし，急性期病院において薬剤師がリハ薬剤マネジメントに十分に関われているとは言い難く，まだまだこれから発展させていく必要がある．そのためにもリハ薬剤研究におけるエビデンスのさらなる発信とともに多職種を巻き込んだリハに積極的に参画していく必要がある．生活機能維持・向上のための薬物治療に貢献できるのは多職種と協働できる薬剤師にほかならない．超高齢社会を迎えたわが国でリハの効果を十分に発揮するためにリハ薬剤マネジメントは重要なツールとなる．

＼Take-Home Message／

■ リハ薬剤の実践は急性期病院の日常にある．
■ 持参薬の精査や見直しがリハ薬剤的な介入のきっかけとなる．
■ リハ薬剤の視点を取り入れることで，今まで以上に病棟薬剤管理指導業務の充実につながる．

■ 1 症例ずつ丁寧に積み重ねることで多職種の協力や多くの気づきも得られる.
■ リハの効果を十分に発揮するために薬剤師のリハ薬剤マネジメントにおける活躍が期待される.

文献 ─────────────────────────────

1) Wakabayashi H：Rehabilitation pharmacotherapy：a combination of rehabilitation and pharmacotherapy. J Gen Fam Med, 19：43-44, 2018.
2) Maki H, et al：Impact of number of drug types on clinical outcome in patients with acute hip fracture. J Nutr Health Aging, 23：937-942, 2019.
3) Nakamichi M, et al：Influence of antipsychotics on functional prognosis after geriatric hip fracture. J Nutr Health Aging, 23：381-385, 2019.
4) Kose E, et al：The association of increased drugs use with activities of daily living and discharge outcome among elderly stroke patients. Int J Clin Pharm, 40：599-607, 2018.
5) Kose E, et al：Impact of polypharmacy on the rehabilitation outcome of japanese stroke patients in the convalescent rehabilitation ward. J Aging Res, 7957825, 2016.
6) Kose E, et al：Role of potentially inappropriate medication use in rehabilitation outcomes for geriatric patients after strokes. Geriatr Gerontol Int, 18：321-328, 2018.
7) Bachmann M, et al：Association of potentially inappropriate medications with outcomes of inpatient geriatric rehabilitation：a prospective cohort study. Z Gerontol Geriatr, 51：811-818, 2018.
8) Firth N, et al：Safety and efficacy of recovery-promoting drugs for motor function after stroke：A systematic review of randomized controlled trials. J Rehabil Med, 51：319-330, 2019.
9) Dennis M, et al：Effects of fluoxetine on functional outcomes after acute stroke (FOCUS)：a pragmatic, double-blind, randomised, controlled trial. Lancet, 393 (10168)：265-274, 2019.
10) Jyrkkä J, et al：Association of polypharmacy with nutritional status, functional ability and cognitive capacity over a three-year period in an elderly population. Pharmacoepidemiol Drug Saf, 20：514-522, 2011.
11) American Geriatrics Society 2015 Beers Criteria Update Expert Panel：American Geriatrics Society 2015 updated Beers criteria for potentially inappropriate medication use in older adults. J Am Geriatr Soc, 63：2227-2246, 2015.
12) Gallagher P, et al：STOPP (screening tool of older person's prescriptions) and START (dcreening tool to alert doctors to right Treatment). Consensus validation. Int J Clin Pharmacol Ther, 46：72-83, 2008.
13) O'Mahony D, et al：STOPP/START criteria for potentially inappropriate prescribing in older people：version 2. Age Ageing, 44：213-218, 2015.
14) 日本老年医学会ほか編：高齢者の安全な薬物療法ガイドライン 2015. メジカルビュー社, 2015.
15) 乾明夫：グレリンと六君子湯─脳腸相関における六君子湯の作用メカニズム. 漢方医学, 36：190, 2012.

4 地域包括ケア病棟

はじめに

　現在進行形の加速度的な高齢化を迎えているわが国において，地域包括ケアシステムの拡充対策が進められている．その中で，フレイル高齢者や障害者の日常生活動作（ADL）や生活の質（QOL）を向上させることはその対策の重要な柱であろう．リハ薬剤はその重要な柱に対する介入手法であり，地域包括ケア病棟における実践が超高齢社会の喫緊の課題に対する対策の一端を担うことは想像に難くない．ここでは地域包括ケア病棟でのリハ薬剤の実践方法について解説する．

地域包括ケア病棟によるリハ薬剤の実践とは

　地域包括ケア病棟の役割について簡潔に表現すれば「在宅と病院を円滑につなぐ場所」である．具体的には，在宅患者の病状が悪化した場合の「在宅からのサブアキュート」，急性期病棟で容態の落ち着いた患者を受け入れる「急性期からのポストアキュート」，そして「在宅復帰支援」の3つの役割が求められる．中でも，サブアキュートとしての機能は回復期リハ病棟と比較しても特徴的な機能であり，「ときどき入院，ほぼ在宅」[1]を実現するために重要な役割を担っている．2020年度診療報酬改定においても一般病棟からの転棟割合が制限され，サブアキュートの割合を増加する方針が示されている．また，在宅復帰率が7割以上とされていることか

らも在宅との親和性が高いことがわかる.

　リハ薬剤を実践する場として考えると，まず60日間の入院加療が可能であり，急性期病院の平均在院日数約14日間と比較しても十分な介入期間を有する．回復期リハ病棟とリハの内容を比較すると，配置が必要なセラピスト数は少なく，診療報酬でも摂食機能療法以外のリハは入院料に包括されている．限られた資源の中でより効果的なリハが必要であり，ADLおよび在宅復帰率向上に向けてリハ薬剤の実践が求められる．対象患者は回復期リハ病棟と異なり，脳血管疾患，運動器疾患，廃用症候群以外にも多岐にわたる．複数の疾患を有している事例も多く，いわゆるポリファーマシーの状態が散見される．ポリファーマシーは転倒，身体機能，認知機能と関連しているとの研究報告もあり[2]，リハ薬剤の実践にポリファーマシー対応は欠かせない．昨今の診療報酬でもポリファーマシー対応への評価は高まっており，病院薬剤師の活躍の場としてはうってつけであろう.

　しかし，全国的に地域包括ケア病棟で薬剤師がその職能を発揮できているかというとその事例は少ない．理由は診療報酬上での評価にあり，薬剤管理指導料や病棟薬剤業務実施加算といった病棟薬剤師の主たる業務に対する対価が地域包括ケア病棟入院料に包括されていることにある．病院経営という視点から地域包括ケア病棟への薬剤師の配置が後回しになってしまうという状況は理解できる．しかし，前述した入院期間，効率的なリハの必要性，複数疾患によるポリファーマシー対応の必要性を考慮すれば地域包括ケア病棟でのリハ薬剤実践の意義は大きい．リハの効果を最大限に発揮し，適正な薬物療法を実施することで「在宅と病院を円滑につなぐ場所」の機能を発揮させる力がリハ薬剤にはあると考える.

地域包括ケア病棟でのリハ薬剤の実践

　地域包括ケア病棟でのリハ薬剤の実践方法について事例を交えながら，リハ薬剤マネジメントサイクルに沿って考えてみたい.

78歳，女性

病歴：腰痛症，骨粗鬆症．1年前に大腿骨頸部骨折にて手術歴あり．自宅退院後は杖歩行により ADL は自立していた．今回，誤嚥性肺炎疑いにて入院，加療となったが，症状安定後も食思低下および ADL の低下がみられた．本人，夫ともに地域包括ケア病棟にてリハ後の自宅退院を希望している．家族からの情報では，入院前から食事量は減っており，食事を飲み込みにくそうであったとのことである．また，痛み止めの薬はなるべく服用しないようにしていたこと，下肢疼痛の影響から活動量は低下していたことがわかった．

1 アセスメント・推論

ステップ1 情報収集

　情報収集項目として，薬歴，病歴，身体機能，活動量，栄養評価，社会的環境などが挙げられるが，国際生活機能分類（ICF）を意識した情報収集が有用である．ICF は健康状態，心身機能・身体構造，活動，参加，環境因子，個人因子の6つの要素で構成されており，全人的評価が可能で，リハ薬剤でのアセスメントに適している[3,4]．地域包括ケア病棟では薬剤師が専従ではないことも多く，単独での情報収集には限りがある．カルテおよび患者本人からの情報収集のみでは不十分であることも多い．ICF に必要な情報を患者のみならず，患者家族や多職種スタッフ，病棟カンファレンスなどで共有することが重要である．患者との関わりが多い看護師からは ICF 全般の情報が得られるが，心身機能・身体構造はセラピスト，環境因子は医療ソーシャルワーカー（MSW）といった専門職からの情報も欠かせない．情報取集が十分でなければ適正なリハ薬剤の実施は困難となりう

ると考える.

ステップ2 **アセスメント**

　ICF による全人的評価を多職種で実施する. 薬物療法は, 健康状態の構成要素に含まれ, ICF の心身機能・身体構造, 活動, 参加の構成要素と関連している. 図 3-5 に提示した症例の ICF を示す.

　ICF の要素を検討する際には栄養評価や ADL の評価も重要となる. 栄養評価については Mini Nutritional Assessment（MNA®-SF）や主観的包括的評価（SGA）などのツールが有用である. 管理栄養士や NST が評価した結果を共有することで効率的なアセスメントが可能となる. ADL の評価についてはバーセルインデックス（BI）や機能的自立度評価法（FIM）を用いる. ADL についてはセラピストが実施した結果を共有する必要がある. 薬剤師が ICF による評価を実施する際には栄養評価や ADL の評価を含め多職

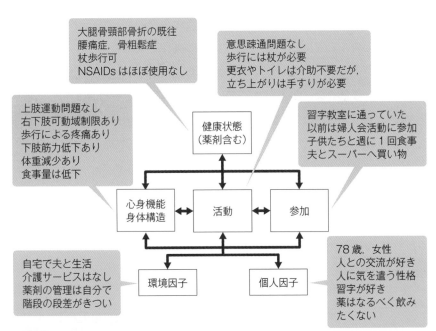

図 3-5 **国際生活機能分類（ICF）を用いたアセスメント事例**

種による各種評価を理解しておく必要がある．地域包括ケア病棟ではより効率的なリハを実践するためのリハ薬剤が求められるため，BI や FIM などのアセスメント項目への理解が必要である．

ここで図 3-5 に示した ICF を確認すると，前述した栄養評価や ADL といった心身機能・身体構造や活動，また薬物療法を含む健康状態のみのアセスメントでは十分ではないことがわかる．退院後の生活を考慮した方針を立案するために，環境因子，個人因子，参加といった患者背景を多職種にて十分にアセスメントしておくことが欠かせない．

ステップ3 **方針立案**

ICF によるアセスメント結果を考慮して方針を立案するが，地域包括ケア病棟では複数疾患を有している高齢者が多い点に注意する．高齢者では腎機能や肝薬物代謝の低下などにより若年者と薬物動態が異なる．表 3-6 に高齢者の薬物動態に影響を及ぼす生理的因子の変動について示す[5]．薬剤の用法・用量については一般的な成人を対象として設定されていることが多いため，一見問題のない投与量であっても高齢者にとっては過量投与となる事例も少なくない．また，薬物有害事象（adverse drug events：ADE）が生じていないかどうかについては看護師やセラピストから得られる ADL に関する情報が重要である．ポリファーマシー対応を実施する際には多職種との情報共有を踏まえた上で，薬剤師としての方針を立案する．また，薬剤起因性老年症候群と呼ばれる ADE によるふらつき・転倒，抑うつ，記憶障害，せん妄，食欲低下，便秘，排尿障害・尿失禁などについても確認が必要である．下記に本症例に対する実践計画を示す．

処方薬

エルデカルシトールカプセル(0.75μg)　1 回 1 C　1 日 1 回朝食後

アレンドロン酸ナトリウム錠(35mg)　1 回 1 錠　週 1 回起床時

チザニジン塩酸塩錠(1mg)　　　　　1 回 1 錠　1 日 2 回朝夕食後

表 3-6 高齢者の薬物動態に影響を及ぼす生理的因子の変動

生理的因子	変化率
胃腸管血流速度	20～30% ↓
胃酸分泌	pH1～3 ↑
胃内容排出速度	0～10% ↓
消化管運動	10～20% ↓
心拍出量	30～40% ↓
体内水分量	10～15% ↓
体脂肪	20～40% ↑
血清アルブミン	15～20% ↓
血漿 α_1-酸性糖タンパク質	10～20% ↑
除脂肪体重	20～30% ↓
肝重量	18～36% ↓
肝代謝酵素活性	0～15% ↓
肝血流速度	30～50% ↓
小腸酵素活性	0～10% ↓
小腸微小絨毛の萎縮	15～20% ↓
腎血流速度	40～50% ↓
腎糸球体濾過速度	20～30% ↓
尿細管分泌能	30% ↓

＊高齢者 65 歳以上を若年者 20～30 歳と比較

（文献 5 より引用）

Chapter **3**
セッティング別のリハ薬剤マネジメントの実践

ロキソプロフェンナトリウム錠（60mg）　1 回 1 錠　頓用疼痛時

レバミピド錠（100mg）　　　　　　　1 回 1 錠　頓用疼痛時

ブロチゾラム錠（0.25mg）　　　　　　1 回 1 錠　1 日 1 回就寝前

　ADL の低下については歩行による疼痛が直接的な原因であることがセラピストの介入より判明した．また，痛み止めは胃に悪いとの思いが拒薬の原因であったことも判明した．リハを進めるため，COX-2 選択性の高いセレコキシブ錠を ADL が改善するまで定期服用することを立案した．胃潰瘍の既往や腎機能低下はみられていないが，ADE に注意して経過フォローが必要である．また，嚥下機能低下が食思不振の主要な原因であると考えられるため，嚥下機能の低下につながる薬剤を検討した．筋弛緩作用および抗コリン作用を

有するチザニジン錠，ブロチゾラム錠を中止・減量，不眠時にはスボレキサント錠を使用することを立案した．

2 ゴール設定

　リハ薬剤のゴール設定はリハの効果を最大限に発揮し，機能改善や維持を図ることで ADL の向上を目指すことにある．ここで重要なことは，ICF による全人的評価を見失わないことである．医療従事者はそれぞれの専門性を活かし，その専門分野でのゴールを目標とすることが多い．薬剤師であれば転倒による骨折のリスクを考慮し，中枢神経系を抑制する薬剤や抗コリン薬などの薬剤の減量・中止を目的とするかもしれない．BI や FIM を用いて ADL の具体的なゴールを設定することも欠かせない．しかし，健康状態（薬剤を含む）や身体機能は ICF の要素の一つであり，その患者の性格，好み，在宅での環境や生活を忘れてはならない．地域包括ケア病棟では入院期間が 60 日と長く，薬剤調整後の ADL の状況や在宅をイメージすることが可能となる．

　本症例に対するゴールは，ポリファーマシー対応によるリハの促進と ADL 向上であるが，その先にある退院後の生活を患者と共有して追加のゴール設定を行った．退院後の外出機会を増やしたいという希望が強く，その阻害要因が疼痛であることから，痛みのない歩行ができることを追加した．

3 介入

　ゴール設定の内容を多職種と確認しながら介入する．リハへ影響する薬剤を検討する場合，まずはポリファーマシーの是正と，次に ADE のリスク軽減を図る対応を行う．処方見直しのプロセスについては『高齢者の医薬品適正使用の指針（総論編）』[6]などを参照されたい．また潜在的に不適切な処方（potentially inappropriate medications：PIMs）を検出するツールとしては，海外にて作成された Beers criteria[7]や STOPP/START criteria[8]，2015 年に日本老年医学会から発表された『高齢者の安全な薬物療法ガイドライン 2015』[9]などを参照されたい．ここで重要なことは，現在使用しているすべての薬剤の使用理由を明確にしておくこと，そのことを患者と一緒に確認しておくことである．減量・中止を検討・決定する際には ADE 発生リスクなどを考慮し，優先順位を付けて対応していくが，最初に患者の思いを確認しておくことでその後の対応が円滑に進む場合が多い．地域包括ケア病棟への入院・転棟時にはまずこの確認作業を通して患者との信頼関係を構築しておく必要がある．また，ポリファーマシー対応では薬剤減量・中止後のモニタリングが重要である．急性期病棟の約 14 日間と比較しても地域包括ケア病棟では 60 日間と一定期間の入院が可能であり，症状も安定していることが多いため，ポリファーマシー対応が行いやすい環境と言える．

　ADE に関してはリハに直接影響を及ぼすふらつき・転倒，傾眠，認知機能低下，排尿障害などに注意が必要である．中でも抗コリン作用を示す薬剤については中枢神経系へ作用し，ADE として認知機能障害や嚥下機能障害を引き起こす．一つの指標として抗コリン作用性有害事象を表す指標（anticholinergic risk scale）があり，3 点の薬剤が最も抗コリン作用が強く，リスクが高いとされている（**表 3-7**）[10]．個々の抗コリン作用が弱くても，複数の薬剤を使用することにより蓄積された点数が高くなり，記銘力低下や注意障害を誘発することが知られているため注意が必要である．大腿骨

表 3-7 抗コリン作用性有害事象を表す指標（Anticholinergic risk scale）

3 点	アミトリプチリン，アトロピン製剤，イミプラミン，オキシブチニン，クロルフェニラミン，クロルプロマジン，シプロヘプタジン，ジフェンヒドラミン，チザニジン，ヒドロキシジン，ヒヨスチアミン製剤，フルフェナジン，プロメタジン，ペルフェナジン，メクリジン
2 点	アマンタジン，オランザピン，クロザピン，シメチジン，セチリジン，トリプロリジン，トルテロジン，ノルトリプチリン，バクロフェン，プロクロルペラジン，ロペラミド，ロラタジン
1 点	エンタカポン，カルビドパ・レボドパ，クエチアピン，セレギリン，トラゾドン，ハロペリドール，パロキセチン，プラミペキソール，ミルタザピン，メトカルバモール，メトクロプラミド，ラニチジン，リスペリドン

（文献 10 より引用）

近位部骨折急性期後のリハ目的入院患者において，抗コリン作用負荷が高い患者は退院時の FIM が有意に低く，ADL を低下させることが知られている[11]．また，抗コリン作用やドパミン系抑制作用のある薬剤は嚥下機能の低下にも大きく関与している．誤嚥予防の観点から嚥下反射の神経伝達物質であるサブスタンス P の分解を抑制するアンジオテンシン変換酵素阻害薬[12] やシロスタゾール[13]，などの選択肢も知っておく必要がある．また，リハの効果を最大限発揮するには栄養管理も同時に行う必要があり，栄養量が不足した状態でのリハは逆効果を招く場合もある．地域包括ケア病棟の入院患者には低栄養およびフレイル高齢者が多数存在しているため[14]，食欲低下につながる可能性のある薬剤（**表 3-8**）[15] について注意が必要である．ポリファーマシーと低栄養の関連をみた 3 年間の横断研究では，6～9 剤以上で 16％～28％，10 剤以上で 31％～50％ の低栄養リスク増加がみられたとの報告もある[16]．

　本事例では実践計画およびゴール設定の内容を医師含めた多職種で共有することで円滑な介入が実施できた．痛み止めへの思いを十分に傾聴し，変更後の薬剤は胃腸障害のリスクが軽減される旨を伝えると安心された様子であった．筋弛緩作用および抗コリン作用を有する薬

表3-8 食欲低下につながる可能性のある薬物

機序	薬効群
消化管障害	非ステロイド性抗炎症薬（NSAIDs），副腎皮質ステロイド，ビスホスホネート製剤，抗菌薬（クリンダマイシン，テトラサイクリン），経口血糖降下薬，カリウム製剤
悪心・嘔吐	抗がん剤，オピオイド，選択的セロトニン再取り込み阻害薬（SSRI），ジギタリス製剤，鉄剤
腹部膨満感	α-グルコシダーゼ阻害薬，抗菌薬，イオン交換樹脂製剤
味覚異常	ゾピクロン，プロトンポンプ阻害薬（PPI），抗菌薬，降圧薬，抗甲状腺薬
唾液分泌低下	降圧薬，ヒスタミン受容体拮抗薬，抗精神病薬，抗パーキンソン病薬，抗コリン薬，利尿薬
意欲低下	降圧薬，抗精神病薬
その他	緩下剤

（文献15より転載）

剤の中止・変更についても，メリット，デメリットをお伝えすることで納得され，進んで変更を希望された．

4 モニタリング

　リハ薬剤のモニタリングに関しても，前述した処方見直しのプロセスを活用できる．介入後の薬剤継続使用に伴うADEの有無，減量・中止・変更に伴う病状悪化の有無，新規代替薬によるADEの有無について繰り返し確認を行うことが重要である．その際には薬物療法によってFIMやBIの各項目の維持・改善が図られているかどうかをセラピストと共に確認する．また，FIMやBIの改善には栄養状態の改善が必要であるため，MNA®-SFやSGAなど各施設で使用されているツールでの評価を管理栄養士と共

に確認する．栄養サポートチームと連携し，定期的な栄養評価および栄養療法を行うことも効果的である．また，入院期間中の短期的な栄養介入と同時に退院後に在宅で実施可能な栄養療法を模索し，入院中から継続可能な栄養管理を実践しておくことも重要である．入院中の個別化された栄養管理は短期死亡率を減少させるが，退院後の栄養管理の継続が脆弱であれば長期転帰にレガシー効果はみられなかったとの報告もある[17]．

本事例では COX-2 選択性の高い NSAIDs を定期服用することでリハも進み，杖歩行による疼痛も大幅に改善した．ADE もみられず，退院後もしばらくは定期服用することで外出の機会を増やしたいとの意欲もみられた．嚥下機能についてはセラピストの介入もあり，徐々に改善を示し，食事摂取量もほぼ健常時まで回復した．薬剤変更による不眠についてもみられておらず，現在の処方内容継続を希望されている．

5 退院に際して

退院の際にはゴール設定で行った SMART の達成状況を評価し，直接的な介入は終了となる．しかし，そこでリハ薬剤の介入は終わりではないと考える．地域包括ケア病棟はあくまで「在宅と病院を円滑につなぐ場所」であり，在宅での QOL 維持・向上が図られねばならない．そのためには患者の入院中に，退院後に患者と関わる家族や医療スタッフに対し必要な情報を提供・共有しておく必要がある．リハ薬剤に関する情報共有については病院と薬局の薬剤師間での連携（薬薬連携）のみならず，かかりつけ医やセラピスト，ケアマネや介護スタッフ等との連携（多職種連携）が必要である．薬剤管理サマリーや栄養およびリハに関する各種情報提供書などのツールを用いて在宅につなげるまでが地域包括ケア病棟でのリハ薬剤であると考える．

本症例では退院後も当院にてフォローすることとなり，かかりつけ薬局に対し，薬剤管理サマリーにて情報提供を行った．

おわりに

まずは，一人の患者に対しリハ薬剤を実践していただきたい．その中でこれまでの病棟薬剤業務では気づかなかった多くのことに触れることができるだろう．ポリファーマシーといった視点のみではなく，ICF を取り入れた関わりは今後の薬剤師の活動に大きな可能性を生み出すと考える．

＼Take-Home Message ／

- 地域包括ケア病棟は「在宅と病院を円滑につなぐ場所」であり，中でもサブアキュートとしての機能は「ときどき入院，ほぼ在宅」を実現するために重要な役割を担っている．
- 60 日の入院期間，効率的なリハおよびポリファーマシー対応の必要性を考慮すれば，地域包括ケア病棟でのリハ薬剤実践の意義は大きい．
- ICF による全人的評価を実施する際には，多職種による各種評価項目を理解・共有しておく必要がある．
- 地域包括ケア病棟におけるリハ薬剤実践後の退院支援では，退院後の患者が望む生活を地域多職種とも共有しておくことが重要である．

文献

1）一般社団法人地域包括ケア病棟協会：地域包括ケア病棟の病棟機能と地域包括ケア病棟を有する病院の病院機能. 2018. Available at：〈http://chiiki-hp.jp〉
2）Fried TR, et al：Health outcomes associated with polypharmacy in community-dwelling older adults：a systematic review. J Am Geriatr Soc, 62：2261-2272, 2014.
3）若林秀隆ほか：機能・活動・参加と QOL を高めるリハビリテーション薬剤, pp184-194, じほう, 2019.
4）Wakabayashi H：Rehabilitation pharmacotherapy：a combination of rehabilitation and pharmacotherapy. J Gen Fam Med, 19：43-44, 2018.
5）加藤隆一監：臨床薬物動態学 臨床薬理学・薬物療法の基礎として 改訂第5版, pp265-274, 南江堂, 2017.
6）厚生労働省：高齢者の医薬品適正使用の指針（総論編）, 2018. Available at：〈https://www.mhlw.go.jp/content/11121000/kourei-tekisei_web.pdf〉

7) American Geriatrics Society 2015 Beers Criteria Update Expert Panel：American Geriatrics Society 2015 updated Beers criteria for potentially inappropriate medication use in older adults. J Am Geriatr Soc, 63：2227-2246, 2015.

8) O'Mahony D, et al：STOPP/START criteria for potentially inappropriate prescribing in older people：version 2. Age Ageing, 44：213-218, 2015.

9) 日本老年医学会：高齢者の安全な薬物療法ガイドライン 2015, メジカルビュー社, 2015.

10) Rudolph JL, et al：The anticholinergic risk scale and anticholinergic adverse effects in older persons. Arch Intern Med, 168：508-513, 2008.

11) Hershkovitz A, et al：The association between anticholinergic drug use and rehabilitation outcome in post-acute hip fractured patients：a retrospective cohort study. Drugs Aging, 35：333-341, 2018.

12) Rafailidis PI, et al：Use of ACE inhibitors and risk of community acquired pneumonia：a review. Eur J Clin Pharmacol, 64：565-573, 2008.

13) Shinohara Y：Antiplatelet cilostazol is effective in the prevention of pneumonia in ischemic stroke patients in the chronic stage .Cerebrovasc Dis, 22：57-60, 2006.

14) 吉田貞夫：回復期リハビリテーション病棟に入院する高齢者の栄養状態とアウトカム. 静脈経腸栄養, 28：1051-1056, 2013.

15) 溝神文博：認知症・食欲不振・嚥下機能低下があるとき, それぞれどのように対応すればいい？薬局, 68：3184-3188, 2017.

16) Jyrkkä J, et al：Association of polypharmacy with nutritional status, functional ability and cognitive capacity over a three-year period in an elderly population. Pharmacoepidemiol Drug Saf, 20：514-522, 2011.

17) Kaegi-Braun N, et al：Six-month outcomes after individualized nutritional support during the hospital stay in medical patients at nutritional risk：secondary analysis of a prospective randomized trial. Clin Nutr, 40：812-819, 2021.

5 回復期リハ病棟

はじめに

　回復期リハ病棟は，急性期の治療が終了した患者の身体機能回復や日常生活動作（ADL）の向上を目的とした病棟である．急性期から維持期までの間の「回復期」は最も効果的に身体機能や ADL の改善が見込める時期であり，その期間に集中的にリハを行うことが，退院後の安定した日常生活を維持することにつながる．また，回復期における過ごし方により回復の度合いは大きく左右されるため，入院中に適切な訓練を行い，十分なサポートのある環境を整えることが重要となる．薬物治療に関しても，リハ薬剤の実践によって在宅復帰後の ADL や QOL の向上だけでなく，生命予後にも大きく影響を及ぼすと考えられる．ここでは，回復期リハ病棟でのリハ薬剤の実践方法について解説する．

回復期リハ病棟におけるリハ薬剤とは

　回復期リハ病棟に入院する患者の多くは高齢者であり，その特徴として，①認知症や高次脳機能障害により服薬アドヒアランスが低下している，②加齢に伴う生理機能の低下によって薬物動態や薬物反応が一般成人と異なる，③複数の併存疾患を治療するために投与された薬物間で薬物相互作用および有害事象が起こりやすい，④多剤併用によるポリファーマシーの状態である，など薬物治療に関する問題点が多く存在している．また，回復

期は急性期の状態から脱してはいるが合併症のリスクは常にあり，その合併症を予防しながら積極的にリハを行い，少しでも健康な状態に近づけて維持期へつないでいく重要な時期であると言える．よって，維持期へつなぐために薬剤師がどのような貢献ができるかは，疾病を治療することとはまた異なる薬学的アプローチが必要となる．

　急性期での薬物治療は主に疾患モデルであり，疾患の治癒や良好なコントロールに重点を置くものに対し，回復期リハ病棟では疾患モデルとともに生活モデルの薬物治療が重要となる．生活モデルの向上のためには，国際生活機能分類（ICF）を取り入れた介入が有用であり，機能，活動，参加，QOL そしてリハの効果を最大限高められるような薬物治療を行う必要がある．つまり，その生活モデルの薬物治療にリハ薬剤も含まれており，治療効果だけではなく，退院後の患者の環境，状態をイメージしながらリハに影響を及ぼす薬物治療モニタリングをしていかなければならない．

回復期リハ病棟におけるリハ薬剤の実践時期

　回復期リハ病棟の入院期間は一般病棟と比べ長期間であるため，薬剤の有効性・安全性の評価がしやすく，計画的，段階的に介入しやすい環境にある．特に入院時，入院中の回診・カンファレンス時，退院時にリハ薬剤を実践することが望ましい．

1 入院時

　回復期リハ病棟においては，他院からの転院時がリハ薬剤介入の最初のポイントとなる．患者の入院が決定した際には，持参薬を確認し，手術歴，副作用歴，生活歴とともにポリファーマシーに存在する潜在的不適切処方（PIMs）などの情報収集を行う．そこでリハに影響を及ぼす可能性のある薬剤をリストアップし，主治医に薬剤の中止や減量を提案する．疾患の治

療が主となる急性期では多くの薬剤が追加される傾向があるが，短い入院期間ではその効果や投与期間の見極めは困難となるケースもみられるため，その評価も必要である．

2 入院中（回診・カンファレンス時）

患者の ADL 向上と QOL 獲得を目的としたリハ薬剤の視点では，回復期リハ病棟入院中の介入が最も重要となる．そこに従事する薬剤師はリハの状況，ADL の改善状況を常に確認しながら，薬剤の適正を考え，処方のアップデートを図っていかなければならない．

なかでも活動に影響を与える薬剤はフィジカル面，メンタル面ともに，鎮静と意欲向上のバランスを考慮する必要がある．例を挙げると，鎮痛薬の処方を控え，痛みが改善せずリハが順調に進まないケース，不眠のタイプに対して適正な睡眠薬の使い分けができておらずリハ中に傾眠を訴えるケース，また，降圧コントロールが不良のケースでは血圧が低すぎるだけでなく高すぎてもリハに影響を及ぼす．このように服用薬剤の効果によってリハ効率が低下してしまうため，リハの視点から薬物治療の介入を行っていかなければならない．その場合，医師，看護師のみならず，セラピストからの情報も有用であるので，多職種との連携をとりながらリハ薬剤の実践に取り組んでいく必要がある．

また，高齢者では副作用の初期症状の訴えが少ない症例や，初期症状を捉えることが困難な症例，さらに原疾患やその合併症の症状と副作用の症状が判別しにくいケースがある．しかし，回復期リハ病棟の入院期間は長いため，薬剤師は常に副作用発現の有無を念頭に置いて，症状などの聴取を行うことが重要となる．回診，カンファレンス時にはリハの効果を高める薬剤，また副作用を含む悪影響を及ぼす薬剤のリストアップなどを行い，患者のアドヒアランスなどとともに多職種との患者情報共有を図る必要がある．

3 退院時

退院時は患者のアドヒアランスや退院先における環境を考慮し，主治医に患者本人や介護者への服薬支援を提案していくことが大切である．訪問リハや通所リハが実施される場合には，リハ薬剤の情報もお薬手帳などを用いて共有をしていくことが重要である．

回復期リハ病棟におけるリハ薬剤の実践

リハ効率を上昇させる薬剤は現時点でのエビデンスは少なく，今後の研究，報告に期待される．回復期リハ病棟におけるリハ薬剤の実践としては，副作用回避やポリファーマシーに対する減薬の報告が多い．ここでは実際に回復期リハ病棟でリハ薬剤を実践するにあたり注意点や問題点を述べる．

1 ポリファーマシーおよび PIMs

回復期リハ病棟に入院している高齢者では多剤併用そしてポリファーマシーとなっているケースが多くみられる．実際，回復期リハ病棟に入院中の慢性腎臓病のある脳卒中患者の 33% に 6 剤以上のポリファーマシーを認め，ポリファーマシー群では ADL の改善が有意に低い結果であったとの報告がある[1]．ポリファーマシーに至る原因の一つとして，患者の訴える症状に対して処方の見直しが行われないまま薬剤が追加されることが考えられる．不要な薬剤を増やすことは新たな有害事象につながる要因となるため，適切な病態評価と処方解析を行い，薬剤の必要性を検討しなければならない．

また，高齢者におけるハイパーポリファーマシー（10 種類以上の薬剤の使用）と PIMs が ADL の低下に関連しているとの報告がある[2,3]．高齢者における PIMs の使用は入院後に増加する傾向があり[4]，回復期リハ病棟

においても，入院中に抗精神病薬，抗うつ薬，第一世代抗ヒスタミン薬の投与が増加すると報告されている[5]．そのため，医師や薬剤師は入院中のPIMs の使用を減らすように努めるべきである．

　PIMs を高齢者のポリファーマシーから検出するスクリーニングツールを病院や在宅分野に適用した研究は数多く存在する．その代表的な PIMs スクリーニングツールが Beers criteria[6] や STOPP/START criteria[7] であり，有用性が報告されている．わが国では日本老年医学会より発表された『高齢者の安全な薬物療法ガイドライン　2015』[8]（以下，GL）があり，服用薬剤数の減少と薬物有害事象の回避を目的に策定されている．GL に掲載されている薬剤のうち，筋肉障害，骨障害，転倒，錐体外路症状，末梢などの神経障害，精神障害などリハに影響を及ぼすと考えられる副作用を有する薬剤を表 3-9 に示す．一方で，PIMs の変更による症状の悪化や薬剤離脱のリスクを考慮したプロトコールおよびアルゴリズムが報告されている[9]．これらのツールの利点，欠点を十分に理解し，複数組み合わせて使用することが処方変更の安全性を高めることに役立つと考えられる．そして，機能的自立度評価法（FIM）や Barthel index などを用いて継続的に ADL を確認し，リハの効果と照らし合わせて慎重に評価していかなければならない．

2 抗コリン作用を有する薬剤

　脳卒中後の情動障害や不眠を呈する場合に用いられるクロルプロマジンや脳梗塞後のアパシー（意欲低下）の改善に用いられるアマンタジン，脳卒中後の脱抑制行動に用いられるリスペリドンやクエチアピンなど，回復期リハ病棟では抗コリン作用を有する薬剤（以下，抗コリン作用薬）の処方が多くみられる．抗コリン作用薬は，ムスカリン受容体の遮断により中枢神経系の症状を引き起こすが，特に虚弱高齢者で注意が必要とされている．処方された抗コリン作用薬の評価には，抗コリン作用の強度をスコア化するために開発された，抗コリン作用の強さを表す指標（ARS）[10] があり，

Chapter
3
セッティング別のリハ薬剤マネジメントの実践

表 3-9　副作用がリハに影響を及ぼす可能性がある薬剤

	薬剤	リハの障害となりうる副作用
抗精神病薬	定型：ハロペリドール，クロルプロマジン，レボメプロマジンなど 非定型：リスペリドン，オランザピン，クエチアピンなど	錐体外路症状，過鎮静，認知機能低下
睡眠薬・抗不安薬	ベンゾジアゼピン系：ジアゼパム，トリアゾラム，エチゾラムなど 非ベンゾジアゼピン系：ゾピクロン，ゾルピデム，エスゾピクロンなど	過鎮静，認知機能低下，せん妄，転倒・骨折，運動機能低下
三環系抗うつ薬	アミトリプチリン，イミプラミンなど	認知機能低下，せん妄，起立性低血圧
パーキンソン病治療薬（抗コリン薬）	トリヘキシフェニジル，ビペリデン	認知機能低下，せん妄
α遮断薬	テラゾシン，プラゾシン，ウラピジルなど	起立性低血圧，転倒
ヒスタミンH₁受容体拮抗薬	クロルフェニラミン，ジフェンヒドラミンなど	認知機能低下，せん妄のリスク
ヒスタミンH₂受容体拮抗薬	ファモチジン，ラニチジンなど	認知機能低下，せん妄のリスク
制吐薬	メトクロプラミド，プロクロルペラジンなど	パーキンソン症状の出現・悪化
過活動膀胱治療薬	オキシブチニン	認知機能低下，せん妄のリスク

これを用いて抗コリン作用の累積総負荷が確認できる.

a. 転倒・骨折

　高齢者の骨折は，寝たきりや要介護の主原因となることが多く，ADL,QOL に及ぼす影響が大きいことから重要な課題となっている. また，部位に関わらず骨折の主要な原因は転倒であり，全転倒のうち 5~10% に何ら

かの骨折が，1〜2%に大腿骨近位部骨折が発生するとされる[11]．

　これまでに抗コリン作用を有する薬剤と転倒には明確な関連性が認められたとの報告はない．しかし，転倒リスクを高める薬剤（fall-risk increasing drugs：FRIDs）には，心血管疾患治療薬やオピオイドのほか，ベンゾジアゼピン系薬，抗うつ薬，抗てんかん薬，抗精神病薬，抗パーキンソン薬，泌尿器系鎮痙薬などがあり[12]，抗コリン作用を有する薬剤と重複しているため注意が必要である．

　回復期リハ病棟に入院している高齢者を対象とした研究では，抗コリン負荷（ARSで評価）と大腿骨近位部骨折の発症との関係が明らかになっている[13]．また，大腿骨近位部骨折患者において入院時の抗コリン負荷が高いことは，関連する危険因子とは無関係にリハ効率を悪化させ，退院時のADLの低さと有意に関連している[14]．そのため，抗コリン負荷を有する薬剤を使用する際には，骨折リスクという視点をもつことも重要となる．

　また，骨密度や骨質の低下が原因で起こる骨折は，食生活や加齢などが影響するが，薬剤が原因となる場合もある．骨折の原因となる薬理作用のある薬剤（ステロイド，性ホルモン低下薬以外）を**表3-10**[15]に示す．骨折のリスクが高い高齢者には抗コリン作用を有する薬剤とともに，これらの薬剤をあわせて考慮することが骨折を防ぐアプローチとなる．

b. 誤嚥性肺炎

　抗コリン作用薬は副作用である唾液分泌量の減少により嚥下障害を起こしやすく，誤嚥性肺炎の発症と関連していることが知られている．回復期リハ病棟における高齢者を対象とした研究において，ARSスコアが2点増加すると誤嚥性肺炎発症リスクは1.92倍，3点以上増加すると3.25倍と有意に上昇することが示されている[16]．高齢者は加齢による唾液分泌の予備能が低下しており，特に誤嚥性肺炎高リスク患者への抗コリン作用薬の処方には注意が必要である．

表3-10 骨密度，骨質に影響を与える薬剤および骨折リスクとその主な薬理作用

薬剤	骨折リスク	主な作用機序
抗糖尿病薬（チアゾリジン）	↑	・骨芽細胞形成の低下 ・破骨細胞の形成亢進
ヘパリン	↑	・骨芽細胞の分化・機能低下 ・OPG を介した破骨細胞形成の低下
HMG-CoA 還元酵素阻害薬（スタチン類）	↓	・骨芽細胞の分化を促進し，骨芽細胞のアポトーシスを減少させる ・破骨細胞の形成低下
プロトンポンプ阻害薬	↑	・カルシウム吸収率の低下 ・骨形成の低下 ・破骨細胞の形成と機能の低下
抗血小板薬	↑	・カルシウム吸収率の低下
サイアザイド系利尿薬	↑	・カルシウム排泄の減少 ・骨芽細胞の分化促進
選択的セロトニン再取り込み阻害薬	↑	・骨芽細胞の分化低下 ・破骨細胞の形成と機能の低下 ・交感神経活動による骨芽細胞の分化低下
甲状腺ホルモン	↑	・OPG 産生量の減少
α遮断薬	↑	・CEBPD を介した骨芽細胞増殖の低下
β遮断薬	↓	・β-アドレナリン受容体シグナルを介した破骨細胞の形成と機能の低下
オピオイド	↑	・骨量減少をもたらす性腺機能低下症 ・骨芽細胞活性の低下

CEBPD：transcriptional factor CCAAT/enhancer-binding protein δ
OPG：Osteoprotegerin

（文献 15 より引用，一部改変）

c. 認知機能障害

　ベンゾジアゼピン系薬剤や抗ヒスタミン薬，一部の抗精神病薬などの抗コリン作用薬は，認知症や認知機能障害を誘発することが知られている．これらの薬剤は高齢者に汎用されており，特に虚弱高齢者では，短期記憶

力の低下や注意欠陥などの認知機能の低下と関連している[17].

　これまでの研究で，入院中のポリファーマシー，向精神薬の使用量の増加，および抗コリン負荷の増加が，FIM認知項目（「理解」および「記憶」項目）の改善を妨げることが明らかになっている[18-20]. 抗コリン作用薬のうち，強い抗コリン作用を有する（ARSスコアが高い）薬剤は，認知機能障害を引き起こす可能性があり，リハプログラムの文脈を理解したり，具体的な指示に従ったりすることが困難になる. また，抗コリン作用薬の累積使用量の増加は，その後の認知症診断のリスクを有意に増加させることも示されている[21]. 抗コリン作用薬は中枢神経系疾患の治療に使用されることが多いため，高齢者には注意して処方する必要があるが，薬剤性の認知機能障害が疑われる患者では，薬物の減量や中止を検討すべきである.

回復期リハ病棟におけるリハ薬剤のゴール設定

　リハ領域では入院時点で退院時の患者の状態を予測する帰結（アウトカム）予測を行い，リハのゴールや入院期間などの計画を立てることが重要であり，帰結予測を正確に行うことは限られたリハ資源を有効に活用することにつながる. 薬剤管理においても，回復期リハ病棟退院時における脳卒中患者の服薬自己管理能力を入院時の年齢，服用薬剤数，ADLデータを用いて予測するツールが報告されている[22].

　それではリハ薬剤のゴール設定はどのように行えばよいのか？回復期リハ病棟におけるリハ薬剤のゴール設定にはいくつかの問題があり，①リハ薬剤のエビデンスがいまだ十分ではないこと，②入院の契機となった疾患や麻痺などの合併症が退院後も継続すること，③リハ薬剤を実践する薬剤師は患者と接する時間が医師，看護師，セラピストと比較して少ないこと，などが挙げられる. しかし，薬剤にかかわらず多職種と連携しながらICFに基づいた情報整理ができれば，リハの効果を最大限に発揮可能なゴール設定ができるものと考える. 適切なゴール設定を行うことは，患者におい

てもリハへの意欲向上につながるため，積極的に実施していくことが必要である．

おわりに

回復期リハ病棟において，病棟薬剤業務実施加算，薬剤管理指導料は算定の対象外である．一般病棟と比較して病棟業務に必要な人員の確保や配置が困難な背景があるが，リハ薬剤の実践には薬剤師の介入が不可欠である．また，急速に進む高齢化社会において，機能，活動，参加，QOL を向上させるためのリハ薬剤のさらなる研究が急務となっている．回復期リハ病棟におけるリハ薬剤の実践こそ ADL の上昇につながるため，そこに従事する薬剤師は積極的にリハ薬剤の実践に取り組んでいき，継続して新たなエビデンスを発信していかなければならない．

Take-Home Message

- 回復期リハ病棟では生活モデルの薬物治療が重要となり，ICF を取り入れた介入が有用である．生活モデルの薬物治療にはリハ薬剤も含まれており，治療効果だけでなく，退院後の患者の環境，状態をイメージしながらリハに影響を及ぼす薬物治療モニタリングを行っていかなければならない．
- PIMs の変更による症状の悪化や薬剤離脱のリスクを考慮したプロトコールおよびアルゴリズムが報告されており，PIMs を検出するスクリーニングツールと複数組み合わせて使用することが処方変更の安全性を高めることに役立つと考えられる．
- 回復期リハ病棟で処方が多くみられる抗コリン作用薬は，運動項目，認知項目ともに ADL に対して負の影響があるため，ARS を用いて抗コリン作用の累積総負荷を確認し，薬剤の主作用とともにリハの効率や ADL を併せてモニタリングしていく必要がある．

文献 ───────────────────────────────

1) Kose E, et al：Change in number of potentially inappropriate medications impacts on the nutritional status in a convalescent rehabilitation setting. Geriatr Gerontol Int, 19：44-50, 2019.

2) Fabbietti P, et al：Effects of hyperpolypharmacy and potentially inappropriate medications（PIMs）on functional decline in older patients discharged from acute care hospitals. Arch Gerontol Geriatr, 77：158-162, 2018.

3) Nagai T, et al：Influence of potentially inappropriate medications on activities of daily living for patients with osteoporotic vertebral compression fractures：a retrospective cohort study. J Orthop Sci, 2020.

4) Pérez T, et al：Prevalence of potentially inappropriate prescribing in older people in primary care and its association with hospital admission：longitudinal study. BMJ, 363：k4524, 2018.

5) Kose E, et al：Role of potentially inappropriate medication use in rehabilitation outcomes for geriatric patients after strokes. Geriatr Gerontol Int, 18：321-328, 2018.

6) American Geriatrics Society 2015 Beers Criteria Update Expert Panel：American Geriatrics Society 2015 updated Beers criteria for potentially inappropriate medication use in older adults. J Am Geriatr Soc, 63：2227-2246, 2015.

7) Gallagher P, et al：STOPP（screening tool of older person's prescriptions）and START（screening tool to alert doctors to right treatment）. Consensus validation. Int J Clin Pharmacol Ther, 46：72-83, 2008.

8) 日本老年医学会ほか：高齢者の安全な薬物療法ガイドライン. メジカルビュー社, 2015.

9) Scott IA, et al：Reducing inappropriate polypharmacy：the process of deprescribing. JAMA Intern Med, 175：827-834, 2015.

10) Rudolph JL, et al：The anticholinergic risk scale and anticholinergic adverse effects in older persons. Arch Intern Med, 168：508-513, 2008.

11) Nevitt MC：Falls in the elderly：risk factors and prevention. In：Masdeu JC, et al, eds：Gait disorders of aging. Falls and therapeutic strategies, pp13-36, Lippincott-Raven, 1997.

12) Huang AR, et al：Medication-related falls in the elderly：causative factors and preventive strategies. Drugs Aging, 29：359-376, 2012.

13) Kose E, et al：Anticholinergic drugs use and risk of hip fracture in geriatric patients. Geriatr Gerontol Int, 18：1340-1344, 2018.

14) Hershkovitz A, et al：The association between anticholinergic drug use and rehabilitation outcome in post-acute hip fractured patients：a retrospective cohort study. Drugs Aging, 35：333-341, 2018.

15) Kose E, et al：Rehabilitation pharmacotherapy. Geriatr Gerontol Int, 20：655-663, 2020.

16) Kose E, et al：Assessment of aspiration pneumonia using the anticholinergic risk scale. Geriatr Gerontol Int, 18：1230-1235, 2018.

17) Ancelin ML, et al：Non-degenerative mild cognitive impairment in elderly people and use of anticholinergic drugs：longitudinal cohort study. BMJ, 332：455-459, 2006.

18) Kose E, et al：Psychotropic drug use and cognitive rehabilitation practice for elderly patients. Int J Clin Pharmacol, 40：1292-1299, 2018.

19) Kose E, et al：Anticholinergic load negatively correlates with recovery of cognitive activities of daily living for geriatric patients after stroke in the convalescent stage. J Clin Pharm Ther, 43：799-806, 2018.

20) Vetrano DL, et al：Association of polypharmacy with 1-year trajectories of cognitive and physical function in nursing home residents：results from a multicenter European study. J Am Med Dir Assoc, 19：710-713, 2018.

21) Coupland CAC, et al：Anticholinergic drug exposure and the risk of dementia：a nested case-control study. JAMA Intern Med, 179：1084-1093, 2019.

22) Fujihara H, et al：Development and evaluation of a formula for predicting introduction of medication self-management in stroke patients in the Kaifukuki rehabilitation ward. J Pharm Health Care Sci, 3：2, 2017.

Chapter

3

セッティング別のリハ薬剤マネジメントの実践

リハ薬剤マネジメントの
ケースレポート

1 地域（外来）

はじめに

　現在，超高齢社会のわが国においては地域包括ケアシステムの構築が急務となっており，保険薬局の薬剤師もさまざまな役割が期待されている．その一つが，併存疾患を抱える高齢者に多くみられる「多剤併用問題」の解決である．

　6剤以上を服用する患者では，患者の生活の質（QOL）を低下させる薬物有害事象（ADE）の発生率が高いとの報告[1]がある．複数の外来を受診することが多い高齢者は，処方薬剤数が増加する傾向にあり，ADEを発症した場合は介護負担や医療費負担の増大を招き，家族のQOLをも低下させてしまう可能性がある．特に高齢者におけるADEは老年症候群として現れることが多く，薬剤起因性老年症候群と呼ばれている．ふらつきや転倒，抑うつ，記憶障害，せん妄，食欲不振，便秘，排尿障害，尿失禁などの代表的な症状が複数確認できるケースが一般的である．しかし，これらの症状は薬剤とは関係なく高齢者によく現れる症状でもあるため，薬剤性と気付かれにくく，発見が遅れることも珍しくない．また，精神疾患や認知症などの疾患の影響で，本人の意思表示が困難な場合は，さらに発見の難易度が高くなる．

　こうした多剤併用に付随するリスクの軽減を達成するためには，薬剤師は多職種と連携・協働して得た情報を活用し，最適な薬物療法の提案をしなければならない．そこで，意思表示が困難な患者に対して，国際生活機

能分類（ICF）や生活に関する副作用情報提供書を活用する．ここでは，多剤併用問題の解決および本人や家族の QOL を改善した症例を紹介する．

リハ薬剤マネジメントのケースレポート

症 例

83 歳，女性

身長 148cm，（退院時）体重 48kg，BMI 21.9，（介入時）体重 40kg，BMI 18.3，（5ヵ月後）体重 43kg，BMI 19.6

診断名：帯状疱疹後疼痛，慢性心不全，不眠症，骨粗鬆症，便秘症，統合失調症，脂質異常症，慢性腎臓病

既往歴：重症大動脈弁狭窄症

介護度：要介護 3

介護サービスの利用状況：訪問看護(1 回 / 週)デイサービス(2 回 / 週)

家族背景：娘夫婦と同居の 3 人暮らし．キーパーソンは娘．娘はヘルパー経験もあるため介護には積極的である．

処方薬（介入時；副作用情報提供書（表 4-1））

アルファカルシドールカプセル(0.5μg)	1 回 1C	1 日 1 回朝食後
アゾセミド錠(30mg)	1 回 1 錠	1 日 1 回朝食後
アスピリン腸溶錠(100mg)	1 回 1 錠	1 日 1 回朝食後
ランソプラゾール OD 錠(15mg)	1 回 1 錠	1 日 1 回夕食後
クエチアピンフマル酸塩錠(25mg)	1 回 1 錠	1 日 1 回夕食後
ロスバスタチン OD 錠(2.5mg)	1 回 1 錠	1 日 1 回朝食後
トルバプタン錠(7.5mg)	1 回 2 錠	1 日 1 回朝食後
ビソプロロールフマル酸塩錠(2.5mg)	1 回 0.5 錠	1 日 1 回朝食後
酸化マグネシウム錠(500mg)	1 回 1 錠	1 日 3 回毎食後
トラマドール塩酸塩・アセトアミノフェン配合錠	1 回 1 錠	1 日 2 回朝夕食後

表 4-1　生活に関する副作用情報提供書

薬剤名	食事	睡眠	運動	排泄	認知
アルファカルシドールカプセル	食欲不振・嘔気口腔内違和感		下肢のつっぱり感	下痢	記憶力・記銘力の低下
アゾセミド錠	食欲不振・口渇		倦怠感	下痢	
アスピリン腸溶錠	食欲不振胃腸障害				
ランソプラゾールOD錠	食欲不振・口渇味覚異常	眠気	脱力感	下痢	
クエチアピンフマル酸塩錠	食欲増加	傾眠	めまい	便秘排尿障害	悪夢・うつ独語
ロスバスタチンOD錠	嘔気	不眠	めまい頭痛	便秘下痢	健忘
トルバプタン錠	口渇・味覚異常	睡眠障害	頭痛めまい	便秘	うつ
ビソプロロールフマル酸塩錠	悪心・嘔吐	不眠	めまいふらつき	下痢	悪夢
酸化マグネシウム錠	口渇		筋力低下	下痢	
トラマドール塩酸塩アセトアミノフェン配合錠	悪心・嘔吐口渇	不眠	頭痛めまい	排尿困難便秘	幻覚・錯乱健忘
エスゾピクロン錠	味覚異常	傾眠	めまい頭痛	下痢便秘	記憶障害錯乱状態
フルニトラゼパム錠	口渇・口の苦味	傾眠	失調性歩行めまい動作緩慢	下痢便秘	不安感記憶力の低下
ピコスルファートナトリウム内用液	悪心・嘔吐			下痢	
グリセリン浣腸					

（各添付文書より作成）

エスゾピクロン錠（1mg）	1回1錠	1日1回就寝前
フルニトラゼパム錠（1mg）	1回1錠	1日1回就寝前
ピコスルファートナトリウム内用液（0.75%） 15滴		便秘時
グリセリン浣腸（60mL）		便秘時

経過

弁置換術のため3ヵ月ほど入院して退院した．退院後から数日で食欲の減退がみられ，体重も減少した．倦怠感からベッド上での生活が中心となる．その後，1年ほど前に発症した右乳下部の帯状疱疹の後遺症による疼痛の訴えが夜間に増悪するようになった．その結果，介護者が不眠状態に陥り，介入時には介護疲れの訴えがあった．移動が困難になった結果，患者はベッド上中心の生活に変化した．加えて外来受診も困難となったため，主治医が訪問医に変更となった．その後，食事だけではなく薬の服用も難しくなったため，介護者の依頼があり介入に至った．

介入時の状況

食事：摂取にムラがあり，朝はほとんど食べず，昼と夜にお椀1/4程度のごはんを摂取する．おかずは3口程度である．

排泄：排便コントロール不良．介護者が3日に1回程度の頻度で浣腸を行っている．排尿はおむつにて介護者が全介助にて行う．

睡眠：夜間に大声で痛みを訴えるため，十分な睡眠を取れているとは言い難い．昼間はうとうとすることが多い．

運動：もともと体動時の呼吸苦により，動きに制限があった．歩行状態が悪化し，介入相談時はベッド上での生活が中心である．

認知機能：認知症による認知機能の低下により，簡単な言葉しか出てこないため，意思疎通が困難である．

患者と介護者の目標：入院前はデイサービスに通っており，そこの友達と再会したい．デイサービスのご飯と他人が歌うカラオケを聴くのが好きなので通いたい．食事が食べられないのと，動けないの

がもどかしい.

1 国際生活機能分類（ICF）(図 4-1)

a. 心身機能・身体構造

- **右乳下部帯状疱疹後の痛み**：右乳下に帯状疱疹後の痛みがあり，夜間に訴えが増悪する．そのため不眠である．入院中はペンタゾシンを使用した経験もあり，現在も鎮痛薬に依存する傾向がある.
- **食欲不振**：患者は倦怠感などが原因で食欲が低下しており，退院後 4 ヵ月で 8kg の体重減少がある.
- **便秘**：排便が困難である.
- **筋力低下**：下肢筋力が低下している.

b. 活動

- **意思疎通**：簡単な言葉でしか意思表示できず，痛みの評価や細かい症状の聞き取りが困難な状態にある.
- **排便**：ほぼ浣腸に頼っている．この浣腸も嫌がるため，介護者の手間となりストレスになっている.

c. 参加

- **日常生活の変化**：デイサービスに行くのが生きがいであったが，倦怠感や移動などが億劫となったことから行けなくなった.

d. 環境因子

- **介護者の負担**：介護者である家族は，夜間の訴えによって睡眠不足に陥り，介護疲れを起こしている．患者の夜間の睡眠を促し，睡眠時間を確保するため睡眠導入薬などの使用を強く希望している.

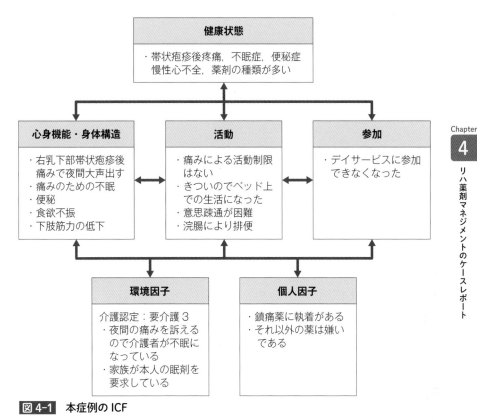

図 4-1 本症例の ICF

e. 個人因子

・鎮痛薬に執着がある.

2 チームの方針

　ICF に照らし合わせると，本人や家族の負担は「夜間の疼痛のコントロール」ができていない点にある．そのため，「夜間の疼痛のコントロール」を第一目標として，本人・家族の負担の軽減を図り，自宅療養の継続を目指した．

3 薬剤師の方針

　他職種と連携し痛みの評価を行った上で薬剤について助言を行う．また，処方適正化を行うことで薬剤が原因による心身機能低下や活動低下を改善し，デイサービスへの復帰を目標とする．

4 経過

　夜間の疼痛コントロールのため，トラマドール塩酸塩・アセトアミノフェン配合錠を朝夕食後の2回から朝夕食後，就寝前の3回に増量した．栄養管理面では，経口栄養補助剤 400Kcal/ 日を追加した．水分摂取量も少なかったため，トルバプタンを減量した．

　処方変更から2週間後も夜間の痛みに改善はないため，鎮痛薬や鎮痛補助薬の追加などを検討した．しかし，他職種から「日中の介護サービス提供時には痛みを訴えておらず，夜間のみの訴えである点に疑問がある」との報告が寄せられた．また，生活に関する副作用情報提供書（表4-1）を参考にしたヘルパーから「昼過ぎまで継続する傾眠症状についても ADE の可能性があるのではないか」との相談があった．そこで，鎮痛薬の増量ではなく睡眠導入薬の減量での対処を主治医に提案した．家族へ説明を行いながら，フルニトラゼパムの段階的な減量と同時にトラゾドン塩酸塩錠 25mg を追加した．

　さらに1週間後，エスゾピクロンを徐々に減量したところ，夜間の痛みの訴えが次第に消失した．そのため，トラマドール塩酸塩・アセトアミノフェン配合錠を減量でき，最終的に中止に至った．

　傾眠も改善され，朝昼の食事の機会を作ることができた．徐々に食事量が改善し，体重も増加傾向に転じた．食事量の増加にあわせて経口栄養補助剤も中止した．また，生活面では活動への意欲が向上し，デイサービスも再開するに至った．トラマドール塩酸塩・アセトアミノフェン配合錠の

影響からか，便秘傾向だった排便状況も改善し，一時は薬剤がなくても自然排便があるまでになった．しかし，硬便のため排便時に息上がりを訴えるようになったため，ルビプロストン錠（24μg）を追加した．

処方薬（介入後）

ミノドロン酸錠(50mg)	1回1錠	1日1回起床時
アルファカルシドールカプセル(0.5μg)	1回1C	1日1回朝食後
アゾセミド錠(30mg)	1回1錠	1日1回朝食後
アスピリン腸溶錠(100mg)	1回1錠	1日1回朝食後
ランソプラゾール OD 錠(15mg)	1回1錠	1日1回夕食後
クエチアピンフマル酸塩錠(25mg)	1回1錠	1日1回夕食後
ロスバスタチン OD 錠(2.5mg)	1回1錠	1日1回朝食後
トルバプタン錠(7.5mg)	1回2錠	1日1回朝食後
ビソプロロールフマル酸塩錠(2.5mg)	1回0.5錠	1日1回朝食後
トラゾドン塩酸塩錠(25mg)	1回0.5錠	1日1回就寝前
ルビプロストン錠(24μg)	1回1錠	1日2回朝夕食後

5 対応と考察

　介入時点で，疼痛コントロールが喫緊の課題であった．疼痛コントロールの第一目標は夜間の睡眠の確保である．通常，痛みの評価を行いながら疼痛コントロールを行うが，今回は意思疎通が困難であるため，主観的な痛みの評価が不可能であった．

　介護者の情報のみで客観的に評価するのであれば，鎮痛薬や鎮痛補助薬などの増量による鎮痛を試みるか，睡眠導入薬などを追加し睡眠時間を確保する選択肢がある．しかし，今回は他職種からの情報をもとに薬剤性せん妄から夜間の訴えが生じている可能性も含めて医師と対応を検討した．

せん妄の原因は多岐にわたり，薬剤が原因とされるケースも多い（図4-2）[2-4]．在宅患者でせん妄が確認された患者の40％が1種類または2種類以上の薬物相互作用が原因であるとのデータがある[5]．薬剤性せん妄が疑われた際の対応としては原因薬物の減量または中止が一般的である．せん妄が発現する前に追加された薬剤があれば優先的に中止し，多剤併用の場合には相互作用なども念頭に置いて必要最小限の投与にするなどの対応が求められる．

原則に従って，まずは介入直近に処方され始めたフルニトラゼパムの減量を行った．一方で，睡眠導入薬の減量や中止に不安のある家族にも配慮し，トラゾドン塩酸塩錠を追加した．前提としてトラゾドンはセロトニン2c受容体の拮抗作用からうつ症状を伴う不眠改善作用のほかに疼痛改善作用が期待できる[6,7]．今回のような症例には非常に有用である可能性が高かったため，処方医に提案した．また，トラゾドンは老年医学会の『高齢

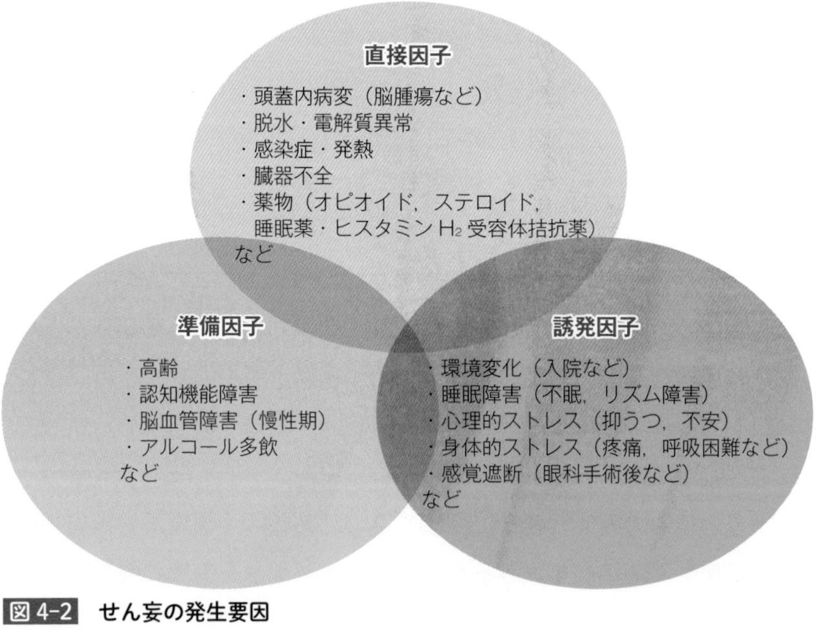

図4-2　せん妄の発生要因

直接因子：単一でせん妄を起こしうる因子，誘発因子：単独ではせん妄を起こさないが，他の因子と重なることでせん妄を惹起しうる因子，準備因子：せん妄の準備状態となる因子　　　（文献2-4より作成）

者の薬物療法ガイドライン 2015』において「特に慎重な投与を要する薬物のリスト」に入っておらず，高齢者にとって比較的安全な薬と言える．ただし，低用量の三環系抗うつ薬と比べて，SSRI やその他の抗うつ薬（トラゾドン）を処方された高齢者の方が，死亡，脳卒中，転倒，骨折等のリスクが高かったとの報告もある[8]．そのため，処方する場合は患者の脳卒中や転倒，骨折などのリスクについては検討しておく必要がある．

　その後，エスゾピクロンの中止も影響がないことを確認できたため，トラゾドンのみでの睡眠コントロールが実現した．

　また，高カルシウム血症の初発症状として，悪心・嘔吐・口渇などの消化器症状と情緒不安定・錯乱・傾眠などの精神症状が確認されている[9]．

　今回，高カルシウム血症におけるせん妄や食欲不振の可能性も検討したが，血清 Ca 濃度は基準値内であったため，対応は行わなかった．ただし，ビタミン D 製剤が投与されている腎機能の低下した高齢者などでは発熱・下痢などの脱水時に Ca 排泄が低下し，高カルシウム血症を招きやすいため注意が必要である．低栄養などでアルブミン値が低い可能性がある場合，血液検査で測定された Ca 値をアルブミンで補正した補正 Ca 濃度を用いる点も忘れてはならない．

　本症例は睡眠導入薬による ADE によって起きたせん妄であった．せん妄の改善によって夜間の痛みの訴えがなくなり，食欲も改善した．食欲低下は傾眠により朝昼食の機会が損なわれたことや，食事を認知できていなかった可能性が考えられる．また，便秘や脱水が改善したことも食欲の改善に影響したと推察される．痛みの訴えや，食欲低下，倦怠感，便秘など複数の症状は，睡眠導入薬による ADE から引き起こされていた可能性が高いと考えられる．多職種と ICF や表 4-1 を利用し，生活や薬剤に関する共通の認識をもつことで，連携が深まり今回の結果につながった．

おわりに

　せん妄は意識障害であるため，介護の問題ではなく，緊急を要する病態として生活と医療の両面から捉えるべきである．同時に一般的な症状や訴えを一面的に捉えると適切な薬剤の検討がなされないため，ICF などで生活全体を俯瞰することが大切である．

　本症例も，諸症状を単一の問題として対応していた場合，解決の糸口を見いだせなかった可能性が高い．リハ薬剤においては，薬の影響のみを考えるだけではなく，生活全般の機能を考慮して方針を考える必要がある．

　今後，地域包括ケアシステムの中では病を抱えながら生活をする高齢者の増加が予想されるため，ケアを重要視する在宅医療におけるリハ薬剤の概念は，その重要性を増していくであろう．

＼Take-Home Message／

- 意思疎通が困難な患者の場合，ICF など他職種との共通言語が連携や体調変化への備えに重要な役割を果たす．
- 薬剤師は同時に行われるさまざまな対応の中で，薬剤が原因になってないかを常に考慮し処方提案を行わなければならない．
- 電解質などにも注意を払いつつ，薬剤性を原因とするせん妄に注意する必要がある．

文献

1) 日本老年医学会ほか：高齢者の安全な薬物療法ガイドライン 2015, pp8-9, メジカルビュー社, 2015.
2) Lipowski ZJ：Delirium：acute confusional states, Oxford University Press, 1990.
3) 広常秀人：せん妄発症要因−主に状況要因について. 集中治療, 3：1155-1162, 1991.
4) 日本サイコオンコロジー学会ほか編：がん患者におけるせん妄ガイドライン 2019, 金原出版, 2019.
5) Onder G, et al：Interactions between drugs and geriatric syndromes in nursing home and home care：results from Shelter and IBenC projects. Aging Clin Exp Res, 30：1015-1021, 2018.
6) Bemmel AL, et al：Effects of trazodone on EEG sleep and clinical state in major depression. Psychopharmacology (Berl), 107：569-574, 1992.
7) 厚生労働科学研究・障害者対策総合研究事業「睡眠薬の適正使用及び減量・中止のための診療ガイドラインに関する研究班」ほか編：睡眠薬の適正な使用と休薬のための診療ガイドライン―出口を見据えた不眠医療マニュアル―, 2013. Available at：〈http://www.jssr.jp/data/pdf/suiminyaku-guideline.

pdf〉

8）Coupland C, et al：Antidepressant use and risk of adverse outcomes in older people：population based cohort study. BMJ, 2343：d4551, 2011.

9）木村 哲ほか：悪性腫瘍による高カルシウム血症. 診断と治療, 74：1018-1022, 1986.

Chapter

4

リハ薬剤マネジメントのケースレポート

2 高齢者施設

はじめに

　超高齢社会のわが国では，生活機能の低下のため何らかの障害をもつ高齢者が増加し，医療や介護の分野でさまざまな問題に直面している．高齢者医療においては，患者は複数の慢性疾患を有し，たくさんの薬を服用していることも多い．また，加齢に伴う生理機能の低下や臓器予備能の低下から薬剤の吸収・分布・代謝・排泄が変化するが[1]，その個人差が大きく，若年者に比べ薬物有害事象の発生率は高くなるため，薬剤の適正使用のためには患者ごとの対応が必要になる．さらに，慢性疾患に加え何らかの老年症候群を有することも一般的であり，例えば認知機能や運動機能，嚥下機能の低下は正確な服薬を難しくする．このように多くの因子が複雑に絡み合う高齢者医療においては，投与量の調節や服薬支援の方法などで適切な回答を導き出すことが難しくなる．実際に患者を目の前にした時，患者の疾患，検査値，処方内容，日常生活動作（ADL），生活環境を多職種で十分に把握し，多角的に高齢者総合機能評価（CGA）を行うことも大事になる．高齢者医療において，摂食嚥下障害患者の薬学的管理で注意すべき点は数多く存在するが，ここでは，高齢者の口腔機能低下における剤形の問題点に対して多職種で関わった事例を紹介する．

リハ薬剤マネジメントのケースレポート

症 例

87 歳，女性

身長：145cm，体重：40kg

診断名：誤嚥性肺炎，廃用症候群

既往歴：脳梗塞後遺症

介護度：要介護 3

処方薬（介入前）

レバミピド錠(100mg)	1回1錠	1日2回朝夕食後
酸化マグネシウム錠(330mg)	1回1錠	1日2回朝夕食後
アスピリン錠(100mg)	1回1錠	1日1回朝食後
ランソプラゾール OD 錠(15mg)	1回1錠	1日1回朝食後

服薬状況：看護師による服薬管理・服薬介助

経過

急性期病院で誤嚥性肺炎の治療を終え，リハと療養の目的で介護医療院に入所した．入院前の食事は嚥下食で介助が必要な状況だった．入所後にリハ介入が始まり，内服薬の服用方法などに対して言語聴覚士より相談を受け介入に至る．

介入時の状況

食事：嚥下障害を有し，食事は自力で摂取するが介助が必要なときもある．飲水には薄いとろみをつけることが必要な状況である．

認知機能：日常生活に支障を来すような症状・行動や意思疎通の困難さが多少みられても，誰かが注意していれば自立できる．意思疎通はある程度可能である．

日常生活自立度(寝たきり度)：介助なしに座位保持が可能であり，自力で車いすに移乗し食事もベッドから離れて行う．

患者・家族の目標：飲水にとろみをつけずに飲みたい．ある程度形のある食事をしたい．

1 国際生活機能分類（ICF）（図 4-3）

a. 心身機能・身体構造

・**嚥下障害：**口腔機能が低下している．義歯は安定しているが，舌の機能低下により咀嚼した食塊をまとめたり，喉へ送ることに時間を要する．不顕性誤嚥があり，誤嚥しても咳き込みやむせの反射がみられない．

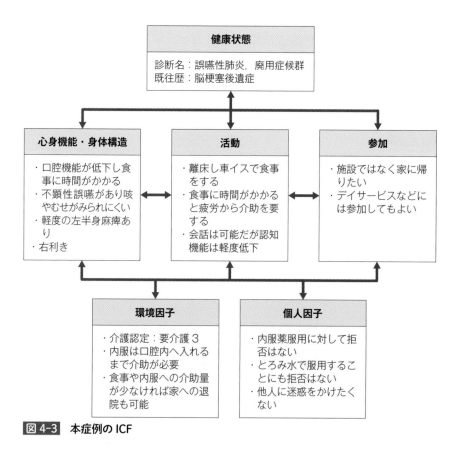

図 4-3 本症例の ICF

- **脳梗塞左片麻痺**：軽度の左半身麻痺はあるが，右利きで食事動作に影響はない．
- **認知機能**：認知症高齢者の日常生活自立度：Ⅱb，改訂長谷川式簡易知能評価スケール：18点

b. 活動

- **食事**：意識状態の低下や食欲不振などはなく，離床しロビーにて車椅子で食事をする．食事のしやすい特別な環境調整は必要なし．処方薬による消化器症状はなし．

c. 参加

- **日常生活**：施設ではなく家に帰りたい．他人に迷惑をかけたくない．

d. 環境因子

- **介護者の負担**：食事や内服への介助量が少なければ，在宅で暮らすことは可能である．
- **同居家族**：娘夫婦と3人暮らし．

e. 個人因子

- **内服薬の服薬**：服用に対して拒否反応はない．内服薬は薄いとろみ水に包んで介助にて服用している．

2 チームの方針

ICFに照らし合わせ，本人や家族の希望も含めて，「食事や内服の自立」を第一目標とし，嚥下障害に対してリハによる改善を目指す．

3 薬剤師の方針

　多職種で食事や内服の評価を行った上で，処方薬についての剤形・服薬支援へのアセスメントを行い，支援方法を立案する．薬の効果や副作用の継続的なモニタリングやフィードバックを行う．

4 経過

　食事はスプーンによる自力での摂取を促し，患者が食事に要する時間や疲労の度合いに合わせてスタッフによる介助を行っていた．内服薬は食後に介助で薄いとろみ水に包んで口腔内へ入れ嚥下してもらうこととした．服用の際は錠剤を咀嚼することなく嚥下し，服用後に口腔内への薬剤の残留はなかった．リハを進めていく中で，摂食嚥下の5期，すなわち「先行期」「準備期」「口腔期」「咽頭期」「食道期」に分けて評価を行った．

　嚥下造影検査（videofluorography：VF）を実施したが，咽頭機能に大きな問題はなかった．そのため，飲水にとろみをつける必要はないという結論になり，内服薬もとろみをつけない水での服用に変更となった．

　しかし，水分形態の変更後，患者の服薬状況を確認すると，口腔内の口蓋，歯肉，口腔底，頬粘膜に散剤のような薬剤の残留が認められた．処方薬には散剤がなかったため，残留した薬剤は水に崩壊した後の酸化マグネシウム錠もしくはランソプラゾールOD錠（口腔内崩壊錠）と推測された．言語聴覚士や医師との検討の結果，服薬時の飲水には今まで通りにとろみをつけて介助で薬を包んで服用するとしたことで口腔内に薬剤の残留はなくなった．その後は患者の口腔機能の状態変化に合わせて投与方法を再考し，加えてOD錠から普通錠への変更を検討することとした．

5 考察と対応

　脳梗塞などにより高次脳機能障害が後遺症として残ると，認知機能や嚥下機能が低下したり，片麻痺などにより患者自身で食事を摂ることが難しくなり，内服管理や服薬動作もさらに難しくなるケースが多い．また，患者により機能低下の程度は異なるため，口腔内の機能も含めた服薬能力を評価してその能力に応じた服薬支援方法を検討していく必要がある．

　本症例では摂食嚥下の5期で準備期・口腔期に問題があったが，VF検査では咽頭期には問題が少なく，飲水にとろみは必要ないという評価になった．薄いとろみ水から水へ変更し，口腔内での水分の流速が早くなった．しかし，舌の動きなどの口腔機能が水分の流速に追い付かないため，OD錠を口から喉へ送り込む際の水分との同調ができなくなり，水のみを嚥下することとなった．加えて唾液で崩壊するOD錠の特徴から，水分と交わることで容易に崩壊し口腔内に残ってしまったと考えられた．そこで言語聴覚士と協議し，まずは内服薬を今まで通り薄いとろみで包み，スタッフが介助することで内服可能となった．退院後を見据え，リハの経過を踏まえながらとろみなしで服用できる剤形への変更を提案し，嚥下機能状態に応じた服薬計画を立案・実践した．最終的に今回の患者は誤嚥性肺炎の再発を繰り返し，最後まで食事や内服を自力で行うことは難しく，介助が必要なまま他施設への転所となった．転所時は，次の施設で対応する薬剤師やスタッフに対して服薬方法を記載した情報書を作成し連携を図った（表4-2）．

　摂食嚥下障害患者への薬剤師の関わりの一つとして，正確な服用の可否を評価し，嚥下機能に応じた剤形や服薬支援の立案がある．一般的に処方薬の多くは内服薬であるが，副作用のモニタリングや薬物動態を踏まえた適正使用を考えるためには，患者が確実に薬剤を嚥下し体内に吸収されなければならない．つまり，投与設計した薬剤を患者が正しく認識し服用方法を理解できるか，薬剤を取り出して口に入れる行為は問題なく行えるか，

表 4-2 施設間情報連絡書（例）

担当薬剤師御中　　　　　　　　　　　　　　　退院日　　　年　　　月　　　日

入院日　　　年　　　月　　　日

当該患者さんに配布してあるこの文書以外のもの：■ お薬手帳　■ 薬剤情報提供書　□ 施設毎の情報提供書

	患者氏名	△△　◇◇　　　　　　　　　　　　　　様		
①	主病名	・誤嚥性肺炎　　・廃用症候群　　・脳梗塞後遺症		
②	アレルギー	■ 無　　□ 有　　□ 不明	身長・体重　145 cm　　40 kg	
③	副作用	■ 無　　□ 有（　　　　　　）　□ 不明（疑：　　　　　　　　　　）		
④	検査値	■ 腎機能 eGFR ：　　○○　　mL/min/1.73m² 　（　　年　　月　　日現在）		
⑤	食事（摂取方法）	□ 自立　　□ セッティングのみ　　■ 一部介助　　□ 全介助		
⑥	食事（種類）	■ 常食　　□ 軟食　　□ 流動食（経口・PEG・経鼻）　　1000 Kcal		
⑦	排便コントロール	□ 内服薬なし　　■ 内服薬あり　　状態（3日に1回　ブリストルスケール 4〜5）		
⑧	睡眠パターン	■ 内服薬なし　　□ 内服薬あり　　状態（問題なし　　　　　　　　　　）		
⑨	内服薬投与方法	■ 経口（普通錠・粉砕）　　　　　□ 経管（粉砕・簡易懸濁法） 経口補助剤（経口の時）：水・とろみ・ポタージュ状・ヨーグルト状・マヨネーズ状・ゼリー		
⑩	服用困難な薬	■ 無　　■ 有（水剤はとろみが必要　　　　　　　　　　　　　　　）		
⑪	調剤方法	□ PTP ■ 分包（すべてを一包化） 　一包化の方法：■ 1日分（朝昼夕と続けて等）ずつ　□ 用法（朝毎, 昼毎等）ずつ ■ 別包の薬剤（マグミット錠　　　　　　　　　　　　　　　　）		
⑫	服用方法	□ 本人で服用（□ 見守り必要　　□ 開封必要）　■ Ns・家族により服用		
⑬	薬剤管理	□ 本人管理（一週間分ずつ・一日分ずつ・すべて：□ チェック必要） ■ Ns・家族管理		
⑭	本人管理の場合	□ 問題なし　　□ たまに飲み忘れあり（週1回以下） □ 飲み忘れ有り（週2〜5回）　　□ その他（　　　　　　　　）		
⑮	外用剤や注射	□ 外用剤　　□ 注射　　備考（　　　　　　　　　　　　　　　）		
⑯	薬剤管理	退院後　：　□ 本人　　□ 家族　　■ その他		
⑰	OTC・サプリメント	■ 無　　□ 有　　該当薬剤：		

⑱	ADL （日常生活 自立度）	（長谷川スコア　18 /30点）　　　　（介護度　3）				
		移乗　：□ 自立　　□ 要監視　　□ 一部介助　　□ 全介助				
		移動　：□ 独歩　　□ 杖　　□ 歩行器　　□ 車イス　（　　　） 　　　　□ 自立　　□ 要監視　　■ 一部介助　　□ 全介助				
		手指の機能：□ 問題なし　■ 麻痺あり（右・左）　■ 利き手（右・左） ■ ヒートは困難　　■ 分包紙開封困難　　□ 内服こぼしあり □ 点眼は困難　　□ 貼付剤は困難　　■ 吸入手技は困難				
		視力　：■ 普通　　□ 見えにくい　　□ 見えない　　□ 眼鏡使用				
		聴力　：■ 問題なし　　□ 聞こえにくい　　□ 聞こえない 　　　　□ 片方のみ　　□ 補聴器使用				
		嚥下障害：□ 無　■ 有　■ 経口　□ 経管（鼻腔・胃）　□ TPN				
		義歯装着　：■ 無　■ 有　　問題点：				
	備考欄 （TDM・臨床検査 データを含む）	・検査値データ 　血圧：○○, アルブミン：○○, AST：○○, ALT：○○, 尿素窒素：○○ 　クレアチニン：○○, Hb：○○, Na：○○, K：○○, Cl：○○, Ca：○○ など ・誤嚥しても咳き込みやむせのがない場合もあります. ・内服薬はスタッフがとろみに包んで口の中に入れてあげて服用しておりました. ・内服薬が口腔内に残ることがありますので確認をお願いします. ・粉砕すると問題のある薬剤もある為, 粉砕しないようにと施設スタッフへは伝達しています.				

＊ご不明な点がございましたら, 下記薬剤師までお問い合わせください

　　　　　　　□ TEL　　施設名　　医療法人　愛生会　くまもと温石病院
　　　　　　　　　　　　電話
　　　　　　　　　　　　FAX
　　　　　　　　　　　　薬剤師名　＿＿＿＿＿＿＿＿＿　印

注：この情報は⑯以外は入院中の情報です

口腔内から咽頭を通り胃へと送り込めるかなどの評価が最優先される．次に薬剤の効果や副作用をどのように観察していくか，服用を継続できるかなどを含めて幅広い視点で介入を行うことが重要である．もちろん，薬剤師だけでなく看護師やリハセラピストなど多職種で評価・立案することが患者へのよりよい支援につながる．

　また，製剤の面から考えると，摂食嚥下障害のある高齢者にとって，錠剤やカプセル剤は咽頭に残留・付着しやすい．大きさに関しても，手指の巧緻性の低下によりつまみにくさを感じることもある．高齢者にとってつまみやすく飲みやすいとされる錠剤のサイズは7〜8mmとの報告もある[2]ため，目安にしておく．服用のしやすい錠剤として近年広く使用されているOD錠を選択することも可能である．OD錠については，官能試験において80%以上が「楽に飲める」と満足度が高いと評価される報告[3]や，一般的に摂食嚥下障害を有した患者においても，内服に水を必要とせず，咽頭残留も少ないという報告もある[4]．一方で，OD錠には注意も必要になる．嚥下障害の重症度によっては，唾液分泌の減少から，口腔内で崩壊せずに口腔内や義歯，咽頭に付着するというリスク[5]や，水で服用する際に素早く崩壊することで口腔内に残留するリスクもある．どの剤形が高齢者に適しているかを検討するとき，基本は患者個々の摂食嚥下機能低下を評価し，実際に患者の服用と口腔内の観察までを多職種で確認して選択することが望ましい．また，毎日の服用が可能であるかの継続性や患者状態の日内変動に注意しながら，日々の服薬状況を評価することも大切である．

　評価の際に摂食嚥下の5期を，実際の摂食嚥下動作で厳密に区別することは難しいが，5期に分けて評価することで多職種での議論・連携しやすくなる（表4-3）．

　先行期に関わる認知機能については，日常生活の中での患者との会話やコミュニケーションから評価することがある程度可能である．また，専門的トレーニングを受けたスタッフによるスクリーニング検査として改訂長谷川式簡易知能評価スケール（HDS-R）などによる数値化も可能である．

表4-3 摂食嚥下の5期と薬の問題点および対策

摂食嚥下の5期	食べ物を	薬に対しての問題点	対策
先行期 （認知期）	目で見て認識する	認識できない 準備できない 取り出せない 口に持っていけない	・薬剤性有無の評価 ・丁寧な説明 ・お薬カレンダー ・一包化 ・浅めのカップに移す
準備期 （口腔準備期）	口から入れ咀嚼する	口の中に溜めこむ 口に入れた薬をこぼす 噛み砕く	・口腔内の残留確認 ・服用補助剤の変更 ・小さい錠剤へ変更
口腔期 （第Ⅰ期）	口の奥から喉へ送る	口の中に溜めこむ 口に入れた薬をこぼす 口の中に残る	・カプセルから錠剤へ変更 ・服用薬剤数を減らす ・外用剤へ変更 ・割る（可能な薬のみ）
咽頭期 （第Ⅱ期）	嚥下中枢からの指令で食道へ送る	咽頭に残る 気管に入る	・服用補助剤の変更 ・ゼリーに埋め込む ・とろみ水で包む ・ゼリーの追加嚥下
食道期 （第Ⅲ期）	胃へ送り込む	食道に残る 逆流する	・姿勢の調整 ・外用剤へ変更 ・服用時間の調整

　ただし，HDS-R では動作性の質問は含まれていないため，薬剤を取り出す際の手指の機能などは生活状況などで評価する必要がある．食事動作に問題が生じる場合には食事や服薬環境，介助の工夫を検討し環境を整える．また，作業療法士や言語聴覚士と連携を図ることで，評価も正確にかつスムーズに進めることができる．

　認知機能の低下で服薬が難しい場合には服薬数にもよるが，服薬すべき薬剤の優先順位を医師へ確認し介助者に伝えておくことも有用である．

　準備期や口腔期の評価では，口腔機能が低下している場合に薬剤の残留が考えられる．その場合は服用補助剤として水分にとろみをつけ，薬を包んで服用してもらうような対策を行い，内服薬を口腔内で一塊にして喉へ送りやすくする．一方で，高齢者の食事時間は姿勢の保持や食事動作など

ADLの低下や疲れやすさから30分以上かかることもある．食事の経過時間にもよるが，後半につれて嚥下動作にも疲労の影響が出て，誤嚥のリスクは高くなり，食後の服薬が困難になることに注意する．また，服薬補助剤にとろみを付加することでより満腹感が増加し[6]，服薬を拒否する場合もある．そのため，日頃より食後の服薬状況を確認しておくことも必要であり，多職種に確認してもらうのも有用である．食後の服薬に拒否がある場合には，薬剤によって食事中に服用させることも可能であるため，食事中の服用可否について介助者等と情報共有しておく．

　咽頭期では，VF検査や嚥下内視鏡検査（videoendoscopy：VE）により誤嚥や咽頭残留の評価がある程度可能となる．咽頭機能や知覚が低下している場合には薬剤が咽頭に付着する場合があるため，内服動作後に水分のみを嚥下してもらうような交互嚥下や，とろみのついた水分やゼリーを用いて包んで服用してもらう対策が挙げられる．

　食道期では，胃食道逆流が問題になるため，腹圧がかからないような姿勢や，胃内容物が咽頭まで逆流し誤嚥を起こさないように，服用後の姿勢などについて多職種と検討する（図4-4）．

　このような評価や対策は，一度きりではなく日々の患者の変化に合わせて変更しながら継続することも大切である．

Chapter
4
リハ薬剤マネジメントのケースレポート

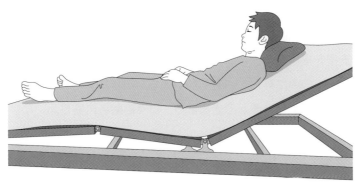

図4-4　**服薬後の姿勢**

寝たきり患者の服薬後，ベッド上では30度で顎を引く

おわりに

　「摂食嚥下障害と服薬」が関連する問題は高齢者医療の中で珍しいことではない．例えば，「介助での服薬後に内服薬が口腔内への残留に気づかないまま口腔ケアで薬剤を拭い取られ服薬できていない」「服用できる能力がある患者でもスタッフが介助で服用させ自力で服薬をしなくなる」「スタッフの自己判断で錠剤を粉砕し服用させて薬剤の安定性・薬物動態・効果・副作用・感覚器などへの影響を及ぼす」といった要因で再入院するケースもある．また，介護スタッフ常駐の有無に関わらず薬剤に関するさまざまな問題は存在するため，薬剤師が患者や介護者の負担を減らせるような支援を検討し介入する必要がある．しかし，高齢者施設において薬剤師が頼られる環境はいまだ十分ではない現状があり，今後改善していかなければならない．

　昨今の医療の進化は著しく，新薬や後発医薬品，さまざまな剤形が開発され，多様化が進んでいる．選択肢が増えることでより細かな情報提供や個々の患者状態に応じた評価や対策が行える．加えて服薬環境や生活環境などの暮らしの評価を踏まえた具体的な工夫を同時に行うことも重要である．このような介入には，薬剤師のみでは当然ながら容易ではない．多職種協働で情報を共有しながら患者に寄り添うことで実践可能になり，チームのセンスや想いが大事になる．急性期医療から慢性期医療，そして在宅医療の中で，薬剤師は薬物療法の有効性と安全性を確保するためにシームレスな支援を提供することが求められる．高齢者医療の中で薬剤師が当たり前にチームの中に存在し，有効かつ安心・安全な薬物療法を支えながら変化へ柔軟にアプローチができるよう，日々高齢者に寄り添い続けていきたい．

＼Take-Home Message ／

- 高齢者医療では患者の疾患，検査値，処方内容，ADL，生活環境を多職種と十分に把握し，高齢者総合機能評価に基づき多角的に薬物療法を実践する．
- 高齢者の服薬では薬剤師だけでなく多職種で評価・立案することが患者のよりよい支援につながる．
- 服薬の評価や対策は，一度きりではなく日々の患者の変化に合わせ，変更しながら継続することが大切である．
- 薬剤師は薬物療法の有効性と安全性を確保するために情報共有も含めたシームレスな支援を提供することが求められる．

文献

1) 加藤隆一：臨床薬物動態学—臨床薬理学・薬物療法の基礎として，改訂第4版，南江堂，2009.
2) 三浦宏子ほか：錠剤の大きさが虚弱高齢者の服薬に与える影響—服薬模擬調査による検討—. 日老医誌, 44：627-633, 2007.
3) 倉田なおみほか：高齢者が服用しやすい医薬品の研究—服用可能な口腔内崩壊錠の大きさに関する評価. 医療薬学, 36：397-405, 2010.
4) 松里軒浩一ほか：速崩壊錠に対する軽度 嚥下障害患者の評価. 医療薬学, 29：648-651, 2003.
5) 馬木良文ほか：口腔内崩壊錠は摂食・嚥下 障害患者にとって内服しやすい剤形か？臨床神経学, 49：90-95, 2009.
6) Murray J, et al：Intake of thickened liquids by hospitalized adults with dysphagia after stroke. Int J Speech Lang Pathol, 16：486-494, 2013.

3 急性期病院

はじめに

　現在，わが国の急性期病院において薬剤管理指導業務は充実しており，一定の成果をあげつつある．服薬指導実施率と持参薬確認に関与した割合の合計は9割を大きく超えており，ほぼすべての入院患者に何らかの形で薬剤師が関与している[1]．疾患の治療に薬剤師が十分に関わり，リハも早期に機能訓練を目的として開始されている．しかし，薬剤とリハが一緒に考慮されることはいまだ多くはない．疾患の治療のために多剤が併用されることもあり，それら多剤併用などにより入院を契機としてさらなる日常生活動作（ADL）の低下につながることもある．

　高齢者の薬物有害事象（ADE）は，ふらつきや転倒，抑うつ，記憶障害，せん妄，食欲不振，便秘，排尿障害，尿失禁など多岐にわたる[2]．しかし，これらの老年症候群は急性期疾患の治療中においては，疾患に伴う意識障害などの症状が時間の経過とともに大きく変化していくことがあり，薬剤起因性老年症候群としての判断が難しく，問題を複雑にしている．さらに，急性疾患の影響で意思疎通が困難な状況や高齢者では認知機能の低下を有していることもある．したがって，それら患者背景にも配慮しながら慎重に取り組むことも要求される．

　急性期病院では在院日数が短く，短期間に治療と共にポリファーマシーの回避[3]やリハ薬剤の視点[4,5]で多職種と連携しながら，機能・活動・参加・生活の質（QOL）を最大限に高めることが重要である．リハ薬剤の視

点は急性期病院を起点とし，その後の回復期リハ病棟や病院に引き継ぐシームレスな関わりが大切である．ここでは，リハ薬剤の視点での介入を心掛け，多職種で連携した症例を紹介する．

リハ薬剤マネジメントのケースレポート

症例

76歳，女性
身長147cm，体重測定不可
診断名：左被殻出血
主訴：意識障害，失語症
既往歴：ラクナ脳梗塞，未破裂脳動脈瘤の疑い，高血圧症，心房細動，うつ病，アルコール依存，認知症
入院までの経過：午前中に2回自宅で転倒し，後頭部を打撲．2回目の転倒後から言葉が出なくなり救急要請．血圧129/68mmHg，脈拍113回/分，体温37.6℃，SpO2 90%（room air）
意識レベル：JCS 3，
瞳孔不同（−），対光反射（＋）
右片麻痺(MMT：上肢1，下肢2)
頭部CT：左被殻出血(35×20mm程度)，後頭部に線状骨折（＋）
検査値：腎機能，肝機能検査値の異常なし．
家族背景：夫と二人暮らし．キーパーソンは次女．次女は介護職．
入院前の状況：軽度の構音障害，右片麻痺あり．歩行はゆっくりであるが，自宅内でのADLは自立していた．

処方薬（入院時持参薬）

シロスタゾールOD錠(50mg)　　　1回1錠　1日2回朝夕食後
アピキサバン錠(5mg)　　　　　　1回1錠　1日2回朝夕食後

ベラパミル錠（40mg）	1回1錠	1日2回朝夕食後
酸化マグネシウム錠（330mg）	1回3錠	1日2回朝夕食後
ベンラファキシン SR カプセル（75mg）	1回2C	1日1回朝食後
ドネペジル OD 錠（5mg）	1回1錠	1日1回朝食後
ミルタザピン錠（15mg）	1回2錠	1日1回就寝前
ニトラゼパム錠（5mg）	1回1錠	1日1回就寝前
ゾルピデム錠（5mg）	1回2錠	不眠時
新レシカルボン®坐剤	1回1個	便秘時

介入時の状況

食事：入院時より絶飲食指示があった.

排泄：尿道カテーテル挿入され，便失禁の状態であった.

睡眠：睡眠はとれていたが，日中かなり傾眠傾向がみられていた.

運動：ベッド上安静指示があった.

認知機能：意識レベル JCS3 であり，失語症を認め意思疎通は困難な状況. 軽度認知症あり.

1 国際生活機能分類（ICF）(図 4-5)

a. 健康状態

- **診断名：**左被殻出血
- **既往歴：**ラクナ脳梗塞，未破裂脳動脈瘤の疑い，高血圧症，心房細動，うつ病，アルコール依存，認知症
- **使用薬剤数：**10 種類

b. 心身機能・身体構造

- **意識レベル：**JCS3
- **運動機能：**右上下肢麻痺があった.

- **覚醒状況：**日中に傾眠傾向がみられた.
- **栄養状態：**軽度の低栄養があった.
- **心肺機能：**肺機能低下があり酸素投与をしていた.
- **認知機能：**軽度の認知症あり，抗認知症薬を服用していた.
- **失語症：**意思の疎通は困難な状況であった.

c. 活動

- **食事：**入院時絶飲食指示あり．入院 3 日後から胃管挿入し，経管栄養を開始した.

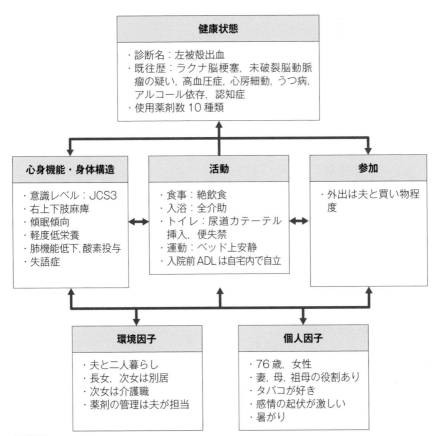

図 4-5 本症例の ICF

- **入浴**：全介助
- **トイレ**：尿道カテーテル挿入，便失禁がみられていた．
- **睡眠**：入院時より常に傾眠傾向がみられていた．
- **運動**：入院時よりベッド上安静指示あり，入院翌日からベッド上リハを開始した．

d. 参加

- **日常生活の状況**：入院前の外出は夫との買い物程度であった．

e. 環境因子

- **家族背景**：一戸建てに夫と二人暮らし．長女と次女は別居．次女は介護職についていた．
- **薬剤管理**：自宅での薬剤は夫が管理していた．

f. 個人因子

- **年齢・性別**：76歳，女性
- **家庭内での役割**：妻，母，祖母の役割を担っていた．（次女，長女は県内在住であり月1，2回の交流があった．）
- **嗜好**：タバコが好きでやめられなかった．
- **性格**：感情の起伏が激しかった．
- **体質**：暑がりであった．

2 チームの方針

　脳出血（左被殻），右片麻痺，失語症を認めた．そのため，血圧管理を中心とした保存的治療を開始し，入院2日目からの早期リハと経管栄養管理を実施することで，リハ病院への転院を目標とした．入院中は病棟カンファレンス，リハカンファレンスなどを通じて適宜チームの方針の共有や

修正を目指した.

3 薬剤師の方針

　本症例では，転倒や傾眠，出血の原因となる可能性のある不適切な薬剤がないかしっかりと評価する．持参薬を含めた薬剤の適正化を検討していく中で多職種と協働し，ポリファーマシー対策ができるように努める．リハ病院への転院の際にもリハ薬剤の視点で転院先に情報提供ができるシームレスな関わりを目指した.

4 対応と経過（入院期間 29 日間）

　入院 2 日目からベッド上で理学療法士，作業療法士，言語聴覚士による早期リハを開始したが，意識障害（意識レベル：JCS3），失語症もあることからコミュニケーションは困難であり，他動運動は難しい状況であった．同日胃管を挿入した．持参薬のアピキサバン，シロスタゾールは入院時より中止，その他の内服薬は簡易懸濁にて胃管より投与の指示があった．血圧管理は Ca 拮抗薬の持続投与から入院 2 日目にアムロジピン OD 錠（5mg）1 回 1 錠，1 日 1 回朝食後へ切り替えた．その際に合併症である消化管出血への対策として，ファモチジン注射液（20mg）からボノプラザン錠（10mg）1 回 1 錠，1 日 1 回朝食後への切り替えも行った．絶食期間をなるべく短期間にするため，管理栄養士と栄養剤の種類や量，開始のタイミングを相談し，入院 4 日目に胃管より MA-ラクフィア 1 回 100mL を 1 日 3 回から開始後，経過をみながら 1 回量を 200 ⇒ 300 ⇒ 400mL へと増量していった.

　入院の契機となったイベントは転倒であり，睡眠はとれていたが日中の傾眠傾向がみられていたことから，その原因として考えられるニトラゼパムおよびゾルピデムを中止できないか病棟カンファレンスにて提案した[6].

入院3日目にニトラゼパムを中止し，経過をみて入院5日目にゾルピデムも中止となった．入院時に中止されていたアピキサバンは入院7日目に，非弁膜症性心房細動における脳卒中の再発予防を目的として再開した．ベンラファキシンSRカプセルは簡易懸濁不適であったことから主治医と相談して中止とし，病棟看護師・リハスタッフ等と情報を共有した．病棟看護師より両顔面の（頬部あたり）ぴくつきがあると相談を受け，リハカンファレンスの際にレベチラセタム錠を主治医に提案し，入院後8日目から開始された．酸化マグネシウムも排便状況に合わせて調節していたため，注意して経過をみていった．酸化マグネシウムの投与量の調節のみで排便コントロールは良好であったことから，新レシカルボン®坐剤は中止することができた．

ニトラゼパム，ゾルピデム中止後，ちょうど入院1週間後から日中の覚醒が保たれるようになってきた．しかし，経口摂取はまだ難しい状況であった．

入院2週間後からはリハ室でのリハが可能となった．車椅子乗車が約20分程度可能となり，時に状況判断が可能となった．入院中ご家族（ご主人，次女）が面会に数回来られた際には声掛けに反応がなく，無表情であった．しかし，入院2週間位が経過しご家族との最終面会以降，ご本人の表情に徐々に笑顔がみられる変化があった．感情表出がみられ，頷き・首振り，身振りを交えたやり取りが可能となった．ご家族にご本人の状態の変化の様子を病棟看護師が電話で伝えるととても喜んでくださった．言語聴覚士も同席したリハカンファレンスにて経口摂取の開始時期を検討した．

入院23日目にゼリー食から経口摂取を開始し，徐々に形態を上げていった．経口摂取の開始時は経管栄養と併用していたが，その後，経口摂取の増加に伴い経管栄養は中止し，薬剤も内服へ移行した．食事の形態も軟菜食（全粥きざみとろみ食）へ移行し，約1,100kcalを経口摂取するまでに至った．経口摂取が開始された後からは意思疎通を図ろうという言動が頻回にみられ，2語程度の言葉もよく発するようになった．ADLは全介助の

ままであったが，ご家族は転院時に回復された様子に驚かれていた．このように入院時に比べて病棟スタッフ，ご家族も想像できない程に回復がみられ，無事にリハ病院へ入院 29 日目に転院となった．

　本症例では，転院後もリハ薬剤の視点で継続した薬剤管理が行えるように，入院中に取り組んだ薬剤の中止・変更の理由とその後の経過を転院先に対して薬剤管理サマリーにて情報提供をした．

　入院中にアムロジピン，ボノプラザンの 2 剤が開始となったが，シロスタゾール，ニトラゼパム，ゾルピデム，新レシカルボン®坐剤の 4 剤は中止のまま退院となった．その後，必要に応じて再開を検討してもらうこととした．

処方薬（退院時）

アピキサバン錠(5mg)	1 回 1 錠	1 日 2 回朝夕食後
ベラパミル錠(40mg)	1 回 1 錠	1 日 2 回朝夕食後
酸化マグネシウム錠(330mg)	1 回 3 錠	1 日 2 回朝夕食後
ドネペジル OD 錠(5mg)	1 回 1 錠	1 日 1 回朝食後
ミルタザピン錠(15mg)	1 回 2 錠	1 日 1 回就寝前
レベチラセタム錠(500mg)	1 回 1 錠	1 日 2 回朝夕食後
アムロジピン OD 錠(5mg)	1 回 1 錠	1 日 1 回朝食後
ボノプラザン錠(10mg)	1 回 1 錠	1 日 1 回朝食後

---

5 モニタリング

　入院 2 日目に胃管挿入後持参薬の一部が再開になった際にニトラゼパムを減薬，入院 5 日目にゾルピデムの減薬を実施した．減薬当日から病棟スタッフを含めてモニタリングを行ったが，不眠症状はみられることがなかった．日中の覚醒も徐々に保たれるようになり，リハも順調に実施すること

ができた．段階的に減薬をすることで，1剤ごとの減薬効果やそれによる症状の再発を評価することが可能となる．急を要さない場合であれば，このような方法を検討することも大きなメリットとなる．本症例は，不眠の症状の再発がなく，かつ転倒のリスクを可能な限り低減することができた．入院期間中に転倒などのイベントは起きることがなく，リハ室でのリハも問題なく行えるようになった．2語文での発語も多くなってきたことが認められ，栄養管理においても，ゼリー食からきざみとろみ食まで食事形態を上げることができ，摂取量も増加し安定した．

けいれんについては，レベチラセタムの開始後に病棟でモニタリングを行い，その後けいれんを疑わせるエピソードはみられなかった．アピキサバン再開後は頭部CTで血腫の増加がないかを検査のタイミングで確認することでモニタリングを行った．排便コントロールも酸化マグネシウムの服用調節のみで入院中は十分な管理が継続できた．入院時には意思疎通が困難な状況であったが，適切な治療と看護，薬剤の減薬やリハの促進により意欲的な言動がみられてくるようになったことは，患者や家族，医療スタッフの励みとなった．入院中に新たに追加された薬剤もあったが，使用薬剤数は入院前と比較して退院前には2剤を減薬することができた．脳血管疾患での入院であり血圧コントロールは重要であるが，降圧薬による低血圧，ふらつきなどの副作用は認められず，血圧コントロールは一貫して良好であった．

6 考察

高齢者における脳血管疾患のリハ薬剤介入の視点から本症例を振り返る．脳血管疾患の死亡率は低下してきているが，場合により麻痺や言語障害，認知障害をもたらす．既往である脳卒中の合併症として本症例では，うつ，てんかん，認知症があり，その対策として薬物療法がなされていた．

服用中の薬剤の中で転倒のリスクの高いニトラゼパムとゾルピデムにつ

いて，転倒リスクの低減と日中の覚醒を目的として減薬できた意義は大きい．これらの薬剤は，転倒以外にもふらつき，抑うつ，認知機能障害，食欲低下，便秘，せん妄，排尿障害・尿失禁と多岐にわたる老年症候群との関連がある（**表1-5；p20**）．経過を振り返ると，上述の薬剤を中止後にふらつきは認められておらず，食欲も増し，排便コントロールも良好で経過したことから，減薬の効果は大きかったと考察できる．不眠の症状が再度出現した際には，副作用が少なく高齢者にも比較的使いやすい新しいタイプのラメルテオンやスボレキサントなどの提案も有効と考えていた．薬剤の中止と同時にその対応がうまくいかなかったときの対応も併せて準備しておくとよい．

それぞれの処方薬剤の目的を理解し効果を評価することが大切であり，酸化マグネシウム単剤での服用調整により排便コントロールは可能となった．抗血小板薬（シロスタゾールなど）は再発抑制効果や誤嚥性肺炎の頻度を減らす[7]メリットがあるが，出血性合併症というリスクもあり，本症例の脳出血（左被殻）のようなケースはその継続については特に慎重な判断を要する．また，抗血小板薬の併用についても，脳梗塞発症後1年以上経過をした場合には出血リスクを上昇させるために推奨されない[8]．

降圧は重要な目標としてチーム内で共有し実行できたが，脳卒中治療ガイドラインでは，再発予防として収縮期血圧140mmHg未満が推奨されている．海外での報告では120mmHgまで降圧することで脳出血や脳梗塞の再発が低下したことが示されている[9]．臨床の現場では，Ca拮抗薬の持続投与が行われた後に経口に移行するケースが多い．経口への移行の際に血圧コントロールに苦渋する症例では，多剤が併用されることもある．また，多剤併用による極端な降圧にも注意が必要である．高齢者では降圧薬でふらつき，めまい，転倒などのリスクがあることからリハに与える影響について注意を払う必要がある．

急性期病院では在院日数が短いことから，症状の安定していない患者へのポリファーマシー対策は難しいともいわれている．しかし，チーム連携

して患者の状態を把握することにより、リハ薬剤の視点に立った処方の適正化は十分に可能である。リハ病院や病棟に移行する前の橋渡しができる重要な期間でもあり、この時にしっかりと薬物治療について検討しておくことが急性期病院の薬剤師に求められる。

おわりに

　減薬調整により転倒の再発リスクの低減、日中の覚醒の維持とリハの実施、経口摂取の増量、排便コントロールの維持が可能となった症例である。リハ薬剤の視点で転倒、ふらつき、傾眠などに関連する薬剤の減薬は、ポリファーマシー対策となり、リハや栄養管理も促進される。上述の減薬以外に急性期病院では病態に合わせて新たな薬剤の処方や調整が必要となり、頻繁に処方が変わることも珍しくない。その都度、薬剤師の関わりが大切となってくる。病棟看護師、リハスタッフや管理栄養士を含めた多職種と協働することで、さまざまな視点からの情報を共有することにより、より適切な栄養管理とリハの推進が可能となる。減薬後のモニタリングは減薬と同様に重要であり、多職種で丁寧に行うことが求められる。退院が視野に入った際には次の療養の場であるリハ病院や病棟への移行を目標として多職種で連携しながらシームレスな管理が行えるように情報提供を行う必要がある。

Take-Home Message

- 点滴治療から内服への移行時にもリハ薬剤的な視点での関わりが重要である.
- リハ高齢者の転倒リスクは常に存在することを念頭に置き，その原因となる可能性のある薬剤が漫然と投与されていないか確認を行うべきである.
- 薬剤の中止・変更はチーム内で情報共有を行い，その後のモニタリングも丁寧に実施することが肝要である.
- 多くの職種の協力を得ながら処方の適正化を進めていくことでリハ効果を十分に高めることができる.

文献

1) 日本病院薬剤師会総務部：平成 29 年度「病院薬剤部門の現状調査」集計結果報告. 日病薬誌, 54： 1041-1100, 2018.
2) Pretorius RW, et al：Reducing the risk of adverse drug events in older adults. Am Fam Physician, 87：331-336, 2013.
3) Ghusn H：Polypharmacy：what clinicians need to know while caring for an elder. J Med Liban, 60：207-213, 2012.
4) Wakabayashi H：Rehabilitation pharmacotherapy：a combination of rehabilitation and pharmacotherapy. J Gen Fam Med, 19：43-44, 2018.
5) Kose E, et al：Rehabilitation pharmacotherapy：a scoping review. Geriatr Gerontol Int, 20：655-663, 2020.
6) 秋下雅弘 編：高齢者のポリファーマシー——多剤併用を整理する「知恵」とコツ, 南山堂, 2016.
7) Yamaya M, et al：Antithrombotic therapy for prevention of pneumonia. J Am Geriatr Soc, 49：687-688, 2001.
8) 日本脳卒中学会：脳卒中治療ガイドライン 2015, 協和企画, 2015.
9) Arima H, et al：Lower target blood pressures are safe and effective for the prevention of recurrent stroke：the PROGRESS trial. J Hypertens, 24：1201-1208, 2006.

4 地域包括ケア病棟

はじめに

　地域包括ケア病棟は，①急性期治療を経過した患者を受け入れるポストアキュート，②在宅や介護施設で療養中の患者を受け入れるサブアキュート，③その他の緩和ケアや医療必要度の高いレスパイトケアなどを受け入れる周辺機能，④在宅生活・復帰支援の 4 つの機能を備えており，「ときどき入院，ほぼ在宅」を理念としている[1]．地域包括ケア病棟の算定できる入院最大日数は 60 日と急性期に比べて長く，この上限日数内で栄養状態や日常生活動作（ADL）の改善，および社会復帰を目指していく．ここでは，低栄養および ADL 低下がみられる急性期治療を経過した患者に多職種で介入したリハ薬剤の事例について，リハ薬剤マネジメントサイクル（情報収集→アセスメント→方針立案→ゴール設定→介入→モニタリング）に沿って紹介する．

リハ薬剤マネジメントのケースレポート

1 情報収集

症例

一般情報

80代，男性

身長 165cm，体重 44.2kg，BMI 16.2

主訴：「腰が痛い」「足に力が入らない」

患者の希望：「家で家族と過ごしたい」「家の周りを散歩したい」

全体像：性格は温厚でリハに意欲的．コミュニケーションも良好であり認知症もない．

医学的情報

診断名：腰椎化膿性脊椎炎（疑い）

既往歴：心不全，糖尿病，高血圧，心筋梗塞後

現病歴：呼吸困難および腰痛による体動困難があり救急搬送され，心不全増悪と腰椎化膿性脊椎炎（疑い）と診断された．前医にて利尿薬，降圧薬，抗菌薬の内服が開始された．治療とリハの継続目的にて当院へ転院となる．現在は疼痛軽減傾向にある．

入院時採血データ：総タンパク 6.0g/dL，アルブミン 3.0g/dL，尿素窒素 25.1mg/dL，血清クレアチニン 1.0mg/dL，C反応性タンパク 0.12mg/dL，ヘモグロビン 9.2g/dL

処方薬（入院時）

ビソプロロールフマル酸塩錠(5mg)	1回0.5錠	1日1回朝食後
アゾセミド錠(30mg)	1回0.5錠	1日1回朝食後
ランソプラゾールOD錠(15mg)	1回1錠	1日1回朝食後
スピロノラクトン錠(25mg)	1回1錠	1日1回朝食後

リナグリプチン錠(5mg)	1回1錠	1日1回朝食後
エドキサバントシル酸塩水和物錠(60mg)	1回0.5錠	1日1回朝食後
イルベサルタン錠(100mg)	1回1錠	1日1回朝食後
トホグリフロジン水和物錠(20mg)	1回1錠	1日1回朝食後
メトホルミン塩酸塩錠(250mg)	1回1錠	1日2回朝夕食後
酸化マグネシウム錠(500mg)	1回1錠	1日2回朝夕食後
アモキシシリン水和物カプセル(250mg)	1回2C	1日3回毎食後
ニコランジル錠(5mg)	1回1錠	1日3回毎食後
塩化ナトリウム	1回1g	1日3回毎食後
センノシド錠(12mg)	1回2錠	1日1回夕食後
ピタバスタチンカルシウム錠(1mg)	1回1錠	1日1回夕食後
ブロチゾラム錠(0.25mg)	1回1錠	1日1回就寝前

社会的情報

入院前の生活：一軒家で妻と二人暮らし．近隣に住む長女が身の回りの世話をしている．1階が生活拠点で段差があり，家の前は砂利道で歩きにくいようだった．趣味は散歩と野球観戦．介護保険は要支援1の認定を受けていたが，サービスなどは使用していなかった．

2 アセスメント

　国際生活機能分類（ICF）による評価を図4-6に示す．ICFの要素を検討する際には栄養評価やADL評価が重要となる．今回，栄養評価は簡易栄養状態評価表（MNA®-SF）で，ADL評価は機能的自立度評価法（FIM）で判定した．MNA®-SFは2点で低栄養と判定，FIMは126点満点中77点であった．

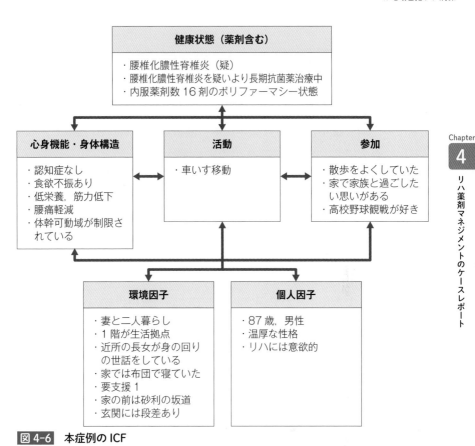

図 4-6 本症例の ICF

3 方針立案

a. チームの方針

　ICF より食欲不振が筋力低下を，布団での生活が生活動作の困難を招き，ADL の低下に連鎖していることから，適切な栄養管理と患者の目標に合わせたリハおよび住宅環境整備を行う．

b. 薬剤師の方針

　ICF より薬剤性による食欲不振を疑い，ポリファーマシーへの介入を実施する．

4 ゴール設定

a. リハからみた薬剤

・短期目標：14 日以内にリハに必要なエネルギー量 1,300kcal/ 日（1 日エネルギー消費量 1,100kcal ＋エネルギー蓄積量 200kcal）が摂取できるように，食欲不振に関連する薬剤の中止を検討する．

・長期目標：リハに影響する薬剤について他職種と情報共有し減薬・中止を検討する．退院時は薬剤管理サマリーを通して退院後に関わる医療従事者へ情報提供を行う．

b. 薬剤からみたリハ

・短期目標：エネルギーが充足されるまでは筋力維持目的のリハを実施する．利尿薬と降圧薬を内服中のため起立性低血圧に注意しながら訓練を実施する．

・長期目標：エネルギーが充足されたら自宅で過ごせる ADL を目指してレジスタンストレーニングを実施する．ふらつき・転倒につながる薬剤に注意しながら訓練を実施する．

5 介入

1 病日目：食事摂取量少なくコレステロール値低値であったためピタバスタチンカルシウムを中止した．

5 病日目：理学療法士によるリハがベッドサイドから開始となる．座位時の血圧が 100mmHg 以下と低値であったためイルベサルタンを中止とした．管理栄養士は補助食品にて筋肉量増加を目的とした BCAA 強化を実施した．

7 病日目：病棟カンファレンスにて歯科衛生士と管理栄養士から口渇と舌の変色，味覚異常があるとの情報提供があり，オーラルフレイルの状態であることが判明した．オーラルフレイルに関連する薬剤（表 4-4）[2] の中止

を検討した．利尿作用のあるトホグリフロジンは口渇の副作用頻度が 5%
以上と高いことから中止を医師に提案した．また，高マグネシウム血症に
よる口渇，低亜鉛血症による味覚異常を疑い，マグネシウムと亜鉛の血液
検査を提案した．舌の変色は抗菌薬の長期投与による黒毛舌症と診断され
た．しかし，化膿性脊椎炎完治にはアモキシシリンの継続が必要であった
ため，歯科衛生士による専門的な口腔ケアでフォローすることになった．

9 病日目：血清マグネシウム　2.7μg（基準値：1.8〜2.4μg/dL）より高
マグネシウム血症は否定されたが，軟便傾向であったため酸化マグネシウ
ムを 1 錠へ減量した．

17 病日目：中止提案をしていたトホグリフロジンが中止となる．

27 病日目：血清亜鉛 56μg/dL（基準値：80〜130μg/dL）よりノベルジ
ン®（酢酸亜鉛）が内服開始となる．

30 病日目：味覚異常が改善され摂取カロリー1,187kcal まで経口摂取可能
となる．リハに必要なエネルギーがほぼ充足できたことから，リハ内容を
歩行訓練と踏み台昇降運動に変更した．転倒誘発リスクの回避としてベン
ゾジアゼピン系睡眠薬ブロチゾラムを非ベンゾジアゼピン系睡眠薬に処方
変更を検討した．覚醒状態や運動機能に支障なくリハの経過が順調であっ
たことから，ブロチゾラムは変更せずに経過観察となる．

表 4-4　副作用としてオーラルフレイルに影響を及ぼす可能性のある薬剤

副作用	薬効分類・種類	薬剤名
口渇	循環器官用薬	ループ利尿薬：アゾセミド
		カリウム保持性利尿薬：スピロノラクトン
	消化性潰瘍薬	プロトンポンプ阻害薬：ランソプラゾール
味覚異常	循環器官用薬	アンジオテンシンⅡ受容体拮抗薬：イルベサルタン
	糖尿病治療薬	メトホルミン
	抗菌薬	アモキシシリン

34 病日目：自宅退院に向けて補助食品を食品から医薬品の配合経腸用液に変更した.

42 病日目：理学療法士による家屋調査を実施した. 寝具を布団からベッドに変更した. 退院後, 外に出る習慣があるようにデイサービスを利用することにした.

60 病日目：自宅退院となる. 退院時の内服薬剤数は 15 剤で, 薬剤管理サマリーにて退院後に関わる医療従事者へ情報提供した.

処方薬（退院時）

（中止）イルベサルタン錠(100mg)	1 回 1 錠	1 日 1 回朝食後
（中止）トホグリフロジン水和物錠(20mg)	1 回 1 錠	1 日 1 回朝食後
（中止）ピタバスタチンカルシウム錠(1mg)	1 回 1 錠	1 日 1 回夕食後
（減量）酸化マグネシウム錠(500mg)	1 回 1 錠	1 日 1 回朝食後
（追加）酢酸亜鉛錠(25mg)	1 回 1 錠	1 日 2 回朝夕食後
（追加）配合経腸用液	1 回 1 袋	1 日 2 回
ビソプロロールフマル酸塩錠(5mg)	1 回 0.5 錠	1 日 1 回朝食後
アゾセミド錠(30mg)	1 回 0.5 錠	1 日 1 回朝食後
ランソプラゾール OD 錠(15mg)	1 回 1 錠	1 日 1 回朝食後
スピロノラクトン錠(25mg)	1 回 1 錠	1 日 1 回朝食後
リナグリプチン錠(5mg)	1 回 1 錠	1 日 1 回朝食後
エドキサバントシル酸塩水和物錠(60mg)	1 回 0.5 錠	1 日 1 回朝食後
メトホルミン塩酸塩錠(250mg)	1 回 1 錠	1 日 2 回朝夕食後
アモキシシリン水和物カプセル(250mg)	1 回 2C	1 日 3 回毎食後
ニコランジル錠(5mg)	1 回 1 錠	1 日 3 回毎食後
塩化ナトリウム	1 回 1g	1 日 3 回毎食後
センノシド錠(12mg)	1 回 2 錠	1 日 1 回夕食後
ブロチゾラム錠(0.25mg)	1 回 1 錠	1 日 1 回就寝前

6 モニタリング

・トホグリフロジン水和物中止後，口渇改善.

・酢酸亜鉛追加後，味覚異常改善.

・歯科衛生士による専門的な口腔ケアにより舌の黒色化改善.

・BCAA 強化より筋肉量増加し，排泄，移乗，移動の動作において大幅な改善がみられた．ADL は車いす移動から杖歩行まで改善した.

・入院時，入院後 1 ヵ月後，入院 2 ヵ月後の体重・BMI・経口栄養摂取量・FIM の経過

入院時：体重 44.2kg，BMI 16.2，MNA-SF 2 点，経口栄養摂取量 628kcal，FIM 77 点

入院後 1 ヵ月後：体重 44.4kg，BMI 16.3，MNA-SF 8 点，経口栄養摂取量 1,187kcal，FIM 88 点

入院 2 ヵ月後：体重 44.8kg，BMI 16.4，MNA-SF 9 点，経口摂取栄養量 1,243kcal，FIM 111 点

7 対応と考察

　地域包括ケア病棟の入院患者には低栄養が多い傾向にあることがわかっており，その要因には口腔状態などの要因が複合的に関わっている可能性があることが示唆されている[3]．口腔状態が劣悪で低栄養が改善されぬままリハを行った場合，摂取エネルギーよりも消費エネルギーが上回るため，脂肪や骨格筋のタンパク質を分解し，サルコペニアを誘発させるおそれがある.

　本症例に関しても，口腔状態に関連した食欲不振による低栄養であった．そこで，理学療法士は筋力維持レベルから訓練を開始し，管理栄養士はBCAA の強化を行った．薬剤師はオーラルフレイルに焦点を当てたポリファーマシー対策を行い，歯科衛生士は専門的な口腔ケアを行った．味覚

表 4-5 転倒につながる薬剤の原因別リスト

転倒につながる副作用	薬剤名
脱力, 筋緊張低下	睡眠薬
眠気, ふらつき, 集中力, 注意力低下	睡眠薬
失神, 起立性低血圧, めまい	糖尿病治療薬, 降圧薬, 利尿薬

異常に関しては薬剤性のほかに亜鉛欠乏性味覚異常が多く報告されている[4]ことから, 血液検査結果を踏まえた原因のアセスメントを提案した.

　介入後, 口腔状態が改善されリハに必要なエネルギー量が充足できたことを機にレジスタンストレーニングが開始された. 理学療法士は転倒につながる薬剤 (**表 4-5**)[5] に注意しながら訓練を行った.

　以上より, 多職種と早期に介入し, 適切な栄養管理, ポリファーマシー対策, 栄養状態に合わせたリハ内容を実施した結果, サルコペニア予防ができ, 患者の目標に沿う形で在宅復帰支援ができたと考える.

おわりに

　地域包括ケア病棟においてリハと薬剤を結びつけるリハ薬剤の考え方は, 高齢者が退院後もいきいきと暮らしていくために重要な考え方である. 「薬剤からみたリハ」「リハからみた薬剤」の双方の視点を理学療法士と薬剤師のみではなく多職種で共有することで, 患者自身の目標を意識したゴール設定ができ, その人らしい生活になる支援ができると考える.

＼Take-Home Message ／

- 食欲不振がある場合，薬剤師が口腔内環境にも意識し薬剤性を疑う
  ことで，栄養状態の改善に寄与できる可能性がある．
- 多職種連携によるリハ薬剤マネジメントサイクルの実践が在宅復帰
  支援への架け橋となる．

文献

1) 地域包括ケア病棟協会：地域包括ケア病棟の病棟機能と地域包括ケア病棟を有する病院の病院機能, 2016. Availlable at：〈http://chiiki-hp.jp〉
2) 藤原久昇：フレイル高齢者とリハ薬剤. 月刊薬事, 60：1466-1472, 2018.
3) 永井 徹：地域包括ケア病棟入院患者の栄養評価と口腔状態および ADL の関連. 日本静脈栄養学会雑誌, 32：1495-1498, 2017.
4) Hamada N, et al：Characteristics of 2278 patients visiting Nihon University Hospital Taste Clinic over a 10-year period with special reference to age and sex distribution. Acta Otolaryngol, 546：7-15, 2002.
5) 大浦 誠：Multimorbidity（多疾患併存）における薬剤. 月刊薬事, 63：231-239, 2021.

Chapter

4

リハ薬剤マネジメントのケースレポート

5 回復期リハ病棟

はじめに

　筆者は急性期病棟での経験において「もう少し処方提案ができたら」「あと少し時間があったら」と「思い残し」があるまま患者が転院してしまうことはまれではなかった.

　回復期リハ病棟の平均在院日数は70.1日であり[1]，急性期病棟と比較すると患者の薬物治療に介入できる期間が長い.　そのため，認知力や巧緻性，自宅の環境や介護力などの生活背景，または患者・家族の想いや考えを考慮した薬学的介入をすることが可能であり，さらには介入したポイントの再評価が行いやすいことも大きな特徴である.

　しかし，薬剤管理指導料も病棟薬剤業務実施加算も回復期リハ病棟入院料に包括されるため，薬剤師の配属については優先順位を高くすることができず，当該病棟に毎日4時間以上薬剤師が滞在している施設は1割に満たない[2]．当院においても例外ではなく，その病棟を主に担当する薬剤師が，持参薬鑑別や調剤を通して気付いた点について必要時に通うという形で薬学的介入を行っている.

　ここでは，持参薬から院内処方に切り替わるタイミングで薬歴およびカルテチェックを行った際，看護師やリハスタッフのカルテ記録で「ふらつき，口の渇き，頻尿」というワードを発見したことがきっかけで介入し，その症状の被疑薬と考えられる薬剤を抽出して他剤への変更や中止の提案を行い，QOLが改善した症例を提示する.　また，薬物依存を疑う症状も発

見し，それに対する介入も行ったので併せて提示する.

リハ薬剤マネジメントのケースレポート

症例

84歳，女性

身長153.5cm，体重60kg（入院時）

既往歴：右大腿骨転子部骨折，高血圧症，気管支喘息，過活動膀胱，十二指腸潰瘍，白内障

介護度：なし

家族背景：夫，次女家族（3人）と同居．キーパーソンは次女.

処方薬（介入時）

アムロジピンOD錠（2.5mg）	1回1錠　1日1回朝食後
エペリゾン塩酸塩錠（50mg）	1回1錠　1日1回朝食後
クラリスロマイシン錠（200mg）	1回1錠　1日1回朝食後
アンブロキソール塩酸塩錠（15mg）	1回1錠　1日3回毎食後
アセトアミノフェン錠（500mg）	1回1錠　1日3回毎食後
ファモチジンD錠（10mg）	1回1錠　1日2回朝夕食後
コハク酸ソリフェナシン錠（5mg）	1回1錠　1日1回朝食後
ジヒドロコデインリン酸塩・dl-メチルエフェドリン塩酸塩・クロルフェニラミンマレイン酸塩配合シロップ	1回2mL　咳がひどい時
サルメテロールキシナホ酸塩・フルチカゾンプロピオン酸エステルドライパウダーインヘラー・エアゾール	1回1吸入　1日2回
ピレノキシン点眼液0.005%	1回1滴　1日3回

経過

　もともと ADL は自立していた．白内障治療のため電車に乗り通院していたが，その通院の際に階段で一段踏み外し転倒して受傷．体動困難となり救急要請され前医に入院した．右大腿骨転子部骨折と診断され，観血的整復固定術が施行された．その後，同院にて1ヵ月ほどの入院期間を経て，術後創部の経過は良好もトイレ移動など日常生活動作に介助が必要な状況であった．本人および家族は自宅退院を希望しており，入院前と同様に自宅での自立した生活を目指して当院回復期リハ病棟に入院となった．

介入時の状況

食事：摂食行為は自立している．常食1,600kcal，主食，副食ともにほぼ10割摂取している．

排泄：排便コントロールは良好．尿回数は1日10〜11回．夜間は2〜3回．

睡眠：夜間のトイレで熟睡感が得られていない．

運動：自室内はサークル歩行で制限はないが，常にふらつき・転倒の不安を訴えている．著しい口渇のため，リハにも影響が出ていると本人の訴えあり．

認知機能：見当識・ADL判断は比較的保たれているが，時折会話がかみ合わない場面あり．改訂長谷川式簡易知能評価スケール(HDS-R) 23点，ミニメンタルステート検査(MMSE) 23点

患者と介護者の目標：自宅に退院して，入院前のように自立した生活が送れるととてもよい．トイレや入浴など，安定した日常生活動作を行いたい．

1 国際生活機能分類（ICF）（図4-7）

a. 健康状態

- **入院契機**：リハ目的で入院
- **既往歴**：右大腿骨転子部骨折，高血圧症，気管支喘息，過活動膀胱，十二指腸潰瘍，白内障
- **使用薬剤**：10種類

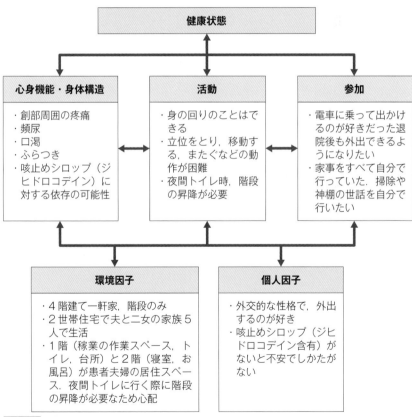

図 4-7 症例のICF

84歳，女性．右大腿骨転子部骨折後，リハ目的で当院の回復期リハ病棟に入院

b. 心身機能・身体構造

- **疼痛**：創部（右大腿骨近位骨頭部）周囲に腫脹・疼痛がある．
- **運動機能**：ふらつき・転倒の不安があり，積極的な行動がとれない．サークル歩行から杖歩行ができるようリハ中である．
- **口腔機能**：リハに支障が出るくらい口が乾く．
- **睡眠**：尿意による中途覚醒あり．
- **認知機能**：軽度低下の疑いがある．
- **薬物依存**：「これを飲んでいるから風邪をひかない．入院してから2日間飲まなかっただけで風邪をひいてしまった．これを飲まないと咳が止まらない．もう何年も飲んでいる」との訴えがあった．咳止めシロップ（ジヒドロコデイン・メチルエフェドリン・クロルフェニラミン配合）を数年にわたり内服していることがわかり，ジヒドロコデインの依存が疑われる．

c. 活動

- **食事**：自立，常食
- **入浴**：一部介助．トイレ移動や入浴など自分で行えるようになりたい．
- **トイレ**：一部介助．1日10回以上の頻尿，夜間2〜3回．排便1日1回．尿意を減らし，じっくり眠れるようになりたい．
- **日常生活動作**：身の回りのことは自分でできるが，立位をとり，移動する，またぐなどの動作が困難である．

d. 参加

- **外出**：買い物や受診など自立していた．電車に乗って出かけることが好きだった．退院後も外出できるようになりたい．
- **家事**：自立していた．柄付きのフロアワイパーではなく，雑巾がけがしたい．タンスの上も自分で掃除したい．神棚の世話を自分で行いたい．

e. 環境因子

- **家族構成:** 夫と二女家族の5人で生活.
- **家屋:** 4階建て一軒家. 2世帯住宅. 上下階への移動手段は階段のみ.
- **居住スペース:** 1階(稼業の作業スペース, トイレ, 台所)と2階(お風呂, 寝室). 夜間トイレに行く際に階段の昇降が必要なため心配している.

f. 個人因子

- **年齢:** 84歳
- **性別:** 女性
- **性格:** 外交的で明るい, 外出が好き

2 チームの方針

　薬物療法の見直しを一方的に押し付けるのではなく, 患者自身の物語や思いも大切にしながら介入することが前提であることを主治医と薬剤師の間で再確認し, 以下の目標を共有した.
- 口渇による不快感を軽減し, リハしやすい環境を整える.
- 排尿回数を減らし, トイレ移動による転倒リスクを軽減する・睡眠時間を確保する.
- 薬物(ジヒドロコデイン)依存を克服する.

3 薬剤師の方針

　「ふらつき」「口渇」「排尿困難(頻尿・尿閉)」の被疑薬となりうる薬剤を列挙し, 『高齢者の安全な薬物療法ガイドライン2015』[3]の「薬物療法の適正化のためのフローチャート」(図1-2;p4)を参考に, 薬物療法の見直しを主治医に提案する.

また，咳止めシロップ（ジヒドロコデイン・メチルエフェドリン・クロルフェニラミン配合）への依存が疑われるが，一方的な中止の言い渡しは避け，内服が始まった経緯や患者の想いにも傾聴しながら減量・中止を目指す．

4 経過

　入院日に持参薬を鑑別し，薬剤師による特別な介入はなくすべての持参薬が継続されていた．数日後，ソリフェナシンが持参薬の継続分として院内で処方され，薬剤師が薬歴およびカルテチェックを行った．その際，記録から「ふらつき，口の渇き，頻尿」という患者の訴えを発見し，ソリフェナシンの抗コリン作用による症状ではないかと疑った．ほかにも抗コリン作用を有する薬剤がみられたため，現在使用している薬剤の薬効や注意点を整理し（表4-6），中止や代替可能な薬剤について主治医に相談した．

　主治医も口渇やふらつきの原因としてソリフェナシンの抗コリン作用を疑っていたが，過活動膀胱の治療として前医で開始されて間もなかったため，頻尿改善効果を判定するためもうしばらく継続しているところだった．クラリスロマイシンに関しては，呼吸器症状が落ち着いていることから中止とされていた．

5 対応と考察

　「口渇」「頻尿・尿閉」「ふらつき」を誘発しうる薬理作用として共通するのが抗コリン作用である．被疑薬（成分）としてはソリフェナシン，ファモチジン，ジヒドロコデイン，クロルフェニラミンが挙げられた．

　これらの薬剤は，眠気やめまい・ふらつきによりリハの制限因子や転倒因子になりうる．実際に，ファモチジン以外の添付文書には，重要な基本的注意の項に「自動車の運転等危険を伴う作業に従事する場合の注意」に

表4-6 介入時に内服していた薬剤

薬剤名	抗コリン作用	添付文書の記載		
		口渇	排尿困難	めまい
アムロジピン OD 錠		○	○	○
エペリゾン塩酸塩錠		○	○	○
クラリスロマイシン錠		○		○
アンブロキソール塩酸塩錠				○
アセトアミノフェン錠				
ファモチジン D 錠	○	○		○
コハク酸ソリフェナシン錠	○	○	○	○
ジヒドロコデインリン酸塩, dl-メチルエフェドリン塩酸塩, クロルフェニラミンマレイン酸塩配合シロップ	○	○	○	○
サルメテロールキシナホ酸塩・フルチカゾンプロピオン酸エステルドライパウダーインヘラー・エアゾール		○		
ピレノキシン点眼液 0.005%				

ついて記載がある．退院後はタンス上の掃除や神棚の世話を自分で行いたいという具体的な目標があり，そういった作業は「危険を伴う作業」に該当すると考え，中止を検討すべき薬剤として医師に提案した．

a. ソリフェナシン（⇒ミラベグロンへの変更）

　排尿障害には，排尿筋の障害で起こる低活動性の障害や，膀胱の過活動で起こる障害など種々の原因があるが，前者の場合には抗コリン薬が原因となることがあるため注意が必要である．本症例は，『女性下部尿路症状診療ガイドライン』の「過活動膀胱症状スコア」[4]（8点）により過活動膀胱と診断され，過活動膀胱の治療を継続することとなった．治療薬の見直しとして，口渇やふらつきなどのリスクが少ない選択的 β_3 アドレナリン

受容体作動性過活動膀胱治療薬であるミラベグロン錠50mg，1日1回朝食後への変更を提案し，変更となった．その後，1日の排尿回数は5～7回程度，夜間のトイレも1～2回に減少した．

b. ファモチジン（⇒ランソプラゾールへの変更）

十二指腸潰瘍の既往があり，胃酸分泌抑制薬の中止は困難と考え，ヒスタミンH_2受容体拮抗薬であるファモチジンの代替薬として，プロトンポンプ阻害薬であるランソプラゾール15mg，1日1回朝食後を提案し，変更となった．

c. 咳止めシロップ（⇒中止）

患者との面談により，数年にわたり内服していることが判明し，現在は1回2mLを1日3～5回（ジヒドロコデインリン酸塩として18～30mg，クロルフェニラミンマレイン酸塩として7.2～12mg）内服していることがわかった．ジヒドロコデインは厚生労働省により「濫用等のおそれのある医薬品」に指定され，特に長期連用により薬物依存を生じる可能性があるため慎重に投与することとされている．同成分が含有されている一般用医薬品については，販売に際して他店舗での購入状況や購入理由の確認，販売時の数量の制限などが求められている[5]．また，ジヒドロコデインは気道分泌抑制作用により喘息発作中の患者には禁忌となっている．クロルフェニラミンにも気道分泌液の粘性化が報告されており，喘息患者への使用には注意が必要である．

患者の訴えから薬物依存が疑われること，また喘息発作時には禁忌であることを考慮し患者に中止を提案した．しかし，不安や内服継続を強く訴えていたため，退薬症候（不安，興奮，倦怠感，悪心・嘔吐，下痢，頻脈など）の発現も考慮して[6]，1日1～2回までの減量を提案し，2週間ほど経過観察を行った．その間に，患者には喘息の主な治療は吸入剤であること，喘息の発作時には気管支狭窄など望まない症状が出てしまうおそれが

あること，口渇の原因となる成分が含まれていることなど説明を重ね，また患者の生活上のメリットも併せて説明し，減量を経て中止となった．最終的には口渇は改善し，ソリフェナシンおよびクロルフェニラミンの中止が奏功したと考えられた．

薬物療法の適正化の観点から，
①過活動膀胱治療薬の変更（抗コリン薬から選択的β_3アドレナリン受容体作動薬へ変更）
②胃酸分泌抑制薬の変更（ヒスタミンH_2受容体拮抗薬からプロトンポンプ阻害薬へ変更）
③咳止めシロップの中止（ジヒドロコデイン・クロルフェニラミンの中止，ジヒドロコデイン依存の克服）
を行った．患者が訴えていたふらつきについては，理学療法士にリハ中の様子について意見を求めたが，下肢の不安定からくるものではないかという意見だった．本人も眠気や意識の障害は感じておらず，薬剤によるふらつきではないと判断された．

本症例では薬学的介入により，口渇の改善，排尿回数の減少が得られ，QOLを高めリハの質が向上し，ADL向上の一役を担うことができた．抗コリン作用はほかにも認知機能の低下やせん妄や便秘などのリスクにもなりうるため，漫然とした投与を避け，可能な限り中止や他剤への変更を考慮するとよい．

回復期リハ病棟におけるアウトカム評価ツールである機能的自立度評価表（FIM；表4-7，表1-8；p32）は，入院時79点から退院時118点に改善し，入院42日で自宅退院となった．

おわりに

本症例では「薬剤性有害事象の回避」「より効果的な代替薬の提案」「薬

表 4-7	FIM（機能的自立度評価表）

FIM（機能的自立度評価表）
- 日常生活動作の介助量を評価するための方法
- 運動項目と認知項目の計 18 項目を 1～7 点で評価する（18～126 点）.
- コミュニケーションや社会的認知などの認知項目を含むため，実際に日常生活で行っている動作を評価できる.
- 評価を繰り返すことで経時的に変化を確認することができる.

FIM 利得
- 退院時 FIM 総得点から入院時 FIM 総得点を引くことで得られる数値
- 入院中のリハの成果を明確にすることができる.

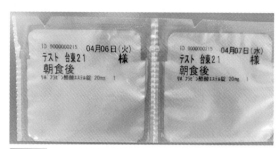

図 4-8	切り込んだ薬包紙

物依存の克服」という複数の視点が複雑に入り混じっていた. ジヒドロコデインへの依存に併存していたのがクロルフェニラミンの摂取である. 合剤は効果的ではあるが，意図せず望まない薬剤摂取が隠れていることがあり，含有する成分には注意が必要である. やはり，病歴と現治療薬との照合は非常に重要であり，漫然とした投与の回避のためにも入院後に薬剤師が早期に介入する重要性をあらためて感じた症例であった.

調剤の工夫も紹介したい. 当院の調剤様式は，原則一包化としているが，調節の頻度が高い下剤などはヒートで調剤している. 回復期リハ病棟では，下剤の調節をしない場合は下剤も含めて一包化したり，患者の巧緻性に合わせて薬包紙に切込みを入れ自分で切りやすくしたり（図4-8）と自己管理しやすい工夫をしている. また，分服数が少ない徐放性製剤を新たに採用したり内服のタイミングを変更したりして，誤嚥リスクが高い患者や，

内服介助の頻度を減らしたい患者には服薬回数が少なくなるように工夫している.

＼Take-Home Message／

- ■ 薬学的介入は「患者の生活を支援する」ことを, 常に心がける.
- ■ この治療薬は本当に必要か, 病歴と現治療薬との照合は非常に重要である.
- ■ 有害な症状発現に薬剤が関与していないかを常に疑う.

文献

1) 回復期リハビリテーション病棟協会：回復期リハビリテーション病棟の現状と課題に関する調査報告書［修正版］, p15, 2019.
2) 大坪博子ほか：回復期リハビリテーション病棟における薬剤師業務と嚥下障害患者に対する薬剤投与の実態調査. Jpn J Compr Rehabil Sci, 10：108-116, 2019.
3) 日本老年医学会：高齢者の安全な薬物療法ガイドライン 2015, p23, メジカルビュー社, 2015.
4) 日本排尿機能学会ほか編：女性下部尿路症状診療ガイドライン, 第2版, p108, リッチヒルメディカル, 2019. Available at：〈https://www.urol.or.jp/lib/files/other/guideline/38_woman_lower-urinary_v2.pdf#page=125〉

参考：過活動膀胱症状スコア
p125（p108_ 表 9）

5) 厚生労働省：薬事法施行規則第15条の2の規定に基づき濫用等のおそれのあるものとして厚生労働大臣が指定する医薬品（告示）の施行について, 薬食発 0604 第2号（平成26年6月4日）, 2014.
6) 日本緩和医療薬学会編：緩和医療薬学, p34, 南江堂, 2013.

Chapter

5

リハ薬剤にかかわる専門職種

1 PT（理学療法士）

はじめに

　リハは，疾病が原因で心身の機能と構造の障害，ならびに日常生活上の支障が生じたときに，個人や生活環境を対象に多数の専門職種が連携し障害や問題の解決を図る包括的なアプローチをいう．特に医療の関連専門職が行うリハを医学的リハと呼んでいる．医学的リハは，医師，看護師，理学療法士，作業療法士，言語聴覚士，薬剤師，管理栄養士，義肢装具士，ソーシャルワーカーなどの多職種によるチームアプローチによって行われる（図5-1）．ここでは，医療チームの中でも主に身体機能に対してアプローチする理学療法士について概説する．

理学療法とは

　理学療法とは，疾病や加齢によって運動機能低下を来した人々に対し，運動機能の維持・改善を目的に運動，温熱，電気，水，光線などの物理的手段を用いて行われる治療法である．

　「理学療法士及び作業療法士法」第2条では，「身体に障害のある者に対し，主としてその基本的動作能力の回復を図るため，治療体操その他の運動を行なわせ，及び電気刺激，マッサージ，温熱その他の物理的手段を加えることをいう」と定義されている．

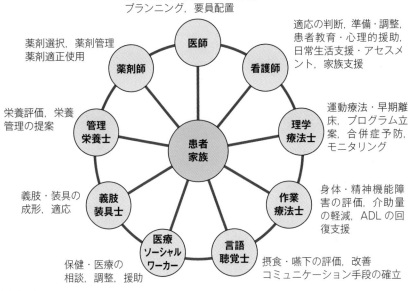

適応の判断，病態リスク管理，
プランニング，要員配置

適応の判断，準備・調整，
患者教育・心理的援助，
日常生活支援・アセスメ
ント，家族支援

薬剤選択，薬剤管理
薬剤適正使用

運動療法・早期離
床，プログラム立
案，合併症予防，
モニタリング

栄養評価，栄養
管理の提案

身体・精神機能障
害の評価，介助量
の軽減，ADL の回
復支援

義肢・装具の
成形，適応

摂食・嚥下の評価，改善
コミュニケーション手段の確立

保健・医療の
相談，調整，援助

医師　看護師　理学療法士　作業療法士　言語聴覚士　医療ソーシャルワーカー　義肢装具士　管理栄養士　薬剤師　患者家族

図 5-1 リハビリテーションにおける多職種の役割

理学療法の目的

理学療法の直接的な目的は身体機能の回復である．身体機能が低下すると，起居動作，座位保持，立位，歩行など移動能力が障害され，トイレに行けない，着替えができない，食事が摂れない，外出ができないなど日常生活動作（ADL）に制限が生じる．理学療法では，身体機能の改善を図ることにより ADL を改善し，最終的には生活の質（QOL）の向上を目指す．

理学療法の対象

理学療法の対象者は主に運動機能が低下したもの，あるいは低下のおそれがあるものであり，その原因は問わない．脳卒中や運動器疾患など四肢体幹の運動機能障害だけでなく，小児疾患，循環器疾患，呼吸器疾患，が

んなどによる身体機能の障害，運動耐容能の低下，疾病の治療で体力が低下した人も含まれる．さらに高齢者の介護予防，糖尿病などメタボリックシンドロームの予防改善，健康増進，スポーツ分野でのパフォーマンス向上など，対象は障害がない人も含む．

理学療法士の役割

　理学療法士は Physical Therapist（PT）と呼ばれ，怪我や病気などで身体に障害のある人や障害の発生が予測される人に対して，基本動作能力（座る，立つ，歩くなど）の回復や維持，および障害の悪化の予防を目的に，Physical（＝身体的な，物理的な）という文字通り，運動療法や物理療法（温熱，電気などの物理的手段を治療目的に利用するもの）などを用いて，自立した日常生活を支援する医学的リハの専門職である．具体的な内容として，関節可動域の拡大，筋力強化，麻痺の回復，痛みの軽減など運動機能に直接働きかける治療法から，動作練習，歩行練習などの能力向上を目指す治療法まで，動作改善に必要な技術を用いて日常生活の自立を目指す．理学療法士は，医学的・社会的視点から対象者個々の身体能力や生活環境などを評価し，それぞれの目標に向けて適切なプログラムを作成し，身体機能や日常生活を行う上で基本となる動作の改善や支援を行う．特に身体の動きや動作を解析し，特徴や問題点や見いだし，治療や指導などを行う専門家である．その専門性を生かし，義肢装具や杖，車いす，福祉用具の適用相談，住宅改修相談なども行う．

理学療法の実際

1 急性期における理学療法

　急性発症するような傷病や大きな手術など強い侵襲が加わると，身体の

機能は短期間で大きく損なわれる．侵襲下では炎症性サイトカインが多量に産生され，身体にさまざまな異化作用を引き起こす．その結果，全身性の血管透過性亢進や浮腫，骨格筋のタンパク崩壊が起き，筋萎縮や筋力低下が発生する．このような代謝亢進の状態は，侵襲後 1〜2 週間遷延する[1]．加えて，急性期では必要以上に安静臥床をとることがあり，筋力低下や心肺機能の低下をはじめさまざまな廃用症候群を身体に引き起こす．骨格筋の形態維持には筋自体を収縮させたり伸ばしたりするような機械的ストレスが必要不可欠な因子であり，骨格筋が不活動状態にあると容易に萎縮を起こす．特に安静臥位では，筋萎縮は重力に逆らって活動する骨格筋（大腿四頭筋や下腿三頭筋などの下肢筋）に顕著に発生する．したがって，重症患者であっても可及的早期に骨格筋の不活動状態から脱することが必要である．

　理学療法士はこのような急性期の異化亢進状態でも，患者の関節可動域や筋力の低下予防や維持に向けた取り組みを行う．重症で離床が制限され患者協力が得られない場合でも，持続的関節他動訓練器（continuous passive movement：CPM）や神経筋電気刺激療法（neuromuscular electric stimulation：NMES）など他動運動機器を用いて骨格筋運動を促す．機器を用いた他動的運動でも 3 時間の関節運動を 3 回行うと，1 日 2 回 5 分程度の他動的ストレッチを行う場合と比較して筋線維萎縮やタンパクの減少を防ぐことや[2]，重症患者で早期からサイクルエルゴメーターで運動すると退院時の筋力や運動パフォーマンスが改善することが報告されている[3]．NMES は筋タンパク異化作用の遅延や筋線維の RNA 発現増加，神経筋障害の進展予防などの効果がある[2]．また，ICU 管理が遷延した重症患者の大腿四頭筋に NMES と四肢の運動を行ったところ筋力改善や移乗動作自立を促したとの報告がある[4]．

2 呼吸理学療法

　合併症予防はあらゆる疾患の治療上で重要であり，特に呼吸器合併症は
発生頻度も高く予後を悪化させるため徹底した予防が必要である．呼吸器
合併症の予防には気道クリアランスの改善や換気の促進を目的とした呼吸
理学療法が用いられる．手技としてよく用いられるのは体位ドレナージと
排痰手技である．体位ドレナージは病変のある肺葉区を上側にした体位で
重力の作用を利用する呼吸管理法で，気道内分泌物の移動を促し肺胞換気
を改善させる．人工呼吸管理中や循環動態が不良で臥床を余儀なくされる
場合，数時間ごとに体位を変えることで換気血流比の維持改善を図る．多
くの場合，仰臥位で管理されることが多いため，下葉の換気改善を目的に
用いられる体位は背部を上側にすることが多い．薬剤ルートの取り回しや
患部や侵襲部位の保護，循環動態などを考慮すると腹臥位は困難であるこ
とが多いため，左右の側臥位や前傾側臥位がよく選択される．患者の体位
を変えたとき，循環動態に配慮することはもちろん重要だが，目的とした
肺野に換気が促されたか，分泌物の移動など効果が得られたかなどは聴診
器にて確かめられる．理学療法士は，聴診以外にも肺に病変がないか胸部
レントゲン画像や CT 画像を読影する力も求められる．

3 早期離床

　長期の安静臥床が循環動態に及ぼす代表的な障害の一つに起立性低血圧
が挙げられる．その発生機序は，長期安静臥床で骨格筋や血管平滑筋の活
動が低下したことによる起立時の下肢静脈血貯留の増加ならびに静脈還流
量の低下である．頸動脈圧受容体を介する血圧調整反射の低下 [5]，利尿の
促進による循環血液量の低下，心拍出量や 1 回拍出量減少に伴う左室拡張
末期容量の減少によるものなどが挙げられる [6]．このような起立性低血圧
は発生すると回復に時間を要することが多く，理学療法士は急性期早期か

ら起立負荷をかけ血圧調整機構を破綻させないように取り組む（**写真**）. 下肢に負荷をかけられない場合や患者の協力が得られない場合は, 起立訓練台（tilt table）を用い, 患者の状態や症状を確認しながら徐々に立位角度を上げる.

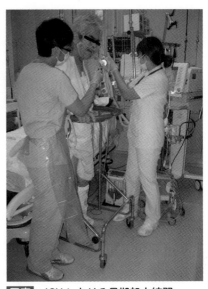

写真 ICU における早期起立練習
鎮痛鎮静をコントロールしてバイタルや意識レベルが安定していれば, ICU 入室中であっても離床を行う.

4 レジスタンス運動

レジスタンス運動の目的は筋力増強で, 運動に対する筋線維の動員数や筋量そのものを増やす効果がある. 筋力増強は負荷前より強固になろうとする「超回復」に基づくため, 骨格筋にある一定以上のストレスが必要である. レジスタンス運動の強度は 1 回反復できる最大の負荷量（1 repetition maximum：1RM）に対する割合で決められる. 具体的な負荷量は 1RM の 30〜50% で, 10〜15 回を 1〜3 セット行う（**表 5-1**）[7]. 主観的運動強度を用いる場合は,「ややきつい」と感じる程度を上限とし, 痛みや不快感のない最大運動範囲とする. 急激に強めの負荷量から開始するのではなく, 最初の数週間は結合組織が運動に適応するまで, ごく軽い負荷かフリーウェイトとする. 単関節抵抗運動から, スクワットのように重力に逆らう多関節運動まで, トレーニング方法はさまざまである. フレイルでは, 負荷は常に低強度から開始し徐々に漸増する[8]. 低強度であっても疲労困憊するまで運動を続けることで, 高強度運動と同程度の筋肥大効果が得られる[9]. また高齢者では, 筋パワー（＝筋力×筋収縮速度）が動作など機能的能力の改善に関連する[10]とされ, 同じ運動負荷であれば速く動かした方が効果的である.

表 5-1 運動様式の違いによる負荷と強度

レジスタンストレーニング

負荷	強度		回数		頻度
	%1RM	Borg 指数	1 セット あたり（回）	セット数 （回）	1 週あたり （日）
軽度	20～40	10～11	8～15	1～3	2～3
中等度	40～60	11～13	8～15	1～3	2～3
高強度	60～80	13～16	8～15	1	2～3

持久性トレーニング

負荷	強度			時間（分）	頻度	
	% peak VO$_2$	Karvonen 係数	Borg 指数		1 日あたり（回）	1 週あたり（日）
軽度	20～40	0.3～0.4	10～11	5～10	1～3	3～5
中等度	40～60	0.4～0.6	11～13	15～30	1～2	3～5
高度	60～70	0.6～0.7	13	20～60	1～2	3～5

5 有酸素運動

　有酸素運動は持久性運動の一つで，エネルギー効率に優れ，身体にあまりストレスをかけない負荷レベルである．有酸素運動は，その名が示す通り，酸素をエネルギーとして利用する運動である．酸素はミトコンドリアで運動エネルギーの産生に利用されることから，有酸素運動能力には酸素を骨格筋まで届ける仕組み，すなわち肺や心臓，ヘモグロビン，ならびに骨格筋の毛細血管床などが重要な因子となる．運動負荷量は最大酸素摂取量や最大心拍数に対する割合で示される（**表 5-1**）[7]が，測定には呼気ガス分析器など特殊な装置が必要である．一般的に Borg 指数 11～13（ややきつい）が有酸素運動の運動強度として望ましい．

　運動方法は，施設内ではトレッドミルや自転車エルゴメーターなど専用

マシンが主に用いられる．在宅では速さ 3〜4km/h のウォーキングが推奨される．目安として，100m の距離を 1.5〜2 分かけて歩く速さである．1 回 30 分以上，週 3 回程度行うことが推奨される．フレイルやサルコペニアの患者では，1 回 5〜10 分間の運動を 1 日に数回行う低負荷高頻度トレーニングや，高負荷（速歩）と低負荷（ゆっくり歩く）を繰り返すインターバルトレーニングを用いる．運動強度を増やす場合，まず負荷量よりもトレーニング時間を増やすこととする．

6 立位歩行訓練

　離床（ベッドから離れること）は日常生活範囲を拡大する第一歩である．移動方法はさまざまあるが，ベッド上生活から脱却するためには，まず「立つ・歩く」を目標とする．座位保持やつかまり立ちができる対象者であれば，「立ち上がり運動」を行う．「立ち上がり運動」は，両足底を地面につけた抗重力運動で，スクワット運動そのものである．これもレジスタンス運動の一つだが，「おもり」などを利用した単関節運動より効果は大きい．「立ち上がり運動」を行う際には，次の 3 つの要素を考慮する．①体幹前傾（お辞儀をする），②足を引く，③座面の高さ調整である．端座位で体幹を前傾させ，膝が 90 度以上屈曲するように足を引くことで重心の前方移動が容易になる．ベッドの調節機能やクッションなどで座面を高くすると，上方への重心移動が容易になる．座面の高さ自体が「立ち上がり運動」の負荷量となり，低いと負荷は強くなる．このように関節のアライメントや重心の位置から効率よく身体を動かす基本原理をボディメカニクスという．理学療法士はボディメカニクスを熟知している唯一の医療技術職である．

おわりに

　理学療法士は主に身体機能の向上やエネルギー代謝も含めた動作効率の改善に主眼を置いてアプローチしている．その対象は疾病の身体機能低下改善だけでなく，介護予防や健康増進，小児領域など幅広い．しかし，リハの目指す日常生活の改善やQOLの向上に関連する因子は多岐にわたり関係するため，理学療法単独介入で効果を示すのは困難である．医師や看護師はもとより，薬剤師や管理栄養士などとの包括的な連携の下，複合的にアプローチしていく必要がある．

＼Take-Home Message／

- 対象者の動作レベルを左右する薬剤は多い．
- 理学療法を行う上で，意識レベル，鎮痛・鎮静レベル，呼吸・循環動態などは薬剤の影響によることがある．
- 理学療法プログラムを作成する上で薬剤師との連携は必須である．

文献

1) Gabay C, et al：Acute-phase proteins and other systemic responses to inflammation. N Engl J Med, 340：448-454, 1999.
2) Griffiths RD, et al：Effect of passive stretching on the wasting of muscle in the critically ill. Nutrition, 11：428-432, 1995.
3) Burtin C, et al：Early exercise in critically ill patients enhances short-term functional recovery. Crit Care Med, 37：2499-2505, 2009.
4) Poulsen JB, et al：Effect of transcutaneous electrical muscle stimulation on muscle volume in patients with septic shock. Crit Care Med, 39：456-461, 2011.
5) Levine BD, et al：Cardiac atrophy after bed-rest deconditioning：a nonneural mechanism for orthostatic intolerance. Circulation, 96：517-525, 1997.
6) Convertino VA, et al：Head-down bed rest impairs vagal baroreflex responses and provokes orthostatic hypotension. J Appl Physiol, 68：1458-1464, 1990.
7) アメリカスポーツ医学会：運動処方の指針, 第8版, 南江堂, 2011.
8) Piepoli MF, et al：Exercise training in heart failure: from theory to practice. A consensus document of the Heart Failure Association and the European Association for Cardiovascular Prevention and Rehabilitation. Eur J Heart Fail 13：347-357, 2011.
9) Burd NA, et al：Bigger weights may not beget bigger muscles：evidence from acute muscle protein synthetic responses after resistance exercise. Appl Physiol Nutr Metab, 37：551-554, 2012.

2 OT（作業療法士）

はじめに

　リハ栄養の概念化により，リハ薬剤の概念も普及してきている．作業療法ガイドラインにも薬物療法について，薬理作用と作用機序，副作用，臨床上注意すべき点などの解説はあるが，リハ薬剤の学術的研究報告はほとんど見当たらない．

　高齢化により作業療法の対象者は，その対象となる疾患のほか合併症や既往症を有していることがほとんどで，複数の薬剤が投与されていることが多い．リハと薬剤は互いに影響し合うため，協力的に働くだけではなく，時には有害的に作用するということを念頭に作業療法を行うことが必要である．筆者もリハ薬剤を意識した介入経験はほとんどないが，ここでは，作業療法と薬剤との関係や連携について私見を述べる．

作業療法士とは

　作業療法ガイドラインによると，作業療法とは「人々の健康と幸福を促進するために，医療，保健，福祉，教育，職業などの領域で行われる，作業に焦点を当てた治療，指導，援助である」とされている[1]．

　作業療法では，人の日常生活に関わるすべての目的ある活動を「作業」や「生活行為」と呼んでいる．「作業や生活行為とは，人が生きていく上で営まれる生活全般」と定義しており，食事やトイレなどの日常生活活動

（ADL），買い物や家事などの手段的日常生活活動（IADL），仕事や趣味，余暇活動，休息など24時間365日連続する生活全般の行為のすべてを指している．

作業療法の目的

　作業療法では「人は作業を通して健康や幸福になる」という基本理念と学術的根拠に基づいて行われる．つまり，対象者の生活機能の再構築のために，基本的能力，応用的能力，社会適応能力および環境資源への働きかけを行う．

　作業療法の目的やその実施においては，「対象者のしたい作業」「する必要がある作業」「することが期待されている作業」について国際生活機能分類（ICF）が援用される（表5-2）[2]．ICFの特徴は，各個人の生活行為を「心身機能・身体構造」「活動」「参加」「環境因子」「個人因子」の要因でかつ，各要因をプラス要因とマイナス要因で評価する点にある．この中で作業療法では，マイナス要因である対象者の心身機能の障害を改善・軽減するのみでなく，プラス要因を活用，つまり強みに焦点を当てながら対象者の生活障害の軽減を図り，満足のできる生活を再編または構築していけるよう，治療，指導および援助を行う．

作業療法の対象

　作業療法の対象は，脳卒中や骨折，難病などの身体障害，統合失調症やうつ病，アルコール依存症などの精神領域の障害や，認知症に代表される高齢期の障害，脳性麻痺や知的能力障害，自閉スペクトラム障害などの発達期の障害によって，環境に対する適応が難しいことにより日々の作業に困難が生じている，またはそれが予測される人や集団など多方面にわたる（写真）．

表5-2 作業療法の目的

対象	目的	ICF 項目	
1. 基本的能力（ICF：心身機能・身体構造）	生命の維持と基本動作等，日常生活に必要不可欠な心身機能を回復・改善・維持することと，失った身体構造を補完する	精神面・感覚面・発声・循環器・代謝系・排泄生殖系・運動面の機能 神経感覚系・神経筋骨格等の構造	
2. 応用的能力（ICF：活動と参加・主に活動）	対象者の個々の日常生活に必要とされる活動能力を回復・改善・維持する	個人の遂行レベルにおける右記項目	学習と知識の応用，一般的な課題と要求，コミュニケーション，運動・移動，セルフケア，家庭生活，対人関係，主要な生活領域，社会生活など
3. 社会的能力（ICF：活動と参加・主に参加）	対象者が暮らす在宅・地域内での社会的活動，就労などの社会参加に必要な能力を回復・改善・維持する	社会生活・人生場面への関わりレベルにおける右記項目	
4. 環境資源（ICF：環境因子）	活動および参加に必要な環境を回復・改善・調整・維持する	生産品と用具，支援と関係，家族親族の態度，サービス・制度・制作	
5. 作業に関する個人特性（ICF：個人因子）	生活再建に関わる作業に影響を与える心身機能以外の個人特性の把握・利用・再設計	ライフスタイル，習慣，役割，興味，趣味，価値，特技，生育歴，病歴，作業歴，志向性，スピリチュアリティーなど	

（出典：日本作業療法士協会：作業療法ガイドライン，2012 年度版）

チーム医療における作業療法士の役割

　作業療法士は各医療や在宅医療のすべてのステージで治療・指導・援助に関わっている．具体的には作業療法の主な評価項目（**表5-3**）[3]で全体像を把握し，「移動や食事・排泄・入浴等の日常生活活動に関するADL訓練」「家事・外出等のIADL訓練」「作業耐久性の向上，作業手順の習得，就労環境への適応等の職業関連活動の訓練」「福祉用具の使用等に関する訓練」「退院後の住環境への適応訓練」「発達障害や高次脳機能障害等に対するリハビリテーション」を，対象者に合わせたその人らしい生活ができるように，目的や目標を医療，介護，福祉等と幅広く共有し連携を行っている．

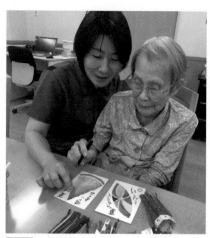

写真 大腿骨頸部骨折後，認知機能が低下した対象者に対する個別作業療法場面

趣味の絵手紙を書くことで季節を感じてもらい見当識を促し，また精神機能の安定を図る．

表5-3 作業療法の主な評価項目

1. 基本的能力 (ICF：心身機能・身体構造)	運動	運動に関連する器官，筋力　筋持久力　全身持久力，筋緊張，姿勢・肢位，関節可動域，随意性，反射・反応，協調性，動作訓練
	感覚・知覚	感覚・知覚に関する器官，視覚，聴覚，平衡感覚，味覚，嗅覚，固有感覚，表在覚，視知覚，聴知覚，触知覚，視空間知覚，立体覚，その他
	心肺機能	心血管，呼吸器，心機能，呼吸機能
	摂食・嚥下機能	口唇・口腔，口腔から咽頭・食道，姿勢，認知
	精神・認知・心理	意識水準，見当識，知的機能，気質・人格，意欲，睡眠，注意・集中，記銘・記憶力，感情・情緒，思考，視空間認知，時間認知，自己同一性，音声・文字言語の表出および理解
2. 応用能力 (ICF：活動と参加)	起居・移動	ベッド上移動　起き上がり，座位保持，寝返り，違う，移乗，立ち上がり，立位保持，伝い歩き，歩行（含む補装具歩行），階段昇降，車いす移動

2. 応用能力 (ICF：活動と参加)	上肢動作	リーチ，把握（握り・摘み），保持，離し，両手動作，巧緻性，道具・遊び・機械操作
	身辺処理	食事，排泄，更衣，整容・衛生，入浴
	コミュニケーション	理解，表出，会話
	生活リズム	生活時間の構造化，活動と休息のバランス
	知的・精神面	学習能力　計算能力　論理的思考，問題解決能力　意思決定，行為・企画能力，理解力・判断力，防衛機制　自己統制　現実検討　課題の遂行，ストレスへの対処，障害の受容，その他
	代償手段の適用	車いす，電動車いす，上肢装具，下肢装具，義手，義足，自助具，福祉用具，リハビリテーション機器
3. 社会的適応能力 (ICF：活動と参加)	個人生活適応	調理，食事の片づけ，買い物，洗濯，整理・整頓，掃除，ゴミ処理，金銭管理，安全管現　健康管理，時間管理，来客対応，電話メモ，家庭設備の使用，家周りの管理，住宅管理，サービスの利用，他者への援助，一般交通機関の利用，運転・操作
	社会生活適応	言語コミュニケーション，非言語コミュニケーション，対人関係，集団内での人間関鳳　場面適応，役割行動，社会参加
	教育的・職業的適応	通勤・通学，作業耐久性，指示理解，作業習慣，集団内での協調性，心理的耐久性，正確さ，迅速性，仕事の獲得・維持・終了
	余暇活動面	自由時間の内容，活動意欲，興味対象の有無，活動量の変化
4. 環境資源 (ICF：環境因子)	人的環境	家族による支援，友人・知人による支援，ボランティア・NPO法人等の支援グループ，公的支援の利用
	物理的環境	住居（アプローチも含む），住宅外の環境，機器・道具，交通機関，学校・職場の環境

（出典：日本作業療法士協会：作業療法ガイドライン，2006年版）

Chapter

5

リハ薬剤にかかわる専門職種

　小川[4] は，「作業療法士は運動機能にも注目するし，社会システムも考慮するし，全般的健康にも気を配るし，疾患の知識ももっている．しかし作業療法士が最も得意なのは，対象者にとって意味のある作業をすること

ができるかどうかを調べ，いろいろ工夫してその作業をできるようにしていくことである．作業機能の評価や作業を使って対象者にかかわるという点では，どの職種よりも作業療法士が優れている」[3] としている．

このように作業療法士は，医療スタッフ間では対象者に直結する課題を生活の中から介入する専門職として認識してもらい，カンファレンスや事例検討会などコミュニケーションをとりながらチームアプローチを行っていくことが望まれる．

リハ薬剤における作業療法士の役割

作業療法はこころと身体の相互関連を意識し，具体的な作業活動を用いるという特徴があるため，薬物療法と並行して行われることが多い．リスク管理や効果的な介入のために，作業療法士にとって薬剤の知識は大切であり，薬剤師との連携も非常に重要となる．さらに，運動機能や認知機能を改善させる薬物療法は「足し算」より「引き算」であり，このことは高齢者のポリファーマシーを解決する一助にもなると思われる．カンファレンスで，痛みやせん妄，不眠，排便コントロール不良などに対する薬剤提案や調整まではスムーズに連携できていることは多いが，その後の生活状況や経過の共有，薬の見直し，服薬指導などの連携が不十分であることも多いと感じる．

具体的に作業療法士からみた薬剤について考えたい．生活場面における問題の原因に関して薬剤の副作用を疑う症状は，**表1-5**（p20）に示されるように，ふらつき・転倒，記憶障害，せん妄，抑うつ，食欲低下，便秘，排泄コントロール，嚥下障害，睡眠障害，運動失調，筋緊張の亢進または低下，皮膚のかゆみなどである．作業療法の対象者には高齢者が多く，併せて脳血管障害や精神障害，進行疾患，骨関節疾患，これらの疾患の後遺症や症状を有しており，多剤併用されていることが多くみられる．

例えば，抗うつ薬や睡眠薬を含めた向精神薬の投与により精神活動性が

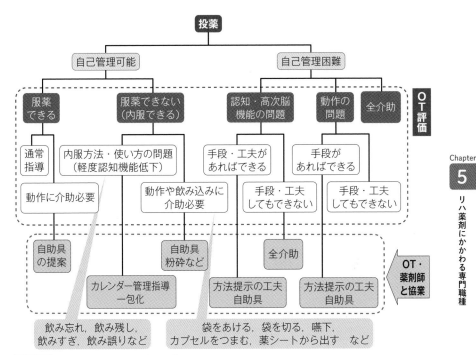

図 5-2 OT 評価と服用指導のプロトコル

薬の自己管理の可否，手段・服薬方法までを作業療法評価選定し薬剤師と協業して指導する．

低下し，転倒リスクが高くなる．また，せん妄や記憶障害，嚥下障害，排泄コントロールが低下し，日常生活動作の低下が顕著となる．疼痛コントロール薬投与により食思不振，便秘などの排便コントロール不良に対する下剤投与から外出できないなどの活動制限，脱抑制などの高次脳機能障害による抗てんかん薬や抗ヒスタミン薬の投与で眠気や活動性低下が起こり仕事や自動車運転に影響するなど，生活行為に対し悪影響を及ぼす．

　そのため，作業療法介入の際に薬剤で知っておきたいことは，内服タイミングや使い方，内服後の効果と持続時間，薬剤の粉砕・カプセル剤の開封の可否や剤形の意味（いつ，どこで溶けるのがいいのか），飲み物や食べ物と薬の組み合わせ，薬の味，注入食の場合の留意点などである．これらが生活・活動・社会参加のために重要な情報となる．

また，点滴ラインの種類における生活場面での注意点，離床の際に必要な点滴ラインの管理方法，離床における注意点，その際の作業療法訓練の負荷量を共有する必要がある．

●服用方法と OT 評価・薬剤師との連携

薬は種類が多いため，薬剤の効能や用法を薬剤師から情報収集し，薬効を損なうことなく対象者が服用・使用するために作業療法士との連携が望まれる．図 5-2 の作業療法評価と服用指導をプロトコルで説明する．

投薬後，自己管理の可否を判断する．自己管理可能でも，服用自立か否かに分かれる．服薬自立でも動作に介助が必要な場合は自助具の提案をする．内服可能だが飲み忘れ・飲み残し・過剰飲み・飲みこぼしなどの有無，注射剤や外用剤の使用可能・不可能を評価し，カレンダー管理・指導の工夫・薬剤の一包化，自助具や粉砕などの工夫などをする．

自己管理が困難な場合，その原因が認知・高次脳機能の問題か，動作の問題か，全介助なのかを評価する．認知・高次脳機能の問題や動作の問題の場合，手段・工夫があればできるときには方法提示の工夫や自助具を検討，手段・工夫の検討をしてもできない場合は全介助となる．動作の問題であれば，方法提示の工夫や自助具の提案をする．しかし，手段や工夫してもできない場合は全介助となる．

このように，可能・不可能の評価を行い，対象者への服薬指導をどのようにすればよいかを作業療法士から提案することができる．

リハ薬剤における作業療法士の介入例

症 例 薬剤調整とチームアプローチで改善した症例への介入

60 代，男性

診断名：脳梗塞　　障害名：左片麻痺，左半側空間失認

既往歴：高血圧症，C型肝炎

本人の希望：歩行，更衣自立，復職（宮司）

趣味：囲碁，将棋

入院時栄養評価：身長180cm，体重59.2kg，BMI 18.2，MNA®-SF 6点（低栄養）

薬剤情報：（発症初期〜）クロピドグレル錠，バクロフェン錠，アテノロール錠，ロキソプロフェン錠，ランソプラゾールカプセル，ロスバスタチン錠，レバミピド錠，酸化マグネシウム錠；（頓服）アセトアミノフェン錠；（発症初期〜中止）アセトアミノフェン／トラマドール配合錠，ダビガトランカプセル，整腸剤，ソリフェナシンOD錠，タムスロシンカプセル，ナフトピジルOD錠；（途中開始〜）リバーロキサバン錠，バファリン配合錠，ワルファリン錠，シロドシン錠，ミラベグロン錠，プロピベリン錠，ドンペリドン錠

1 作業療法評価

　入院時，運動機能面は左上下肢の重度麻痺，感覚障害が重度鈍麻，左肩に疼痛を認めた．また，認知機能の問題はなかったが，左半側空間失認，注意力低下がみられ，ADLは全介助レベルだった．予後予測として，左上肢は廃用手の可能性が高いのではないかと思われたが，屋内ADLは自立，一部復職は可能と判断した．薬剤は血栓予防，疼痛コントロール，筋緊張緩和，消化性潰瘍治療薬などが処方されていた．発症3ヵ月後，食思不振から栄養状態が悪化し，認知・運動・ADL機能の低下がみられた．また，精神機能評価では，眠れない・生臭いにおいがする・将来の不安などの発言と，QIDS-J：6点から軽度うつと診断された．入院時，提供エネルギーは2,000kcal，喫食率は90％前後で，体重増加したが，2ヵ月後より徐々に喫食率が20〜30％まで低下し，摂取エネルギーは1,800kcalから500kcal

程度となった．体重は入院時 59.2kg → 2ヵ月後 63kg → 3ヵ月後 57.3kg と約 1ヵ月で−5.7kg（9% 減）となり，BMI は 17.7，MNA®-SF も 3 点（低栄養）となり，二次性サルコペニアに至った．

2 介入の基本方針

短期目標（3ヵ月）：栄養状態の改善，食欲の改善から 3kg の体重増加を目指す．また，それに伴い，更衣，排泄動作自立，認知機能面の改善，精神面の安定．
長期目標（6ヵ月）：栄養状態の安定，屋内生活自立，サービス利用での独居生活，一部復職．

3 実施計画介入

　作業療法では 1.5METs 程度の左上肢の機能維持練習や座位での活動など運動負荷とし，馴染みのある作務衣での更衣練習や，排泄自立に向けた環境調整，病棟内生活で「できる」機会を増やす日常生活動作練習を行い，成功体験ができるよう工夫した．

　NST 回診では，医師には予後予測や退院後の生活イメージの面談，理学療法では負荷量を減らして立位訓練と終了後に栄養補助食品を導入した．病棟は生活スケジュールを作成し，管理栄養士は嗜好にあわせた食事の提供や高カロリー食の追加，薬剤師は抗うつ薬を使用せず，疼痛コントロールや食思不振になるような副作用が出ないよう薬剤調整を行うこととした．

4 結果

　喫食率の向上に伴い体重が増加した．それに伴い体力・筋力の向上，軽度の注意力低下は残存したが，認知面の改善と精神状態の安定から日常生

活での問題がなくなった．また，ADL も FIM 106 点（運動：40 点→ 71 点，認知：23 点→ 35 点）と大幅に改善し，ベッド周囲 ADL は自立，装具装着し杖歩行が見守りとなった．精神面は QIDS-J 3 点と正常となり，不眠や味覚・臭覚異常は消失，精神状態は安定した．肩の痛みは自制内で，頓服を利用しながらコントロールできている．

5 考察

　今回，脳梗塞を発症し，病気の回復や将来に対する不安などからうつ状態や二次性サルコペニアを呈した．脳卒中後のうつ病の頻度は，脳卒中患者の 23 ～ 40% であるとされている．また，脳卒中発症後より 2 年の間に多く発症し，特に脳卒中発症から半年以内のリハを行う期間に高率にみられるとされている[5]．このことにより，食思不振から低栄養状態に至ったと考えた．低栄養の状態では，積極的な運動は禁忌である[6]．また，脳卒中後のうつ病が軽度から中等度の場合のリハについては，ある程度の有酸素運動が有効と思われるが，常に患者への共感と支持が必要とされている[7]．

　本症例では活動量を 1.5METs 程度にするように提案し，生活場面や理学療法，作業療法時の活動量を調整した．また，低負荷の活動の中で，馴染みのある更衣やできる動作練習を行ったこと，趣味の将棋や囲碁を提案し，支持的かつ傾聴するように関わったことで精神的に安定したと考えられた．また，買い物に同行して好きなものを食べる，食事の際に好きなものを提供するなどの嗜好にあわせた介入や対象者が落ち着いて食べられるように食事場所の環境設定を行ったことで，食欲の改善に至ったと考えられた．

　NST 回診においては，薬剤師から食思不振の原因が疼痛コントロール薬の副作用の可能性があると判断された．また，薬剤師から使用中の疼痛コントロール薬による疼痛軽減の効果も認められていない可能性が高いために，疼痛コントロール薬の変更を行うことを提案された．さらに，NST 回診において，食思不振の原因とされた，うつ状態に対して，すでに多剤服

用状況にあったため抗うつ薬を使用せず，リハの介入を変更し，食思の経過を最低一週間に一度，作業療法士と他職種と共有したことでより効果的な改善につながったと考えられた．薬効だけでなく，症例の身体・精神状態や生活状況も共有できた．

さらに薬剤の自己管理のために，薬の一方化の提案，配薬カレンダーを使用，薬袋固定用自助具，また服薬指導は右からの話かけ，症例に復唱確認と視覚手段を用いた説明の提案ができた．

おわりに

作業療法の対象者は老年症候群と多疾患併存が複雑に連鎖することが多い．対象者の生活行為の問題が疾患あるいは薬剤の影響なのかを知ることが，機能回復や社会参加のために重要である．薬剤師と連携することで，「その人らしい生活」「その人がしたい生活」「その人がするべき生活」の支援が，より素早く・より効率的に・より効果的にできる．

＼Take-Home Message ／

- ■ 作業療法では日常生活に関わるすべての活動を「作業や生活行為」と呼び，ICF の強みに焦点を当て治療，指導および援助を行う．
- ■ 作業療法の対象者には高齢者が多く，併せて多くの疾患の後遺症や症状を有しており，多剤併用されていることが多い．
- ■ リスク管理や効果的な介入のために，作業療法士にとって薬剤の知識は大切である．
- ■ 作業療法部門で薬剤の留意点を把握することは，生活・活動・社会参加のために重要な情報となる．
- ■ 薬効を損なうことなく対象者が服用・使用するために作業療法士との連携が望まれる．

文献 ━━━

1) 日本作業療法士協会：作業療法ガイドライン 2018 年度, 2018.
2) 日本作業療法士協会：作業療法ガイドライン 2012 年度, 2012.
3) 石川 齊ほか：図解作業療法技術ガイド, 第 3 版, 文光堂, 2011.
4) 岩崎テル子編：作業療法学概論, 第 2 版, 医学書院, 2011.
5) 長田麻衣子ほか：脳卒中後うつ病（Poststroke depression）－その診断と治療－. Jpn Rehabil Med, 44：177-188, 2007.
6) 若林秀隆 編：リハビリテーション栄養ハンドブック, 医歯薬出版, 2010.
7) 木村真人：脳卒中後のうつ病とアパシー, 日本神経救急研究会雑誌, 24：71-77, 2012.

Chapter

5

リハ薬剤にかかわる専門職種

3 ST（言語聴覚士）

はじめに

　言語聴覚士（Speech Language Hearing Therapist：ST）はリハ専門職の一つであり，コミュニケーションや摂食嚥下に問題を抱える方に専門的サービスを行う職種である．ここでは，言語聴覚士の業務内容や評価スケール，リハ薬剤における役割を紹介し，言語聴覚士の仕事を知っていただくとともに，薬剤師とのコラボレーションのきっかけとなることを期待したい．

言語聴覚士とは

　言語聴覚士は 1999 年に国家資格化され，2020 年 3 月末時点で有資格者数は 34,489 人となっている[1]．所属機関は医療機関（病院）が 7 割を占め，老人保健施設・特別養護老人ホーム，福祉施設と続く（表 5-4）．医療機関においては，リハビリテーション科に在籍していることが多いが，耳鼻咽喉科，小児科，形成外科，口腔外科などの診療科に在籍している言語聴覚士も少なくない．言語聴覚士が対象とする方は小児から高齢者と幅広く，対象疾患は脳卒中や神経難病，誤嚥性肺炎などの呼吸器疾患，循環器疾患，頭頸部・食道などのがん，発達障害，先天性・後天性の難聴などがある．こうした疾患に伴う失語症，音声・構音障害，高次脳機能障害，摂食嚥下障害，聴覚障害，ことばの発達の遅れなどに対し，言語聴覚士は評価・治療を行う（表 5-5）．

表5-4 日本言語聴覚士協会会員の所属機関

医療	74.4%
老健・特養	12.1%
福祉	7.5%
学校教育	1.9%
養成校	1.5%
研究・教育機関	1.2%
その他	1.4%

（文献1より引用）

表5-5 日本言語聴覚士協会会員の対象とする障害（複数回答可）

摂食嚥下	14,103人
成人言語・認知	14,041人
発声・発語	13,344人
小児言語・認知	4,507人
聴覚	2,082人
その他	234人

（文献1より引用）

　言語聴覚士の養成課程はいくつかあり，高校卒業者は文部科学大臣が指定する学校（3〜4年制の大学・短大）または都道府県知事が指定する言語聴覚士養成所（3〜4年制の専修学校）を卒業することで受験資格が得られる．また，一般の4年制大学卒業者も指定された大学・大学院の専攻科または専修学校（2年制）を卒業することで受験資格を得ることができる．養成課程では，医学，心理学，言語学，社会福祉などの基礎分野から，失語・高次脳機能障害，摂食嚥下障害，音声・構音障害などの専門分野を学ぶ．

　言語聴覚士は他のリハ専門職（理学療法士・作業療法士）に比べて国家資格化が遅れた経緯もあり，有資格者数は多くなく，サービスを提供するには十分ではない．前述のように，言語聴覚士が対象とする疾患・障害は多岐にわたり，発症直後の急性期から，回復期，生活期と長い経過の中で必要とされる．また，コミュニケーションや摂食嚥下は人間のQOL，尊厳に関わる領域であるため，機能回復のみならず，機能維持，看取りまで含めた広い領域に関わる必要がある．その一方，現在の有資格者における勤務先は医療機関に偏重しており，在宅生活をしている方へのサービス提供が十分に行えていない点が課題として挙げられる[2]．また，言語聴覚士の

年齢構成も 20〜30 代と若い世代が多く，提供サービスの質の向上が喫緊の課題である[3]．職能団体である日本言語聴覚士協会では，言語聴覚療法の質の向上を目的に認定言語聴覚士を 2008 年に制定した．領域としては，摂食・嚥下障害領域，失語・高次脳機能障害領域，成人発声発語障害領域，言語発達障害領域，聴覚障害領域があり，それぞれ隔年（または毎年）一定の研修が開催され，試験を受けて合格すれば認定される．認定言語聴覚士は経験年数 6 年以上が受験条件であり，経験年数の浅い時期から専門領域の知識・技術を高める教育制度が構築されつつある段階である．このほか，他団体の認定資格制度を自主的に取得する言語聴覚士も多く，栄養サポートチーム（NST）専門療法士，日本摂食嚥下リハ学会認定士，公認心理師などが代表的な例である．

チーム医療における言語聴覚士の役割

　言語聴覚士によるリハの基本的な流れとしては，医師からの処方をもとに，対象患者のコミュニケーションや摂食嚥下機能をスクリーニング，評価・アセスメントを行い，障害の発現メカニズムを見定め，目標設定および必要なリハプログラムを立案，実施する．対象者の症状の変化に合わせて定期的なモニタリングを行い，目標の達成具合や介入効果を踏まえてリハプログラムを継続または修正する．コミュニケーションや摂食嚥下は，病前の習慣が大きく影響することもあるため，患者の病態把握だけでなく家族からの情報収集も重要となる．

　一般的な急性期病院勤務の言語聴覚士を例に，一日のスケジュールの一例を表 5-6 に示す．リハの実施場所は，病態が不安定な時期はベッドサイドで行い，落ち着いた状態であれば訓練室などで行う．診療報酬の算定上，20 分＝ 1 単位とした時間軸に基づいて，1〜3 単位（20〜60 分）を目安にリハを提供する．直接的な患者業務以外にも，医師・看護師などの他職種とのカンファレンスや NST 回診などに携わる．また，こうした業務の合間

表 5-6 言語聴覚士の一日のスケジュール例

時間	内容
8:30	出勤，カルテで情報収集 リハ科内のミーティング
9:00〜9:20	患者① ベッドサイドでの初期評価
9:25〜10:05	患者② ベッドサイドにて嚥下直接練習
10:10〜10:50	患者③ 訓練室で高次脳機能・構音練習
10:55〜11:35	患者④ 訓練室で言語機能練習
11:40〜12:20	患者⑤ ベッドサイドにて構音・嚥下間接練習 そのまま昼食評価
12:25〜12:45	患者⑥ 昼食評価
12:45〜13:45	昼休み
13:45〜14:25	患者⑦ ベッドサイドでの初期評価
14:30〜15:00	嚥下造影検査準備
15:00〜16:00	嚥下造影検査 リハ医・看護師・放射線技師と実施
16:00〜16:20	患者⑧ ベッドサイドでの言語・構音・嚥下間接練習
16:30〜17:00	診療科カンファレンス
17:00	終業 カルテ記載や書類，教材作成など

をぬって，病棟看護師などと患者のコミュニケーションや摂食嚥下に関わる情報共有（ミニカンファレンス）などを行うことも多い．

　言語聴覚士によるリハで用いる代表的な評価スケールを**表 5-7** に示す．コミュニケーション障害，摂食嚥下障害に対し，さまざまな評価スケールを用いて総合的にアセスメントを行う．対象者への負担を考慮しながら，疾患や病態，病期に応じて必要な評価を選択・実施する．特に，言語機能，高次脳機能に関する評価は，所要時間 60〜90 分と長いものが多く，対象

者への負担を考慮しながら検査所見をまとめる．また，嚥下造影検査，嚥下内視鏡検査については医師による実施が必要であり，看護師・言語聴覚士・放射線技師・管理栄養士等が同席し，嚥下機能の評価および今後の栄養手段について検討する．

　リハのプログラムとしては，対象者の症状に応じて言語機能練習，高次脳機能障害に対する練習，嚥下間接練習（食物を使わない練習），嚥下直接練習（食物を使用した練習），音声・構音練習などを用いる．また，機能回復練習だけでなく，実用的な能力練習や家族指導，他職種への助言なども行う．

　言語聴覚士によるリハの特徴として，理学療法士，作業療法士と異なり，個室で行われる点がある．これは診療報酬における施設基準に設定されていることも一つだが，対象者のプライバシーや心理的負担に配慮する目的がある．コミュニケーション障害を抱える方は，病前との違いに対し心理的ショックを受けることも多く，自身の病状を周りに知られたくない，リ

表 5-7　言語聴覚士が使用する主な評価スケール

評価対象	検査名
認知機能	Mini-Mental State Examinaton（MMSE），改訂長谷川式簡易知能評価スケール（HDS-R），Japanese version of Montreal Cognitive Assessment（MoCA-J）など
知的機能	レーブン色彩マトリックス検査（RCPM），コース立方体組み合わせテスト（KOHS），WAIS™-IV 知能検査
言語機能	標準失語症検査（SLTA），WAB 失語症検査
構音機能	標準ディサースリア検査（AMSD）
高次脳機能	標準注意検査法（CAT），ウェクスラー記憶検査（WMS-R），BIT 行動性無視検査，遂行機能障害症候群の行動評価（BADS），標準高次動作性検査（SPTA），標準高次視知覚検査（VPTA）
嚥下機能	反復唾液嚥下テスト（RSST），改訂版水飲みテスト（MWST），フードテスト（FT），嚥下造影検査（VF），嚥下内視鏡検査（VE）

ハの様子を見られたくないという思いを少なからず感じている．こうした患者の心理面に配慮し，対象者が落ち着いてリハに取り組める環境を作るために，言語聴覚士によるリハは個室で行う必要がある．また，注意障害を抱える対象者では周囲の視覚的・聴覚的な刺激によってリハに集中できないこともあるため，静かな環境下で集中して行える個室が望ましい場合もある．他方，あえて周囲に刺激が多い場所や他職種がいる場面を利用し，より実践的なコミュニケーションの練習の場としてベッドサイドや病棟などで行うこともある．

リハ薬剤における言語聴覚士の役割

　言語聴覚士が関わる摂食嚥下と薬剤は非常に密接な関わりがある．にもかかわらず，日常臨床において言語聴覚士と薬剤師が出会う機会は，残念ながら多くはない．筆者自身，薬剤師と初めて会話を交わしたのは，言語聴覚士として勤務して数年が経過した頃に出席した NST 回診である．勤務先によっては NST 回診に同行できず，言語聴覚士は訓練室に，薬剤師は調剤室に閉じこもらざるを得ず，情報共有がカルテ上のみになることも多い．加えて，養成課程においても薬剤について学ぶ機会は多くなく，言語聴覚士として勤務してから独学で学ぶことが多いのが現状である．多くの言語聴覚士が薬剤の重要性に気づくのは，対象者の摂食嚥下障害を通じて，「絶食の指示のはずが内服薬だけ飲んでいる」「この患者の嚥下機能で，こんな量の薬を飲めるはずがない」「この薬を飲みきるためには，とろみ水分を何回飲めばよいのか？」という問題に直面したときであろう．また，薬剤変更後に嚥下機能の改善 / 低下を目の当たりにした経験も，その重要性に気づく一つのきっかけである．リハ専門職の中では言語聴覚士と薬剤師は比較的近い職種ではあるものの，実際に連携しようと思った時には物理的・精神的距離があるのが実情と思われる．

　リハ薬剤において，言語聴覚士に求められる役割は大きく分けて 2 つあ

る．1つ目は，対象者の摂食嚥下機能のアセスメントおよび予後予測である．評価・アセスメントに基づいて，対象者の経口摂取の見立て，食形態や食事姿勢の提案，誤嚥予防の方法などを提案する．特に薬剤の内服は，治療方針にも関わる一方で，誤嚥した場合に肺炎発症のリスクが高いことから，慎重かつ安全な摂取方法の提案が求められる．この際，ぜひ薬剤師から嚥下機能を踏まえた内服方法を助言いただきたい．前述のように，言語聴覚士は薬剤に関する知識が量・質ともに不十分な一方で，対象者の摂食嚥下機能に即した内服方法を求められることが多い．言語聴覚士は摂食嚥下機能を優先した内服方法になりやすく，薬効や服用上の注意点などの配慮に欠けやすい．薬剤師とコラボレーションすることで，対象者にとって安全かつ有効な内服方法を検討したい．2つ目は対象者のコミュニケーション能力の把握およびコミュニケーション手段の確立である．失語，構音障害，高次脳機能障害，聴覚障害などの影響でコミュニケーションが十分に取れない場合，治療に対する対象者自身の意思決定を阻害し，アドヒアランスの不良につながる可能性がある．また，認知機能低下・高次脳機能障害を抱える対象者では，注意障害による内服薬の重複，記憶障害による内服忘れなど，内服の自己管理方法に配慮を要することが多い．対象者のコミュニケーション能力，認知機能・高次脳機能障害などに配慮した内服方法をともに提案できるよう，コラボレーションが必要であると考える．

おわりに

　言語聴覚士の業務内容やリハ薬剤における役割について概観した．言語聴覚士と薬剤師との連携は，対象者のコミュニケーション・摂食嚥下を通じて，安全かつ有効な薬物治療を提案するために必須である．多忙を極める臨床業務の中での連携は簡単ではないが，本稿がお互いのコラボレーションのきっかけとしてお役に立てば幸いである．

Take-Home Message

- 言語聴覚士は，コミュニケーション・摂食嚥下に問題を抱える方にリハを提供する職種である．

- 言語聴覚士は，小児から高齢者，急性期から生活期まで対象者および期間が非常に幅広く，機能回復，機能維持，看取りまで含めた広い領域に関わる．

- 言語聴覚士と薬剤師との連携は，対象者のコミュニケーションおよび摂食嚥下を通じて行う必要があり，安全かつ有効な薬物療法のために重要である．

文献

1) 日本言語聴覚士協会：言語聴覚士とは. Website URL：〈https://www.japanslht.or.jp/what/〉
2) 高野麻美ほか：医療施設における言語聴覚士の業務実態について—第4回実態調査結果より—. 言語聴覚研究, 16：153-165, 2019.
3) 藤田郁代：わが国における言語聴覚分野の歴史からみた未来へのメッセージ. 言語聴覚研究, 17：75-68, 2020.

4 Ns（看護師）

はじめに

　回復期リハ病棟に入院する患者の多くは，高齢であり，多病である．また，疾患や入院環境に起因して多岐にわたる症状が顕在化する．それらの改善・緩和のために処方薬剤数は増え，多剤内服からポリファーマシーが疑われる．一方，回復期リハ病棟でのリハ訓練は出来高であり，患者の回復過程を考慮すると，積極的，集中的にリハ訓練に参加を促したい．しかし，不眠，排泄障害，食思不良などで，日常生活での心身の安定が図れないことにより，栄養と活動のバランスが崩れ，体重減少やサルコペニアの悪化につながることが予測される．リハ栄養とともにリハ薬剤の考えや実践が求められる．ここでは，チーム医療およびリハ薬剤について回復期リハ看護師の立場から概観したい．

看護師とは

1 看護師の変遷 [1]

　看護を職業として成立させ，近代看護の道を開いたのはイギリスのFlorence Nightingale（1820–1910）である．Nightingaleは，クリミヤ戦争における陸軍病院での経験を踏まえて「看護覚書き（Notes on Nursing）」を著す．そこで「看護とは何か」を明らかにし，看護の方向性

を明確に示した．これは後に日本の看護の礎となった．一方，日本では看護に関しては江戸時代の産婆が職業とされており，傷病者の看護は主に身内が行っていた．明治時代に入り，看護婦の教育が必要であるという気運が高まり，1885年看護婦養成所の祖が開校された．1915年政府は「看護婦規制」を発布，これがわが国初の看護婦の資格制度となった．制度上看護業務に携わる者は18歳以上の女子とされ，対象は傷病者と褥婦であった．その後，第二次世界大戦を経て敗戦国となった日本は，GHQにより看護教育や資格制度，看護に対する改革の提言がなされた．1948年「保健婦助産婦看護婦法（保助看法）」が制定されたことで，看護婦が国家資格となった．2002年「保健師助産師看護師法」となり，男女資格名称が統一された．

　看護師の業務は，保助看法5条に「看護師とは，厚生労働大臣の免許を受けて，傷病者若しくはじょく婦に対する『療養上の世話』又は『診療の補助』を行うことを業とする者」とされている．「療養上の世話」とは，患者の症状などの観察，環境整備，食事の世話，清拭および排泄の介助，生活指導などであり，看護師の主体的な判断と技術をもって行う，看護師の本来的な業務を指す．一方，「診療の補助」とは，身体的侵襲の比較的軽微な医療行為の一部について補助するもので，採血，静脈注射，点滴，医療機器の操作，処置など多岐にわたる．

2 リハ看護

　リハ看護は，ポリオ後遺症や戦争で負傷した兵士の身体機能の回復への看護援助として誕生し，保助看法が制定された際に，米国を中心に体系化された近代的リハの理念が導入された．しかし実際は，肢体不自由児の療育や結核患者，精神障害者など，ある特定の患者に対して行われていた．その後，経済や社会情勢が急速に発展していく中で，生活習慣病に起因する障害，交通事故・不慮の事故による障害，高齢化に伴う老化に伴う障害

などの増加により，リハの重要性は高まり，1960年代に入り，リハに従事する専門職種の国家資格が制度化され，専門職種（理学療法士，作業療法士など）が誕生し始めた．

　しかし，リハ看護はまだ「機能訓練＝リハ」という認識が一般的であった中で，当時国立身体障害者リハビリテーションセンター病院に在職していた落合芙美子が，1989年リハビリテーション看護研究会（現NPO法人日本リハビリテーション看護学会）を発足した．そしてリハ看護を「疾病・障害・加齢等による生活に問題を有する個人や家族に対し，生涯の経過や生活の場にかかわらず，可能な限り日常生活活動（ADL）の自立とQOL（生命・生活・人生の質）の向上を図る専門性の高い看護である」と定義した[2]．

　2000年「回復期リハ病棟入院料」が設置された．それを受けて2001年回復期リハ病棟の質的向上を図り，リハ医療の発展に寄与する目的で「回復期リハ病棟協会」が設立され，2007年回復期リハ看護師認定制度が創設された．認定制度の目的は，回復期リハ看護師が患者家族に対して質の高い看護を提供し，個人・集団・組織に対するリスクマネジメントを行い，多職種との協働とチームアプローチの実践ができるリーダーナースの育成を行うことである．

　以下，回復期リハ病棟における看護師として本稿を進めていく．

チーム医療における回復期リハ看護師の役割

　回復期リハ病棟は多職種が一堂に介し，専門知識と技術を用いてチームで機能する病棟である．医師，看護師，介護福祉士，セラピスト（理学療法士・作業療法士・言語聴覚士），管理栄養士，薬剤師，SW（社会福祉士），歯科衛生士らが専門職としてチームをつくる．しかし，専門集団によるトラブルが生じることもあり，その背景には，専門性が高いゆえに，それぞれの専門用語が多用され，セクショナリズムやパターナリズムが生

じやすい傾向がある．それらを回避するためには，常に患者のゴールに立ち返ることである．そしてそれぞれの専門職の役割や強みを活かしてどのようにアプローチをしていくか，カンファレンスで検討し，それぞれの職種が計画を再評価・修正を行っていく．統一したゴール設定と合意は，チーム医療の肝である（図 5-3）．

また，チーム内の良好な関係は必須である．職種間の相互理解は不可欠であり，日頃から他職種とのコミュニケーションがとれる場づくりを意識し，人間関係を円滑にしていくこともチームの医療の要となる．

看護師は 24 時間，看護実践を通して患者家族を看護っている．診療の補助としての全身管理だけではなく，療養上の世話として，生活の場面で生じている「困りごと」や「変化」について観察やアセスメントを継続的に行っている．患者情報は他職種からも提供される．これらは看護記録だけでなく，朝夕の申し送りで共有されるため，多職種参加の申し送りは，情報交換の場として有機的に活用されている．また，ICF は「生きるための全体像」を示す共通言語であり，多職種間の共通理解に役立つ．筆者の

	入院	1 週間目	1ヵ月目	2ヵ月目	退院
多職種合同	入院時合同評価 現状確認 環境設定 など	初期カンファレンス（CF） 各職種より評価 ゴール設定 など	定期 CF 各種進捗確認 ゴール修正 など	定期 CF	退院前 CF 退院後の状況確認 退院前の最終確認など
各職種（看護師など）	アセスメント ↓ 計画立案 ↓ 実践	アセスメント ↓ 計画（新規・修正） ↓ 実践	アセスメント ↓ 計画（新規・修正） ↓ 実践	アセスメント ↓ 計画（新規・修正） ↓ 実践	アセスメント ↓ 計画（新規・修正） ↓ 実践

図 5-3　回復期リハ病棟での流れ（例）

＊このほかにも少数の職種で行われるミニ CF や，家屋訪問後の CF など施設独自のものもある

Chapter
5
リハ薬剤にかかわる専門職種

施設では多職種によるICFカンファレンスが定期的に開催され，患者の強みや希望を含めて，全体像を把握している．

　回復期リハ病棟において看護師は常に患者の状態や他職種からの情報を受信し，それらを整理し発信する力，そしてチームが患者主体に円滑に運営していくためのマネジメント力が求められる．それには患者家族のみでなく，他職種とのコミュニケーション力も必要不可欠となるが，病棟で忙しくしている看護師に声をかけづらいという声を他職種から聞くことが多い．多職種協働を推進するためには，アサーティブなコミュニケーション力が鍵となることを自覚したい．

リハ薬剤における看護師の役割

　回復期リハ認定看護師である筆者は，つねづね2つのことを大事にしている．1つ目は「『起きて』『食べて』『動いて』『出す』」，そして2つ目は「排泄を制するものは，すべてを制する」である．

　睡眠・覚醒，活動，栄養，排泄は，マズローの基本的欲求の生理的欲求にあたり，より高次の人間の尊厳やQOLの根幹をなす部分である．また，それらは自宅退院の決定を促進させる重要なADLでもある．不眠や排泄障害など，必要時には薬剤治療を主治医に相談をする．しかし患者は高齢化し，複数の基礎疾患をもち，合併症やそれらに起因する症状，さらに認知症に伴うBPSD（行動と心理症状）があるため，多剤内服が余儀なくされる．ポリファーマシーの高リスク状態である．また，確実な与薬は重要な看護業務である．回復期リハ病棟に勤務をし始めた当初，朝食後の内服薬はときに10数錠あった．与薬のための6R※確認を行い，「誤薬をしない」「ムセない（粉薬はしばしばムセて吹き出す）」「確実に飲み込む（口腔残薬がこぼれ出て床やベッド上などで発見）」「糖衣錠・腸溶剤を噛まない」

※6Rの確認（正しい患者：Right Patient, 正しい薬剤：Right Drug, 正しい目的：Right Purpose, 正しい用量：Right Dose, 正しい用法：Right Route, 正しい時間：Right Time）

など，複数の看護師とチェックをしながらルールを遵守する．毎回緊張の連続であった．さらに心不全などのために水分摂取制限をしている患者にいかに少ない水分で内服していただくか．「『起きて』『食べて』『動いて』『出す』」を良好に保つための薬剤管理は看護の重要な業務の一つでもある．

　2つ目の「排泄を制するものは，すべてを制する」は，排泄障害は，患者の尊厳や転倒リスク，退院支援に直接関与する．転倒の主たる要因は「トイレに行きたかった」が多い．排尿行為は，人前では「恥ずかしい行為」であり，それらは幼少時からのしつけによる．そのため，加齢や障害で排泄行為を他者に委ねなければならない羞恥心や無力感は計り知れない．一方で，リハは動きを学ぶ医療でもある．リハ訓練で行っている車椅子の移乗や歩行練習は，病棟で「トイレに行く」「便座に座る」「立って排泄する（男性患者）」という動作について患者は「リハでできたから1人でできるかも」につながり，転倒転落のリスクが増加する．また，排泄の自立は自宅介護者にとっては切なる願いでもある．さらに頻尿・残尿は不眠につながる．そのため，排泄障害の改善・緩和は多くの課題を制する．あらゆる視点から排泄障害をアセスメントした上で，薬剤の関与は排泄障害の症状改善・緩和につながると期待する．

　一方，回復期リハ病棟では食思不良のある患者も多い．もともと偏食がある，病院食は美味しくない，動いていないから食べられないなど，摂取エネルギーが充足されず，リハ強度（活動量）を考慮しないリハ訓練により，耐久性の低下，体重減少に至る患者もいる．

　看護師は患者のQOL向上のために身体管理や症状緩和を目標に看護実践を行うが，投与している薬剤の副作用やポリファーマシーの影響で悪化させているという認識は低い．2018年Wakabayashiは「リハ薬剤」を概念化した[4]．リハ栄養の薬剤版である．また，東は回復期リハ病棟でリハ薬剤の実践について報告している[5]．リハ薬剤が実践されれば，薬剤による有害事象のリスクとその対応を検討し，早期に回避ができることは多いだろう．筆者が経験した3事例はそれに該当する．

● Case 1

急性期病院では認知症のため，状況の理解ができず，医療処置のため体幹抑制をされていた脳梗塞，右片麻痺，80代の女性．回復期リハ病院転院後抑制を解除するが，環境の変化などで，ケアに対する抵抗が強く，噛む，引っ掻く，蹴るなどがみられた．そのためリスペリドンが処方された．連日の申し送りの際に状況報告があったが，そのうち報告は聞かれなくなる．1ヵ月ほど経過した際に，娘さんより「食事中ぼーっとして，以前ほど食べてくれない」と言われた．そのため食事場面を確認すると，活気がなく，姿勢の保持が安定せず，食事は口に溜め込まれ，しばしば唾液とともに流れ出ていた．体重も1kg減っていた．看護スタッフに確認すると，現在は介護抵抗もなく，夜間も良眠と話す．

● Case 2

右片麻痺，脳梗塞，70代の男性．前立腺肥大を伴う排尿障害があり，尿道留置カテーテル挿入で回復期リハ病院へ転院．早期にカテーテルを抜去し，自尿および導尿処置に移行するために，前立腺肥大症に伴う尿閉に際して，α_1遮断薬およびジスチグミンが処方された．1週間後，リハ訓練や離床を嫌がり介入が難しいとの報告があった．確認すると水様便が持続し，肛門周囲の皮膚のただれが著明であった．失語症でうまく訴えられない患者は苦痛様表情で車椅子座位がつらく，食事摂取も半分ほどで経過していた．看護スタッフは，1日数回肛門周囲の清拭と医療処置を実施し，管理栄養士と相談して消化の良いものを依頼していた．

● Case 3

退院に向けての内服薬調整．起床時，毎食前・後，就前に内服薬があり，さらにインスリン注射が1日3回投与の高齢患者．家族は日中不在で与薬介助ができない．介護施設入所を希望するが，インス

リンや薬剤数が多い場合，入所は難しいと SW を通して返信あり，薬剤調整のため入院期間が延長した．

薬剤による有害事象が食事摂取やリハ訓練の拒否につながっていた．また，投与薬剤の調整を行うことで，退院調整がスムーズとなることもある．病棟で看護師と薬剤師が患者個々の生活状況をともに共有し，リハ薬剤を実践することで，薬物の有害事象によるフレイル，サルコペニアの増悪を防ぎ，加えてリハ栄養を併用することで，医原性サルコペニアを予防・改善できる．

回復期リハ病棟は多職種によるチーム医療が行われている．薬剤師もぜひ積極的に来棟して，申し送りに週数回でも参加して欲しい．あるいは ICF の共通ツールを用い，ゴール設定の進捗・検討・確認の機会であるカンファレンスに参加することで，リハ訓練や生活・退院支援に影響している「困りごと」に対し，薬剤を切り口に評価を共有したい．そして，リハ薬剤の実践を病棟看護師や介護職，セラピストとともに行うことで，患者の ADL や QOL 向上につながることを期待したい．

おわりに

医療情報担当者（MR）にビスホスホネート剤の飲み方について尋ねる機会があった．「起床時座位で 200mL の水とともに服用」，高齢患者に指示通りの与薬はとても大変だった．そのため週 1 回，その日は朝の準備の忙しさを避けるために 5 時頃から与薬に追われた．しかし，「食事による吸収阻害を避けるため，内服後の食事開始時間に注意を」との回答に力が抜けたのは言うまでもない．それからは，なにか「変だ」と感じた時には，躊躇なく薬剤師に聞くことに決めた．勉強不足を棚に上げて恐縮だが，専門家に聞くのが一番の早道だ．それぞれの思考過程がわかると情報の受け渡しがスムーズになる．強力な相棒を味方につけることの意義は大きい．

そして何よりも患者家族にとっては大きなベネフィットである．リハ薬剤のエビデンスはこれからである．近いうちに管理栄養士や社会福祉士だけでなく，薬剤師もまた回復期リハ病棟専従として認められることを大いに期待したい．

＼Take-Home Message ／

- ■チーム医療を円滑に行うために，看護師に求められる役割は，情報の発信・受信力，マネジメント力，アサーティブなコミュニケーション力である．
- ■回復期リハ病棟では，患者を ICF で捉え，多職種チームで目標（ゴール）設定・共有をした上で，それぞれの専門的アプローチが求められる．
- ■リハ薬剤を実践する薬剤師と協働することで，ポリファーマシーを回避し，患者の生活の質を改善し，QOL の向上に寄与する．

文献

1）湯舟貞子ほか：日本における看護の変遷．新見公立短期大学紀要, 22：65-71, 2001.
2）NPO 法人日本リハビリテーション看護学会：リハビリテーション看護の定義. Webpage URL：〈https://www.jrna.or.jp/rihabiriinfo.html〉
3）Wakabayashi H：Rehabilitation pharmacotherapy: a combination of rehabilitation and pharmacotherapy. J Gen Fam Med, 19：43-44, 2018.
4）東 敬一朗：回復期リハ病棟でのリハ薬剤の実践. 月刊薬事, 60：1483-1488, 2018.

5 DH（歯科衛生士）

はじめに

　歯科衛生士に対する印象として，地域の歯科医院に勤務する女性スタッフや歯科医師の側で治療の手伝いをする女性，歯科医院にいる看護師さんみたいな人，などといったイメージをもたれることが多い．このような印象をもたれる歯科衛生士が，リハ薬剤において薬剤師をはじめとした他の医療専門職種の方々と，どのような協働を生むことができ，患者の役に立てるのかなど，歯科衛生士に対する認識を新たにしてもらえる機会にしたいと考えている．そのためにここでは，まず歯科衛生士の業務および特徴を紹介するとともに，チーム医療やリハ薬剤において歯科衛生士に担える役割やリハ薬剤とのコラボレーション，今後の展望などについて述べたい．

歯科衛生士とは

1 歯科衛生士の業務

　歯科衛生士とは，1948 年（昭和 23 年）に制定された歯科衛生士法にもとづく厚生労働大臣免許の国家資格である．この歯科衛生士法第一条には目的，第二条には定義および業務が定められている．なお，歯科衛生士法において歯科衛生士は，国民の歯科疾患の予防および口腔衛生の向上を図ることを目的とする職種であり，歯科医師の指導の下に，歯面や遊離縁下

への付着・沈着物除去や薬物塗布に加え，歯科診療の補助や歯科保健指導といった業務の実施が認められている[1]．

　具体的な業務としては，歯面研磨や歯垢の除去，手用器具もしくは機械装置を用いた歯石の除去，むし歯予防のためのフッ素塗布，歯科診療の補助，歯科医院だけでなく学校・保健センターなどにおける歯磨き指導や栄養指導などが挙げられる．さらに，超高齢社会における介護予防や食支援を含めた摂食嚥下リハ，居宅療養管理指導，周術期における早期回復や肺炎などの感染症予防のための口腔健康管理などといった業務を実施する機会も増えている．

　すなわち，口腔の健康は，健康で質の高い生活を営む上で基礎的かつ重要な役割を果たしており，歯科衛生士は，口腔の健康の保持増進への取り組みを通して，人々の健康な生活の実現に貢献することを使命としている．また，口腔の健康は，心身状態のいかんによっても，すべてのライフステージにおける健康課題であり，口腔健康管理を専門的に支援する歯科衛生士の役割は近年重要性が高まってきている．このような中，歯科衛生士が専門職として責務を果たすため，職能団体である日本歯科衛生士会は業務実践の行動指針として『歯科衛生士の倫理綱領』を策定している[2]．

2 歯科衛生士養成機関

　歯科衛生士の養成機関は全国に 176 校あり，そのうち専門学校が 148 校，短期大学 16 校，大学 12 校となっている[3]．養成課程は当初 1 年制から始まったが，2005 年に歯科衛生士学校養成所指定規則が改正され養成期間が 3 年以上に引き上げられることとなり，2010 年 4 月から全校が 3 年以上となった．また，新潟大学と東京医科歯科大学において 2004 年から初めて学士課程（4 年制）による歯科衛生士養成教育が始まった．歯科衛生士も他の職種と同様に，養成課程を修了した者に国家試験受験資格が与えられ，近年約 7,000 人前後が国家試験に合格し歯科衛生士免許を得ている．

3 就業歯科衛生士数

　厚生労働省の平成 30 年衛生行政報告によると，2008 年の就業歯科衛生士数は 96,442 人であったが，10 年後の 2018 年には 132,629 人と年々増加している[4]．また，就業歯科衛生士の年齢構成割合については，近年 45 歳以上の割合が高くなっている．その理由としては，ライフスタイルに合わせた働き方の選択肢が増えたこと，復職支援が積極的に行われるようになったことが考えられる[5]．

4 就業場所

　厚生労働省の平成 30 年衛生行政報告によると，歯科衛生士の就業場所は約 90%（120,068 人）が歯科診療所に勤務しており，残りの約 10%（12,561 人）のうち 5%（6,629 人）が病院に，次いで 1.6%（2,154 人）が市町村に勤務している[4]．この割合は，1992 年の同調査結果[6]と大きく変わっていないことからも，歯科衛生士が地域の歯科医院に勤務する女性スタッフや歯科医師の側で治療の手伝いをする女性，歯科医院にいる看護師さんみたいな人，といったイメージをもたれる由縁であろう．

チーム医療における歯科衛生士の役割

　ここで，歯科衛生士が業務上活用している考え方である歯科衛生過程（dental hygiene process）[7] や口腔に関するアセスメントツール[8-11] を紹介する．
　まず歯科衛生過程とは，歯科衛生士が「対象者の抱えている問題を明確化し，問題解決方法を計画し，介入していくために必要な一連の思考と行動のプロセス」のことである．歯科衛生過程を用いる目的は，対象者に関わる専門職など全員で情報を共有しつつ，歯科衛生士として適切な介入を継続して行えるようにすることである[7]．これは，リハ栄養ケアプロセス

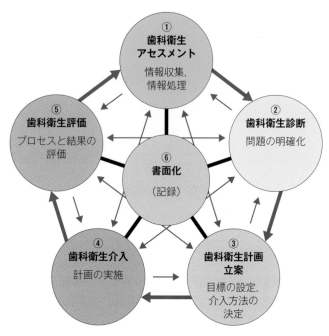

図 5-4 歯科衛生過程の 6 つの構成要素

（文献 7 より転載）

の考え方と似ており，**図5-4** に示す 6 つの構成要素から成っている．

　次に，口腔アセスメントツールを紹介する．Eilers oral assessment guide（OAG）[8, 9] は，Eilers らによりがん患者等を対象として開発され，看護師など他職種にも評価しやすいツールとしてがん患者を問わず用いられている．また，Oral health assessment tool（OHAT）[10, 11] は，要介護高齢者の口腔問題をスクリーニングするために開発された口腔アセスメントツールである．こちらも他職種にも評価しやすいツールであるため，OAG と同様に口腔ケアをチームで実施する際に活用されている．

　なお，歯科衛生士の強みは，歯や口腔環境へ柔軟にアプローチできることだと捉えている（**図5-5**）．病棟看護師が，いつも口腔ケアを嫌がる患者が歯科衛生士には応じていることに驚かれるという場面をこれまで何度か経験した．これは，口腔ケアや口腔衛生を含めた口腔健康管理，咀嚼・口

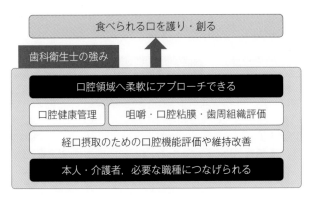

食べられる口を護り・創る

歯科衛生士の強み

口腔領域へ柔軟にアプローチできる

口腔健康管理　｜　咀嚼・口腔粘膜・歯周組織評価

経口摂取のための口腔機能評価や維持改善

本人・介護者，必要な職種につなげられる

図 5-5　歯科衛生士の強み

腔粘膜・歯周組織などの評価，経口摂取のための口腔機能評価や口腔機能の維持改善を図る訓練の実施といったテクニカルな専門性も理由の一つであろうが，それだけではないと感じている．歯や口腔領域は非常に敏感な感覚器官でもあるため，痛みや不快感が瞬時に認識され，口腔ケアの拒否につながりやすい．心身状態・機能，病状はもちろん，口唇や頬粘膜・舌・頸部の可動域や動き，口腔内の湿潤具合，過敏の有無や程度，開口度などを考慮して，口腔内へ清掃用具をどのように挿入して動かし，歯垢除去を行うのかを判断して実践しているためだと考えている．これは歯科診療所で行っている歯科診療の補助や歯石除去，う蝕・歯周病予防のための歯磨き指導などにおいても同様である．

　チーム医療において歯科衛生士は，このような歯や口腔環境を通じて得た心身状態・機能に関する情報を，本人や介護者はもちろん関係する専門職へフィードバックし，改善のための提案を行い，ゴール設定のもと実践ができる職種であると考える．しかし，チーム医療はもちろん，リハ薬剤チームにおいて歯科衛生士が参画できているケースは少なく，歯や口腔環境に関するアセスメントや評価や実施・介入計画に対するゴール設定が十分に行えていない場合が多い．つまり，口腔機能の維持・向上を図り，美味しく楽しい食事を摂取し，栄養状態を良好に保つためには，適切なアセ

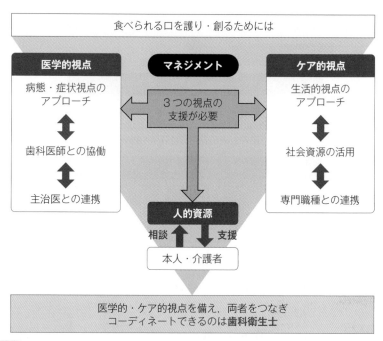

図 5-6 食べられる口を護り・創るための歯科衛生士の役割

スメントに基づいた計画立案と明確なゴール設定だけでなく，生活をみるケア的視点に加え，病態や症状を診る医学的視点の両者の支援が必要である．さらに，その支援を本人はもちろん介護者に届けるためには，専門職を含めた人的資源をつなぎ・コーディネートする役割を担える職種が必要となる．このマネジメント機能を担うことができる職種として歯科衛生士は適任である（**図 5-6**）．

リハ薬剤における歯科衛生士の役割

1 リハ薬剤に活用できる歯科衛生士の専門性

歯科衛生士の専門性について臨床例を挙げながら，リハ薬剤へ活用でき

る役割について考えてみたい．ベットサイドで口腔ケアを行う際，1日何度も使用する患者のコップや歯ブラシ，タオルなど日常生活用品や服薬状況を確認する機会でもある．日頃に比べて使用形跡が少ないように感じられた場合，服薬アドヒアランスが低下しているかを疑うだけでなく，水分摂取や食欲の低下，体調変化を推察し，本人や介護者への問診を行う．その上で，まず誰に，どの専門職につなぐのが望ましいのか，またチームで検討するにはどういった職種の意見が必要なのかを考え，必要な職種につなぐ．今回の場合はまず看護師につなぎ，主治医・薬剤師・管理栄養士などといった専門職種とチームで検討する．また，口腔ケアや食事中はもちろん，その前後の観察の際に，口腔内や粘膜・義歯の裏側などへ顆粒剤や散剤，時には錠剤が残っているのを目にすることがある（図5-7）．その原因が口腔機能および嚥下機能低下によるものか，義歯の不適合によるものなのかを評価し，適切で安全な服用のための摂食嚥下訓練や口腔健康管理を実施する．加えて，必要な薬剤を適切に服用できる方法を検討するために，歯科医師による義歯治療につなぐことはもちろん，看護師・薬剤師につなぎ，さらに主治医・セラピストなどといった専門職とチームで検討するといった，チームマネジメントを担うこともできる．

　このように，歯科衛生士は歯・口腔の専門家であるたけでなく，医学的視点とケア的視点を備え，本人・介護者はもちろん専門職とをつなぐHUB機能を備えたマネジメントを担える職種として活用できると考える．

2 歯科衛生士が求める薬剤師の専門性

　とても基本的ではあるが，歯科衛生士は薬剤師に歯科治療に影響を及ぼす薬剤に関する情報提供やアドバイスに加えて，服薬によって口腔や食事摂取に障害を及ぼす可能性のある副作用，薬剤の形状に応じた服薬方法や割る・粉砕するといった薬剤の形状変更，薬物相互作用などについて，容易に指導を受けられる機会を望んでいる．

薬剤には同じ薬効であってもさまざまな形状があり，形状選択が可能である薬剤もある．また，歯科衛生士には同じ薬剤にみえてしまう場合でもそれぞれ用法・用量が異なるだけでなく，用法・用量を守れないことで効果が発揮されにくくなるものも数多く存在する．図5-7のような患者に遭遇した際に，間違っても口腔内に残っている薬剤を食物残渣や歯垢と同様に回収して処分してしまうことなく，リスクを理解した上で行動できるように，また，高齢者宅に飲み忘れた薬剤がたくさん溜まっているのを見ても，仕方ないと諦めるようなことがないようサポートをお願いしたい．

3 薬剤師と歯科衛生士のコラボレーションにおける展望

現在，歯科衛生士の9割は歯科診療所で業務を行っており，超高齢社会

a 口蓋・咽頭部

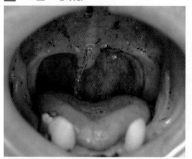

b 義歯内面

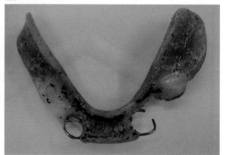

c 下顎頬側歯肉

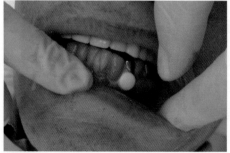

図5-7 口腔内残薬の例（尾崎由衛先生より提供）

においても通院可能な患者を対象としているケースが多い．しかし，超高齢社会において歯科診療所においても今後は，多疾患併存でポリファーマシーの患者や在宅でのがん治療中の患者など，これまで以上に服薬状況に留意する必要がある患者を対象とするケースが増えることは明白である．図5-7のような服薬アドヒアランスが低下している状態に気づくことのできる強みを，本人や介護者への指導で終えるのではなく，かかりつけ医やかかりつけ薬局へつなぎ，その患者を地域で診ていく機能を担えるのではないかと考える．

　また，歯科医院への通院の多くは歯や口腔に関するトラブルがある場合であるため，服薬指導などで定期的に患者と接する機会のある薬剤師にはぜひ歯科へつないでもらいたい．服薬指導をする中で，義歯が合っていない・歯が痛いなどの主訴を耳にするケースや歯周病の悪化や口臭の強さなどを感じる機会，歯磨剤や洗口剤，口腔清掃用具に関する相談を受ける機会などもあるのではないだろうか．そのようなときに歯科への受診を勧めてもらうことで，早期治療が叶うとともに，薬剤師との連携を図るきっかけにもなると考える．

　そのためには，初歩的ではあるが，対象患者の投薬内容・状況の把握といった基本的情報収集を欠かさないこと，すぐに相談できる薬局や薬剤師の構築を図る．加えて，歯科診療所と地域の薬局は地域住民の健康的な生活を支える社会的機関である点は共通していることから，情報交換の機会を定期的にもつことにより，それぞれの地域ニーズに合ったコラボレーションの形を創出することができるのではないかと考える．

おわりに

　ここでは，歯科衛生士の業務や就業状況などの特徴について紹介するとともに，薬剤師とのコラボレーションおよびチーム医療において歯科衛生士に担える役割などについて，今後の展望を含めて示した．薬剤師に歯科

衛生士という職種を理解してもらい，職能としての相互理解の一助になれば幸いである．今後，リハ薬剤という考え方が社会に広まり，これまで以上に薬剤師と歯科衛生士の連携が深まることによって，患者の望む生活に少しでも近づけられる支援の提供につながることを願っている．

Take-Home Message

- 歯科衛生士は，国民の歯科疾患の予防および口腔衛生の向上を図ることを目的とする職種である．
- 歯科衛生士は，口腔の健康の保持増進への取り組みを通じて，人々の健康な生活の実現に貢献することを使命としている．
- 歯・口腔の専門家としての視点だけでなく，医学的・ケア的視点を備え，本人・介護者・専門職をつなぐHUB機能を備えたマネジメントを担える職種として活用できる．
- 日常生活状況や服薬アドヒアランスが低下している状態に気づける強みを，薬剤師との連携に活かし，対象者の望む生活に適した支援の提供につなぐことができる．

文献

1) 歯科衛生士法（昭和二十三年法律第二百四号）. Available at：〈https://elaws.e-gov.go.jp/document?lawid=323AC0000000204〉
2) 金澤紀子：歯科衛生士の倫理綱領について. 日衛学誌, 14：56-60, 2019.
3) クインテッセンス出版編：クイント Dental guide diary 2021, pp215-219, シエン社, 2020.
4) 厚生労働省：平成30年衛生行政報告例（就業医療関係者）の概況, 2019. Available at：〈https://www.mhlw.go.jp/toukei/saikin/hw/eisei/18/〉
5) 日本歯科衛生士会：年齢階級別にみた就業歯科衛生士数の年次推移. Available at：〈https://www.jdha.or.jp/aboutdh/shugyo.html〉
6) 厚生労働省：平成16年保健・衛生行政業務報告（衛生行政報告例）結果（就業医療関係者）の概況, 2004. Available at：〈https://www.mhlw.go.jp/toukei/saikin/hw/eisei/04/kekka2.html〉
7) 全国歯科衛生士教育協議会編：歯科予防処置論・歯科保健指導論, 第2版, 医歯薬出版, 2011.
8) Eilers J, et al：Development, testing, and application of the oral assessment guide. Oncol Nurs Forum, 15：325-330, 1988.
9) ティーアンドケー株式会社：口腔アセスメントガイド（OAG）. Available at：< https://www.comfort-tk.co.jp/wp/wp-content/uploads/2019/08/OAG_1503_A4.pdf>

リンク：口腔アセスメントガイド（OAG）

10）稲垣鮎美ほか：口腔アセスメント Oral Health Assessment Tool（OHAT）と口腔ケアプロトコルによる口腔衛生状態の改善. 日摂食嚥下リハ会誌, 21：145-155, 2017.
11）松尾浩一郎ほか：口腔アセスメントシート Oral Health Assessment Tool 日本語版（OHAT-J）の作成と信頼性, 妥当性の検討. 日本障害者歯科学会雑誌, 37：1-7, 2016.

リンク：口腔アセスメント［OHAT-J］
（アサヒグループ食品 HP）

Chapter

5

リハ薬剤にかかわる専門職種

おわりに

　リハ薬剤という言葉を私が作ったのは，2017 年です．老年医学や総合診療医学の領域では，ポリファーマシーなどが注目されてきましたが，リハ領域ではまだ注目されているとは言い難い状況です．一方，薬学領域では日本老年薬学会が設立されて高齢者の薬物療法は注目されていますが，リハを要する障害者の薬物療法はまだ注目されていません．

　リハの臨床現場では，薬剤性パーキンソン症候群，薬剤性嚥下障害，薬剤性排泄障害，薬剤性意識障害，薬剤性サルコペニアなど，薬剤による生活機能低下を認める障害者は少なくありません．しかし，薬剤師は薬物有害事象には詳しくても，生活機能や暮らしには詳しくありません．一方，理学療法士，作業療法士，言語聴覚士といったリハ関連職種は生活機能には詳しくても，薬剤には詳しくありません．また，医師や看護師で，薬物有害事象と生活機能の両方に詳しい方はあまりいません．その結果，薬剤による生活機能低下が見過ごされたまま，生活機能低下に対するリハを行っていることがよくあります．当然，生活機能や QOL を最大限高めることはできません．

　そこでリハと薬剤の距離を近づけるべく，リハ薬剤という言葉と概念を作りました．一部の薬剤師には，疾患モデルではなく生活モデルの薬物療法を専門にしてほしいと期待しています．リハ関連職種には，生活機能低下の原因として薬物有害事象の可能性を疑い，薬剤師や医師に相談してほしいです．そして今後，リハ薬剤に関するエビデンスが増えて，地域包括ケア病棟や回復期リハ病棟などで薬剤師の病棟専任が義務化され，リハカンファレンスへの薬剤師の参加が当然となる時代が来ることを期待しています．本書がその一助になれば幸いです．

2021 年 9 月

若林 秀隆

薬剤索引

リハ薬剤マネジメント

2021 年 10 月 10 日　1 版 1 刷　　　　　　　　　　　　　©2021

編　者

なかみちまりこ　　　なかむらなおひと　　　わかばやしひでたか
中道真理子　　　中村直人　　　若林秀隆

発行者

　株式会社 南山堂　代表者 鈴木幹太
　〒113-0034　東京都文京区湯島 4-1-11
　TEL 代表 03-5689-7850　　www.nanzando.com

ISBN 978-4-525-77701-2

A 7770110101-A